国家卫生健康委员会"十四五"规划教材

全国中等卫生职业教育教材

供医学检验技术专业用

免疫学检验技术

第4版

主　编　李　慧

副主编　李　卓　曾顺良

编　者（以姓氏笔画为序）

王　敏（成都铁路卫生学校）　　　　李晓琴（吕梁市卫生学校）

石文静（菏泽家政职业学院）　　　　张　剑（长治卫生学校）

刘　雪（广西科技大学附属卫生学校）胡培培（江苏省南通卫生高等职业技术

刘昌亚（昭通卫生职业学院）　　　　　　　学校）

李　卓（西安市卫生学校）　　　　　段慧英（曲靖医学高等专科学校）

李　慧（长治卫生学校）　　　　　　曾顺良（广东省潮州卫生学校）

人民卫生出版社

·北　京·

图书在版编目（CIP）数据

免疫学检验技术 / 李慧主编. —4 版. —北京：
人民卫生出版社，2023.3（2024.5重印）
ISBN 978-7-117-34582-8

Ⅰ. ①免… Ⅱ. ①李… Ⅲ. ①免疫学 - 医学检验 - 中
等专业学校 - 教材 Ⅳ. ①R 446.6

中国国家版本馆 CIP 数据核字（2023）第 041055 号

人卫智网	www.ipmph.com	医学教育、学术、考试、健康，购书智慧智能综合服务平台
人卫官网	www.pmph.com	人卫官方资讯发布平台

免疫学检验技术
Mianyixue Jianyan Jishu
第 4 版

主　　编：李　慧
出版发行：人民卫生出版社（中继线 010-59780011）
地　　址：北京市朝阳区潘家园南里 19 号
邮　　编：100021
E - mail：pmph @ pmph.com
购书热线：010-59787592　010-59787584　010-65264830
印　　刷：北京顶佳世纪印刷有限公司
经　　销：新华书店
开　　本：850×1168　1/16　印张：16
字　　数：340 千字
版　　次：2002 年 7 月第 1 版　　2023 年 3 月第 4 版
印　　次：2024 年 5 月第 3 次印刷
标准书号：ISBN 978-7-117-34582-8
定　　价：49.00 元
打击盗版举报电话：010-59787491　E-mail：WQ @ pmph.com
质量问题联系电话：010-59787234　E-mail：zhiliang @ pmph.com
数字融合服务电话：4001118166　E-mail：zengzhi @ pmph.com

修订说明

为服务卫生健康事业高质量发展，满足高素质技术技能人才的培养需求，人民卫生出版社在教育部、国家卫生健康委员会的领导和支持下，按照新修订的《中华人民共和国职业教育法》实施要求，紧紧围绕落实立德树人根本任务，依据最新版《职业教育专业目录》和《中等职业学校专业教学标准》，由全国卫生健康职业教育教学指导委员会指导，经过广泛的调研论证，启动了全国中等卫生职业教育护理、医学检验技术、医学影像技术、康复技术等专业第四轮规划教材修订工作。

第四轮修订坚持以习近平新时代中国特色社会主义思想为指导，全面落实党的二十大精神进教材和《习近平新时代中国特色社会主义思想进课程教材指南》《"党的领导"相关内容进大中小学课程教材指南》等要求，突出育人宗旨、就业导向，强调德技并修、知行合一，注重中高衔接、立体建设。坚持一体化设计，提升信息化水平，精选教材内容，反映课程思政实践成果，落实岗课赛证融通综合育人，体现新知识、新技术、新工艺和新方法。

第四轮教材按照《儿童青少年学习用品近视防控卫生要求》(GB 40070—2021)进行整体设计，纸张、印刷质量以及正文用字、行空等均达到要求，更有利于学生用眼卫生和健康学习。

前　言

　　免疫学检验技术着眼于当今发展最快的免疫学前沿领域，在医疗实践中的地位越来越重要。本教材全面落实党的二十大精神进教材要求，根据国家颁布的最新教学标准，紧密围绕中职医学检验技术专业人才培养目标，坚持"三基"（基本理论、基本知识、基本技能），涵盖"五性"（思想性、科学性、先进性、启发性、适用性），努力为深化职业教育改革、推动医教协同育人、服务人民生命健康作出努力。在原来第3版教材的基础上，本版教材契合中职学生认知特点，编排形式图文并茂，数字资源丰富立体，简明扼要、深入浅出地介绍了临床常用免疫学检验技术的基础理论、检验原理、检验技术和临床应用，穿插知识拓展等特色栏目以提高学生的学习兴趣，拓宽学生的学习视野。教材融入思政教学目标，突出立德树人育人宗旨；设置导入案例与思考，加入检验技能比赛项目，充分体现课、岗、赛、证融通；提倡项目化教学、案例教学、跟岗见习等贴近临床的教学模式；建立立体化教学资源，通过扫描章二维码可获得相应数字资源，进行线上线下混合式自主学习。

　　本书共分十七章，主要由免疫学基础理论、免疫学检验技术和临床免疫疾病检验3部分构成，重点突出免疫学检验技术和临床检验项目，与上版比较而言，本版教材压缩了理论学时，增加了实践项目。鉴于当前传染病的免疫学防治任重道远，疫苗在传染病和人类重大疾病中的应用日益广泛，新版教材增设了感染性疾病的检验和第七章"免疫学防治"。考虑到中职学生的认知特点，在内容上有所取舍，将上版教材第五章中的"主要组织相容性复合体"简化，与上版教材第三章中的"同种异型抗原"内容重组；将流式细胞术独立设置为一章，免疫组织化学技术设置为一节。实验部分更新了一些技术方法，新增了临床应用广泛的速率散射比浊法、化学发光技术、流式细胞术和感染性疾病检测项目，同时把临床中少用的免疫原与抗血清的制备、琼脂扩散试验、环状沉淀反应等设为可供选做的拓展项目，有利于对接临床、课岗融通。本教材主要供中等卫生职业学校医学检验技术专业教学使用，也可作为临床免疫检验技术人员自学的参考书。

　　本教材在各位编者的共同努力下编写完成，在此对各位编者的辛苦付出表示衷心的感谢！由于编者水平有限，难免存在不足之处，希望使用者提出宝贵意见，以便今后进一步修订完善。

李　慧

2023 年 9 月

目 录

第一章 | 免疫学检验概述

01章 数字资源

学习目标

1. 具有救死扶伤的责任意识。
2. 掌握免疫的概念和功能。
3. 熟悉免疫学检验技术的学习任务及内容。
4. 了解免疫学检验技术的发展和应用。
5. 学会根据免疫学取得的成就分析免疫学对人类的贡献。

一、免疫的概念和功能

导入案例

18世纪的欧洲天花肆虐,因天花病毒感染而死亡的人数高达1亿5千万以上,即使幸存下来的患者也会留下丑陋的痘痕。我国发明了人痘疫苗接种预防天花,这是世界上最早的疫苗;后来英国乡村医生 Edward Jenner 又发明了牛痘疫苗接种,这是世界上第一例成熟的疫苗。人们经过近200年坚持不懈的疫苗接种,1980年5月世界卫生组织(WHO)宣布人类成功消灭天花,这是世界范围内被人类消灭的第一个传染病。

请思考:

1. 人类为什么能成功预防天花?
2. 传染病的防治与机体的什么功能有关?

1. 免疫的概念　免疫(immunity)原意为免除瘟疫。传统的免疫概念认为免疫是机体抗感染的能力,即抗感染免疫;现代免疫学认为,免疫是机体识别和排除抗原性异物,

1

区分自己与异己进而排除异己的功能。免疫反应通常对机体有利，但在某些条件下也可能有害。

2. 免疫功能　免疫功能由机体的免疫系统来执行，可概括为3个方面（表1-1）。

（1）免疫防御：是免疫系统抵御病原微生物和其他有害物质的能力。机体免疫防御功能低下时可发生免疫缺陷病；但反应程度过强时可引起组织损伤或功能异常，如超敏反应。

（2）免疫稳定：指免疫系统维持机体内环境相对稳定的生理功能。免疫系统通过识别和清除衰老、损伤或死亡的细胞，维持机体内环境稳定。机体免疫稳定功能异常时可导致自身免疫病。

（3）免疫监视：指机体免疫系统识别和清除体内突变细胞或病毒感染细胞的功能。机体免疫监视功能低下时，可导致肿瘤发生或病毒的持续感染。

表1-1　免疫功能的表现

免疫功能	正常表现	异常表现
免疫防御	抵御病原微生物感染及其他有害物质	过强：超敏反应；过弱：免疫缺陷病
免疫稳定	清除自身衰老、损伤或死亡的细胞	过强：自身免疫病
免疫监视	识别和清除突变细胞或病毒感染细胞	过弱：肿瘤或持续性病毒感染

二、免疫学技术的发展历程

（一）免疫学发展简史

免疫学是研究免疫系统结构与功能的学科，其发展经历了两千多年，可分为经验免疫学时期、实验免疫学时期和现代免疫学时期3个阶段。

1. 经验免疫学时期　免疫学起源于中国，我国明朝已有关于种痘的医书记载，将天花患者病愈后的皮肤痂磨粉，吹入正常儿童鼻腔以预防天花，这是世界上最早的疫苗，为人类寻求更加安全、可靠的预防方法提供了宝贵经验。1798年，英国医生 Edward Jenner 成功研制出牛痘疫苗，使人类得以安全、有效地预防天花。

2. 实验免疫学时期　19世纪后期，微生物学的发展推动免疫学进入了科学实验时期。1880年，法国微生物学家 L.Pasteur 制成炭疽杆菌疫苗，给动物接种后可预防炭疽，后来又成功制备出狂犬病疫苗。1883年，俄国学者 E.Metchnikoff 发现了白细胞可吞噬异物，由此提出了细胞免疫学说。1890年，德国医师 E.von Behring 和日本学者北里发现了白喉抗毒素并成功用于治疗白喉患儿。1894年，波兰细菌学家 Pfeiffer 发现了溶血素，比利时学者 Bordet 发现了补体，自此逐步建立起体液免疫学说。

3. 现代免疫学时期　自20世纪中期以来分子生物学理论和技术的应用，使免疫学研究取得了突破性进展。

（1）免疫耐受与细胞克隆学说：1945年，R.Owen发现异卵双生的2只小牛血型不同但可以互相耐受。1948年，C.Snell发现组织相容性抗原。1953年，R.Billingham成功进行了人工耐受试验。1958年，澳大利亚学者F.Burnet提出了克隆选择学说，揭示了免疫耐受、免疫记忆和免疫调节的生物学基础。

（2）细胞免疫新发现：1956年，B.Glick发现了腔上囊的作用。1961年，J.Miller发现了胸腺的功能。1966年，H.Claman等人区分出B淋巴细胞（简称B细胞）与T淋巴细胞（简称T细胞），以后相继发现了T细胞的亚群。

（3）体液免疫的发展：20世纪40年代初确认了抗体是血清丙种球蛋白；1950年，R.Porter和G.Edelman证明了抗体的结构；60年代，统一了免疫球蛋白的分类及名称；1957年，G.Köhler和C.Milstein等人用B细胞杂交瘤技术制备出单克隆抗体。

（4）分子免疫学兴起：20世纪80年代以来，众多细胞因子相继被发现，多种免疫细胞在体外扩增成功，基因工程技术促进了细胞因子等免疫学制品的开发。

（二）免疫学检验技术的发展

1. 经典的免疫学技术　主要有凝集试验、沉淀试验和补体结合试验。1896年，Widal建立了用于诊断伤寒的免疫凝集试验（肥达试验）。1897年，Kraus建立了免疫沉淀试验。1900年，Bordet建立了补体结合试验。这些经典的免疫学检验技术操作简便，多为定性检测。

2. 现代免疫学技术　主要指免疫标记技术，包括荧光免疫技术、放射免疫技术、酶免疫技术、免疫胶体金技术和化学发光免疫分析等。1941年，Coons等首先建立了荧光抗体技术，可直接、有效地定位抗原。以后建立了用于淋巴细胞及其亚群分析的流式细胞术（flow cytometry，FCM）。20世纪60年代初出现了灵敏度高和可定量测定的放射免疫分析（radioimmunoassay，RIA），解决了微量物质难以测定的问题，但试剂半衰期短、废液污染环境。1966年，法国和美国学者报道了酶免疫分析技术，到60年代末，建立了一种更为简单、方便的酶标固相测定技术，即酶联免疫吸附试验（enzyme linked immunosorbent assay，ELISA），并逐步取代了放射免疫技术。1975年，杂交瘤技术与单克隆抗体的出现，极大地提高了免疫学检测的灵敏度和特异度。1977年，Arakawe报道了用发光信号进行酶标记免疫分析的化学发光酶免疫分析（表1-2）。

3. 免疫学检验技术自动化　20世纪90年代，各种自动化免疫分析仪得到应用，使免疫学检验技术逐渐呈现自动化、高通量、集成化和微型化的发展趋势（如床边检测设备、快捷诊断试剂）。免疫学检验从最初的三大经典血清学试验发展到各种免疫标记技术，检测的水平从毫克（mg）提高到皮克（pg），检测范围也从病原微生物扩展到多种物质。

表1-2　免疫学检验技术发展简史

年份	学者	免疫学检验技术
1894	J.Bordet	补体与溶菌活性
1896	H.Durham, M.von Gruber	凝集试验
1897	R.Kraus	沉淀试验
1900	J.Bordet, O.Gengou	补体结合试验
1900	K.Landsteiner	人类ABO血型及其抗体
1941	A.Coons	免疫荧光标记
1946	J.Oudin	单向免疫扩散试验
1948	O.Ouchterlony, S.Elek	双向免疫扩散试验
1953	P.Grabar, C.Williams	免疫电泳分析,免疫球蛋白(Ig)多样性
1960	R.Yallow, S.Berson	放射免疫试验
1966	S.Avrames, J.Uriel	免疫酶标技术
1971	E.Engvall, P.Perlmann	ELISA
1975	G.Köhler, C.Milstein	杂交瘤技术与单克隆抗体
1977	H.Arakawe	化学发光酶免疫分析
1982	O.Meurman	时间分辨荧光免疫分析
1983	I.Weeks	吖啶酯标记直接化学发光免疫试验
1990	J.Leland	电化学发光免疫分析

三、免疫学检验技术的应用

（一）课程性质

免疫学检验技术是医学检验技术专业的核心课程,是利用免疫学理论和实验技术,结合细胞生物学和分子生物学原理和方法,对抗原、抗体、免疫细胞和免疫分子等进行定性或定量检测,以正确评估机体免疫功能的一门应用学科。本教材重点阐述免疫学检验技术的基本原理、方法类型和临床应用。

（二）临床应用

免疫学检验技术因其特有的特异性、敏感性、简单、快速、稳定等优势,广泛应用于临床医学、预防医学、药物检定、法医学和动植物检疫等各领域。

1. 免疫疾病诊断　通过检测抗体、免疫细胞、补体和免疫复合物是否正常,为自身免疫病、免疫缺陷病、免疫增殖病及超敏反应等疾病的诊断提供依据。

2. 传染病诊断　通过检测病原体或检测与其对应的抗体,可协助诊断传染病。

3. 器官移植　通过免疫学检测及配型,选择移植物并监测患者的排斥反应。

4. 肿瘤诊断　对肿瘤抗原进行准确分析,为临床诊断和疗效监测提供依据。

5. 血型鉴定和血液病诊断。

(三)学习要求

掌握免疫学检验技术,必须在学会免疫学技术理论的同时,强化实践技能操作和训练。具有免疫学检验技术人员基本素质:即熟练掌握常用的免疫学检验技术,能够从事临床免疫检验常规工作;熟悉常见检测指标的参考值和诊断意义,能够正确评价和应用常规免疫学检验技术。达到免疫学检验技术的基本要求:能够执行标准操作规程(standard operation procedure, SOP),规范免疫检验仪器的维护保养,保证免疫检验的生物安全,进行免疫检验的质量控制,以保证检测质量。

本章小结

　　本章学习重点是免疫的概念和功能。免疫是机体识别和排除抗原性异物,区分自己与异己进而排除异己的功能。免疫有三大功能:免疫防御、免疫稳定和免疫监视。学习难点是机体免疫功能异常时可能引起的各种疾病表现。免疫学发展经历了经验免疫学时期、实验免疫学时期和现代免疫学时期。免疫学检验技术是对抗原、抗体、免疫细胞及免疫分子等进行定性或定量检测,以正确评估机体免疫功能的一门应用学科,免疫学检验技术从三大经典血清学试验发展到各种免疫标记技术再到自动化,广泛应用于医学、法医学等各个领域。

（李　慧）

 思考与练习

一、名词解释

1. 免疫　2. 免疫学检验技术

二、填空题

1. 免疫的功能有_____、_____和_____。

2. 免疫防御过弱可引起_____病,过强则会引起_____。

3. 发现并杀灭突变肿瘤细胞的免疫功能称为_____。

4. 免疫学是研究_____的结构与功能的学科。

三、简答题

1. 简述免疫的功能及其表现。

2. 说出免疫学检验技术工作者的基本素质要求。

第二章 | 免疫系统

02章 数字资源

　　免疫系统是由免疫器官、免疫细胞和免疫分子组成,是机体执行免疫功能、发生免疫应答的物质基础。

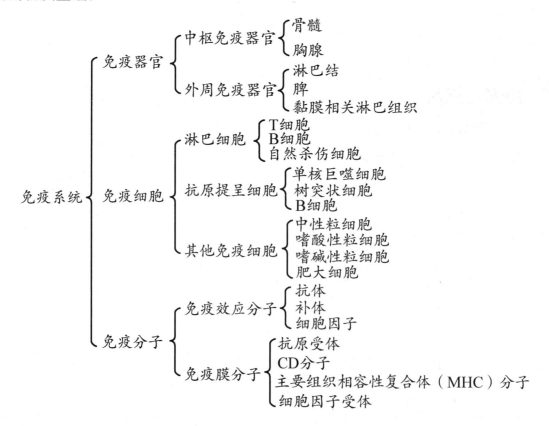

第一节 免疫器官

免疫器官按其功能不同,可分为中枢免疫器官和外周免疫器官(图 2-1),二者通过血液循环和淋巴循环互相联系。

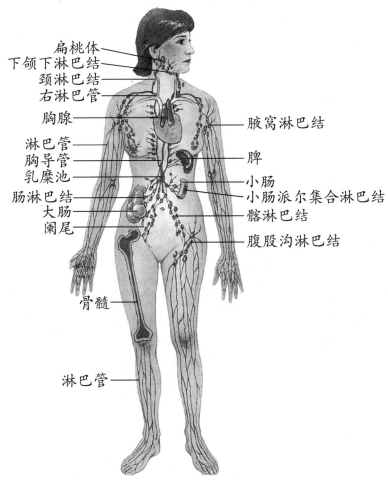

图 2-1　人体的免疫器官

一、中枢免疫器官

中枢免疫器官包括骨髓和胸腺,是免疫细胞发生、分化和成熟的场所。

1. 骨髓　骨髓是造血器官,也是各种免疫细胞的发源地。骨髓中的造血干细胞(hematopoietic stem cell, HSC)最初分化为髓样干细胞和淋巴干细胞。前者最终分化为红细胞、粒细胞、单核细胞和血小板等。后者发育为淋巴细胞系,其中一部分在骨髓微环境中继续分化成熟为 B 细胞或自然杀伤细胞(natural killer cell,简称 NK 细胞),另一部分经血流进入胸腺,发育成熟为 T 细胞(图 2-2)。

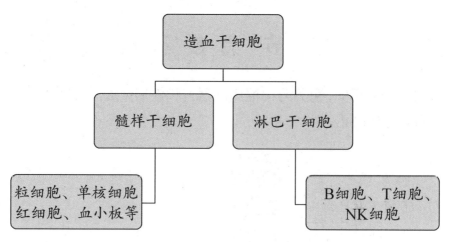

图 2-2　免疫细胞的来源与分化

骨髓造血干细胞移植

　　骨髓是人体极为重要的造血器官和免疫器官。当骨髓功能缺陷时,不仅会严重损害机体的造血功能,还可导致严重的细胞免疫和体液免疫功能缺陷。造血干细胞移植是目前临床广泛应用并被认为安全、有效的干细胞疗法,可用于严重的血液相关疾病,如白血病、淋巴瘤、多发性骨髓瘤、各类贫血和免疫缺陷病的治疗。造血干细胞移植的途径主要有骨髓移植、献血者血液中采集的干细胞移植以及新生儿脐带血干细胞分化的造血祖细胞移植。骨髓移植后,骨髓中健康的造血干细胞会分化为红细胞、粒细胞、血小板以及淋巴细胞,重建患者体内的血液系统和免疫系统。

　　2. 胸腺　胸腺是 T 细胞分化、成熟的场所。胸腺位于胸腔纵隔上部,胸骨后方,分左、右两叶。胸腺出生时体积相对较大,青春期发育时达顶峰,质量约为 35g,成年期开始退化,老年期被脂肪组织取代。胸腺由胸腺细胞和胸腺基质细胞组成。胸腺细胞大多为处于不同发育阶段的未成熟 T 细胞。胸腺基质细胞相互连接成网状,可分泌多种胸腺激素和细胞因子,构成 T 细胞发育的微环境。

二、外周免疫器官

　　外周免疫器官是成熟 T、B 淋巴细胞定居和发生免疫应答的场所,主要包括淋巴结、脾和黏膜相关淋巴组织。

　　1. 淋巴结　淋巴结沿淋巴管通道广泛分布于全身,是淋巴液的过滤器,也是 T、B 淋巴细胞定居和发生免疫应答的重要场所。

淋巴结的实质由皮质和髓质两部分构成(图2-3)。皮质分浅皮质和深皮质两个区域，浅皮质区(又称非胸腺依赖区)含有大量B细胞。深皮质区(又称副皮质区或胸腺依赖区)是T细胞和树突状细胞(dendritic cell, DC)定居的部位。髓质内含大量的B细胞、浆细胞、巨噬细胞和T细胞。在淋巴结中T细胞约占75%，B细胞约占25%。

淋巴结的功能主要有3方面。①过滤作用：进入淋巴液中的病原微生物、毒素等有害异物，可被淋巴结内的吞噬细胞、B细胞和其他免疫分子清除，起到净化淋巴液的作用；②淋巴结是T、B细胞定居并发生免疫应答的场所；③参与淋巴细胞再循环，为淋巴细胞捕获抗原提供更多的机会。

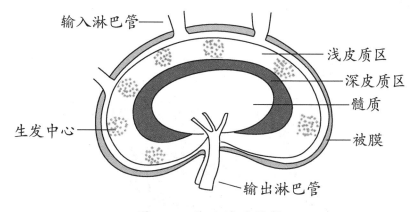

图2-3　淋巴结的结构

2. 脾　脾是人体最大的外周免疫器官，位于左上腹、胃后侧，具有储血和过滤作用。脾的实质部分由红髓和白髓构成。红髓由脾索和脾血窦组成，主要含B细胞、巨噬细胞、树突状细胞和红细胞。白髓由围绕中央动脉分布的动脉周围淋巴鞘、脾小体和边缘区组成，富含巨噬细胞、T细胞和B细胞等。脾中B细胞约占60%，T细胞约占40%。

脾是T、B淋巴细胞定居和发生免疫应答的重要场所，是机体产生抗体和效应淋巴细胞的主要器官，具有储血、清除抗原和过滤作用，也是合成重要生物活性物质如补体和细胞因子的重要场所。

3. 黏膜相关淋巴组织　主要包括呼吸道、消化道和泌尿生殖系统黏膜下散在的淋巴组织及扁桃体、肠系膜淋巴结、派尔集合淋巴结和阑尾等。黏膜相关淋巴组织含T、B淋巴细胞和巨噬细胞，B淋巴细胞产生的分泌型IgA在黏膜局部抗感染方面发挥重要的作用。

第二节　免疫细胞

免疫细胞是指参与免疫应答或与免疫应答有关的细胞，包括淋巴细胞、树突状细胞、单核巨噬细胞、粒细胞、肥大细胞等。

一、淋巴细胞

淋巴细胞是免疫系统的主要细胞,分为 T 淋巴细胞、B 淋巴细胞和 NK 细胞等。

(一) T 淋巴细胞

T 淋巴细胞是由骨髓中的淋巴系祖细胞随血液进入胸腺后发育成熟的,成熟的 T 细胞离开胸腺到达外周免疫器官定居。T 细胞占外周血淋巴细胞总数的 70%~75%。T 细胞介导细胞免疫应答,并在体液免疫应答中发挥重要的辅助作用。

1. T 细胞的表面分子(图 2-4)

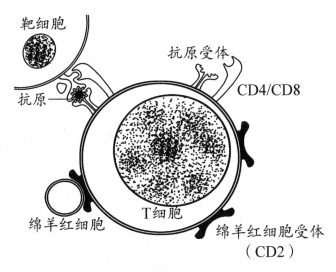

图 2-4　T 细胞表面分子

(1) T 细胞受体(T cell receptor, TCR):是 T 细胞特有的表面标志,T 细胞通过 TCR 识别抗原。

(2) 白细胞分化抗原(leukocyte differentiation antigen, LDA):是不同谱系的血细胞在分化成熟的不同阶段以及活化过程中出现或消失的表面分子,以分化群(cluster of differentiation, CD)统一命名。

1) CD3:是成熟 T 细胞的表面标志,与 TCR 结合形成 TCR-CD3 复合体,可将 TCR 与抗原结合所产生的活化信号传入 T 细胞内。

2) CD4 和 CD8:成熟的 T 细胞一般只表达 CD4 或 CD8,分别称为 $CD4^+T$ 细胞和 $CD8^+T$ 细胞。CD4 和 CD8 的主要功能是辅助 T 细胞识别抗原,但 $CD4^+T$ 细胞受到自身主要组织相容性复合体(major histocompatibility complex, MHC)Ⅱ类分子的限制,主要识别外源性抗原;而 $CD8^+T$ 细胞受到自身 MHC Ⅰ类分子的限制,主要识别内源性抗原。

3) CD28:是 T 细胞表面重要的协同刺激分子,其配体是 B7 家族(CD80/CD86)。二者结合产生的协同刺激信号在 T 细胞活化中发挥重要的作用。

4) CD2:又称淋巴细胞功能相关抗原 -2(LFA-2),可产生协同刺激信号,诱导 T 细胞活化。CD2 分子又称绵羊红细胞受体（E 受体），若将绵羊红细胞在体外与 T 细胞混合，绵羊红细胞可与 T 细胞上的受体结合呈花环状，称 E 玫瑰花环试验，可用于鉴别 T 淋巴细胞。

（3）丝裂原受体：T 细胞表面具有植物凝集素（phytohemagglutinin, PHA）受体、伴刀豆球蛋白 A（ConA）等丝裂原受体，与相应丝裂原结合后发生有丝分裂，转化为淋巴母细胞。在体外用 PHA 刺激人外周血 T 细胞，观察其转化程度可检测细胞免疫功能状态，称淋巴细胞转化试验。

（4）细胞因子受体：T 细胞可表达多种细胞因子受体，与相应细胞因子结合后，可诱导或促进 T 细胞活化、增殖和分化。

2. T 细胞的分类　根据是否表达 CD4 或 CD8，T 细胞可分为 $CD4^+T$ 细胞和 $CD8^+T$ 细胞两大亚群。根据功能不同，可将 T 细胞分为下列 3 种：

（1）辅助性 T 细胞（helper T cell, Th cell）：Th 细胞参与细胞免疫应答，并辅助 $CD8^+T$ 细胞和 B 细胞的活化和增殖。按照功能不同 $CD4^+Th$ 细胞又分为 Th1 细胞和 Th2 细胞。Th1 细胞主要是通过分泌细胞因子增强抗感染免疫，特别是抗胞内病原体的感染，也是介导迟发型超敏反应的 T 细胞。Th2 细胞的主要功能是辅助 B 细胞活化和抗体的生成。

（2）细胞毒性 T 细胞（cytotoxic T lymphocyte, CTL）：表达 CD8，其作用是特异性杀伤靶细胞，尤其是胞内病原体感染的细胞和肿瘤细胞。其杀伤机制主要有两种：一是分泌穿孔素、颗粒酶等物质直接杀伤靶细胞；二是通过表达 Fas 配体（FasL），与靶细胞表面的 Fas（一种表达于细胞表面的受体）结合后启动死亡信号转导，诱导靶细胞凋亡。CTL 可连续杀伤多个靶细胞。

（3）调节性 T 细胞（regulatory T cell, Tr cell）：表达 CD4、CD25、Foxp3，主要作用是抑制免疫应答。

（二）B 淋巴细胞

B 淋巴细胞简称 B 细胞，在哺乳动物骨髓或禽类腔上囊中分化成熟，约占外周血淋巴细胞总数的 20%。B 细胞不仅能通过产生抗体发挥体液免疫作用，也是重要的抗原提呈细胞，可启动特异性体液免疫应答，还可分泌细胞因子参与免疫调节。

1. B 细胞的表面分子

（1）B 细胞受体（B cell receptor, BCR）：是镶嵌于 B 细胞膜表面的免疫球蛋白（surface membrane immunoglobulin, SmIg），B 细胞通过 BCR 识别抗原。

（2）白细胞分化抗原：① CD40、CD80、CD86 和 CD54 等协同刺激分子；② CD19 和 CD22 等是 B 细胞成熟的标志；③ CD21 为 EB 病毒的受体，与 EB 病毒感染有关。

（3）其他分子：如丝裂原受体、白介素受体（IL-R）和补体受体（CR）等，可诱导 B 细胞活化。

2. B 细胞的分类　根据是否表达 CD5，可将 B 细胞分为 B1（$CD5^+$）和 B2（$CD5^-$）2 个亚群。B1 细胞主要识别多糖类抗原，产生低亲和力抗体。B2 细胞即通常所称的 B 细胞,在抗原的刺激下能产生高亲和力抗体,发挥特异性体液免疫作用。

(三)自然杀伤细胞

自然杀伤细胞(NK 细胞)主要分布于外周血和脾中,占外周血淋巴细胞总数的5%~10%。NK 细胞不表达特异性抗原识别受体,属于非特异性免疫细胞,无须抗原诱导即可直接杀伤肿瘤细胞或被病毒感染的靶细胞等,在肿瘤免疫和抗病毒感染中发挥重要的作用。

NK 细胞表达 IgG Fc 受体,能识别与 IgG 抗体特异性结合的靶细胞,发挥抗体依赖细胞介导的细胞毒作用(antibody-dependent cell-mediated cytotoxicity, ADCC)(图 2-5)。NK 细胞的杀伤机制是释放穿孔素、颗粒酶和启动靶细胞凋亡程序。

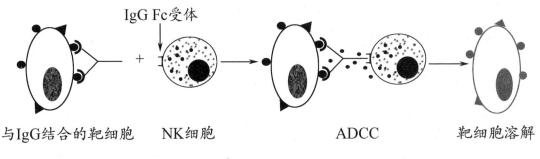

图 2-5　ADCC

二、抗原提呈细胞

抗原提呈细胞(antigen presenting cell, APC)是指能捕获和加工处理抗原,将抗原信息提呈给 T 细胞的一类免疫细胞,又称为辅佐细胞。抗原提呈细胞主要包括单核巨噬细胞、树突状细胞和 B 淋巴细胞。

1. 单核巨噬细胞　包括血液中的单核细胞和组织内的巨噬细胞,可将抗原摄取、加工、处理后,以抗原肽 -MHC Ⅱ类分子复合物的形式提呈给 T 细胞,启动免疫应答。

单核巨噬细胞表面受体种类多,其中 IgG 的 Fc 受体可介导调理吞噬;补体受体(complement receptor, CR)介导免疫调理及免疫黏附作用,其功能有吞噬清除病原微生物、提呈抗原及免疫调节等作用。

2. 树突状细胞　树突状细胞(DC)因其成熟时有许多树枝状突起而得名,是一类提呈能力最强的专职 APC,主要包括并指状 DC、滤泡 DC 和朗格汉斯细胞等。

DC 能表达丰富的免疫识别受体,吞噬并快速释放大量细胞因子参与固有免疫。DC 最大的特点是能显著刺激初始 T 细胞增殖,成为适应性免疫应答的始动者。因此 DC 被视为连接固有免疫和适应性免疫的"桥梁"。

3. B 淋巴细胞　B 淋巴细胞膜上的抗原受体能有效捕获并提呈可溶性抗原,将抗原与MHCⅡ类分子连接后提呈给 Th 细胞,使 Th 细胞和自身活化。

除上述细胞外,血液中的其他细胞(如中性粒细胞、嗜酸性粒细胞和嗜碱性粒细胞等)及组织中的肥大细胞也作为效应细胞,不同程度地参与了免疫应答。

第三节　免 疫 分 子

一、免疫分子概述

免疫分子是具有免疫效应或信息识别及传递作用的蛋白质及小分子多肽,主要包括免疫细胞产生的免疫效应分子(如免疫球蛋白、补体、细胞因子等)和免疫细胞表面表达的免疫膜分子(如 CD 分子、细胞黏附分子、MHC 分子、细胞因子受体等)。本节主要介绍细胞因子,免疫球蛋白和补体详见后面章节。

二、细胞因子的特性及作用

细胞因子(cytokine,CK)是由免疫细胞分泌的一类具有多种生物活性的多肽或小分子蛋白质的总称,可介导多种细胞间的相互作用。CK 可以通过旁分泌、自分泌或内分泌的方式发挥作用(图 2-6);一种细胞可产生多种细胞因子,不同类型的细胞也可产生一种或几种相同的细胞因子,通过作用于靶细胞的特异性受体而表现出生物活性。

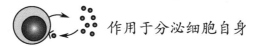
自分泌（细胞因子）　作用于分泌细胞自身

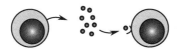
旁分泌（细胞因子）　作用于毗邻细胞

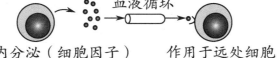
内分泌（细胞因子）　作用于远处细胞

图 2-6　细胞因子的作用方式

1. 细胞因子的类型　根据结构和生物学活性的不同,细胞因子可分为 6 大类。

(1) 白细胞介素(IL):IL 是在白细胞之间发挥调节作用的细胞因子,目前已发现有30 多种(IL-1~IL-38)。

（2）干扰素（IFN）：IFN能干扰病毒的复制和感染，可分为不同的类型，具有广泛的抗病毒、抗肿瘤和免疫调节作用。

（3）集落刺激因子（CSF）：是指能使造血干细胞增殖、分化的细胞因子。

（4）肿瘤坏死因子（TNF）：是指能使肿瘤出血、坏死的一类细胞因子。其中由巨噬细胞产生的称为TNF-α，由T淋巴细胞产生的称为TNF-β。

（5）生长因子（GF）：可介导不同细胞生长和分化，如转化生长因子（TGF）等。

（6）趋化因子：是一类具有趋化功能的细胞因子，可吸引炎症细胞移动到炎症病灶处，增强炎症细胞的吞噬、杀伤功能。

2. 细胞因子的共同特性

（1）多效性：指一种细胞因子可作用于不同的靶细胞，介导多种生物学活性。

（2）重叠性：指不同细胞因子对同一靶细胞产生相同的生物学效应。

（3）拮抗性：指一种细胞因子可以抑制另一种细胞因子的生物学作用。

（4）协同性：指一种细胞因子可以增强另一种细胞因子的功能。

3. 细胞因子的主要生物学作用

（1）调控免疫细胞的发育和分化：骨髓基质细胞和胸腺产生的细胞因子在调控造血干细胞的分化发育以及免疫细胞的增殖分化中发挥关键作用。

（2）调控机体的免疫应答：多种细胞因子通过激活相应的免疫细胞，调控免疫应答，发挥抗感染、抗肿瘤等作用。

（3）刺激造血功能：骨髓基质细胞和T细胞等产生的刺激造血的细胞因子，如干细胞因子（stem cell factor，SCF）和血小板生成素等，在血细胞的生成方面起重要作用。

但细胞因子是把"双刃剑"，在一定条件下可参与多种疾病的发生，如患炎症、自身免疫病、超敏反应、休克等疾病时，某些细胞因子的表达量可短期内大量增加，从而加剧炎症反应，导致组织损伤。以细胞因子为靶点的生物制剂在治疗肿瘤、免疫缺陷病、自身免疫病等方面已得到广泛应用。

本章小结　本章学习重点是免疫系统的组成及功能。免疫系统由免疫器官、免疫细胞和免疫分子组成。中枢免疫器官包括骨髓和胸腺，外周免疫器官有淋巴结、脾和黏膜相关淋巴组织。T细胞和B细胞分别在胸腺和骨髓中发育成熟。抗原提呈细胞主要有单核巨噬细胞、树突状细胞和B细胞，具有摄取、加工、处理抗原，并将抗原肽提呈给淋巴细胞的功能。本章学习的难点是淋巴细胞的表面标志及功能。免疫分子包括免疫细胞产生的免疫效应分子和免疫细胞表面表达的免疫膜分子，其中细胞因子发挥着重要的免疫调控和效应功能。

（李　慧）

思考与练习

一、名词解释

1. 免疫细胞　2. ADCC　3. 细胞因子

二、填空题

1. 免疫系统由_____、_____和_____组成。

2. 中枢免疫器官包括_____和_____,是免疫细胞_____、_____和_____的场所。

3. 外周免疫器官包括_____、_____、_____,是淋巴细胞_____和_____的场所。

4. 淋巴细胞包括_____、_____和_____。

5. B 细胞的主要功能是_____、_____和_____。

6. 免疫分子主要包括_____、_____、_____、_____和_____等。

7. 细胞因子的生物学活性常表现为_____、_____、_____和_____。

三、简答题

1. 简述中枢免疫器官和外周免疫器官的组成及功能。

2. 简述 T 细胞亚群及其功能。

第三章 | 抗 原

03章 数字资源

 导入案例

患者,男性,30 岁。因外伤导致眼睛受伤,手术摘除眼球。3 个月后另一侧眼睛分泌物增多,经常无故流泪,视力急剧下降。

请思考:

1. 本病的病因是什么? 为什么一侧眼睛受伤会影响到另一侧正常的眼睛?
2. 什么是抗原? 自身组织是抗原吗?

第一节 抗原的概念及特性

一、抗原的概念

抗原(antigen,Ag)是指一类能刺激机体的免疫系统发生免疫应答产生抗体和 / 或效应 T 细胞,并且能够与所产生的抗体和 / 或效应 T 细胞在体内外发生特异性结合的物质。

二、抗原的特性

（一）抗原的基本特性

1. 免疫原性　是指抗原刺激机体免疫系统发生免疫应答，产生抗体和／或效应 T 细胞的特性。

2. 免疫反应性　又称抗原性，是指抗原与其刺激机体发生免疫应答产生的产物（抗体和／或效应 T 细胞）发生特异性结合的特性（图 3-1）。

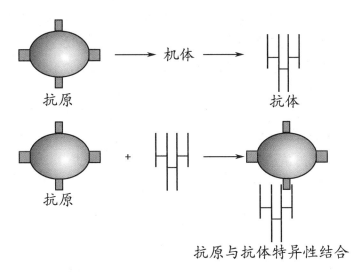

图 3-1　抗原的特性示意图

（二）根据抗原的特性可将抗原分为两类

1. 完全抗原　是指同时具有免疫原性和免疫反应性的物质，如大多数蛋白质、细菌、病毒、细菌外毒素、异种动物血清等。

2. 半抗原　又称不完全抗原，是指具有免疫反应性但没有免疫原性的物质，如大多数多糖、磷脂、核酸等。半抗原可与载体结合增加分子量和体积，形成完全抗原。

（三）抗原的特异性

抗原的特异性是指抗原刺激机体产生免疫应答，并与相应的免疫应答产物发生反应所显示的专一性，可表现在免疫原性和免疫反应性两个方面。前者是指某一特定抗原只能刺激机体相对应的淋巴细胞产生只针对该抗原的特异性抗体或效应 T 细胞；后者是指某一特定抗原只能与相应的抗体或效应 T 细胞发生特异性结合反应。抗原的特异性可以作为一个个体、一个器官、一个细胞甚至一个分子的特殊标志。抗原的特异性决定了免疫应答的特异性，是免疫应答最基本的特点，也是进行免疫学检测和防治的理论依据。决定抗原特异性的物质基础是存在于抗原表面的抗原决定簇（表位）。

1. 抗原决定簇 抗原决定簇是存在于抗原分子表面决定抗原特异性的特殊化学基团,又称抗原表位或表位。表位是抗原特异性的物质基础,是与抗体、TCR、BCR 特异性结合的基本单位,也是免疫细胞识别的标志。表位的数量、种类、性质、化学组成、位置、空间构象等因素可能影响抗原的特异性。

2. 共同抗原 一般不同的抗原具有不同的表位,能刺激机体产生不同的抗体或效应 T 细胞,表现出各自的特异性。但不同的抗原物质之间也可能含有相同或相似的表位,这些抗原互为共同抗原。例如伤寒沙门菌有菌体抗原 O9 和 O12,乙型副伤寒沙门菌有菌体抗原 O4 和 O12,两者均具有菌体抗原 O12,所以互为共同抗原(图 3-2)。

3. 交叉反应 由共同抗原刺激机体产生的抗体分子可以与具有相同或相似表位的不同抗原结合,这种抗原—抗体反应称为交叉反应。血清学反应中若出现交叉反应,可能导致假阳性的结果,故临床免疫学诊断中须高度重视(图 3-2)。

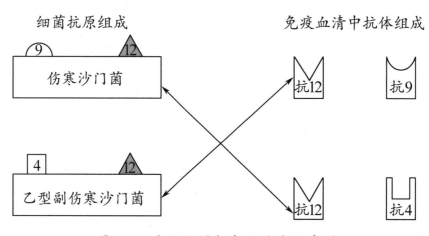

图 3-2 共同抗原与交叉反应示意图

第二节 影响抗原免疫原性的因素

一、异 物 性

凡在胚胎期未与机体免疫活性细胞(T、B 淋巴细胞)充分接触过的物质都可被视为异物。异物性是构成抗原的首要条件。一般而言,抗原与机体之间的亲缘关系越远,它们的组织结构差异就越大,免疫原性就越强,反之亦然。根据来源不同,可把具有异物性的物质分为异种物质、同种异体物质和自身物质。

二、理 化 特 性

1. 分子量大小 具有免疫原性的物质大多分子量在 10kD 以上。一般情况下,抗原的分子量越大,免疫原性就越强。这可能与高分子物质不易被分解,在体内停留的时间较长,与免疫细胞接触的机会多,更能有效地刺激免疫细胞有关。

2. 化学组成与结构　抗原的化学组成对其免疫原性具有重要的作用。通常情况下蛋白质是良好的抗原,如糖蛋白、核蛋白、脂蛋白以及多糖、脂多糖均具有免疫原性,而核酸分子多无免疫原性。与此同时,抗原结构的复杂程度对其免疫原性同样也具有很重要的作用,一般结构越复杂,免疫原性就越强。

3. 分子构象的易接近性　抗原中具有免疫原性的化学基团在分子构象上和免疫细胞应具有易接近性,才容易被免疫细胞上的受体识别与结合,才能有效刺激机体产生免疫应答。基团的分子构象与其受体之间越吻合,免疫原性就越强。

4. 物理状态　通常聚合状态的蛋白质比单体状态的蛋白质免疫原性强,颗粒性抗原比可溶性抗原免疫原性强。故通常将免疫原性弱的物质吸附在某些大颗粒表面,以增强其免疫原性。

抗原的免疫原性还可受宿主的遗传因素、年龄、性别、健康状况和免疫方式等因素的影响。

第三节　抗原的分类

一、根据抗原诱导机体免疫应答的性能分类

1. 胸腺依赖性抗原(TD-Ag)

(1)概念:在刺激 B 细胞产生抗体时需 T 细胞辅助的抗原,称为胸腺依赖性抗原(TD-Ag),此类抗原多为外源性抗原。

(2)特点:①抗原表位结构复杂;②具有 T 细胞表位和 B 细胞表位;③可诱发体液免疫应答和细胞免疫应答;④有免疫记忆;⑤产生的多种抗体中以 IgG 为主。

2. 非胸腺依赖性抗原(TI-Ag)

(1)概念:在刺激 B 细胞产生抗体时不需要 T 细胞辅助的抗原,称为非胸腺依赖性抗原(TI-Ag),此类抗原多为内源性抗原。

(2)特点:①抗原表位结构简单;②具有 B 细胞表位;③只能诱发体液免疫应答,不能诱发细胞免疫应答;④无免疫记忆;⑤只产生 IgM 类抗体。

3. 超抗原(SAg)

(1)概念:只需极低浓度即可使大量免疫细胞活化(主要为 $CD4^+T$ 细胞),产生极强的免疫应答的新型抗原,称为超抗原(SAg),可分为外源性 SAg 和内源性 SAg。

(2)特点:①具有强大的激活 T 细胞的能力;②不需要 APC 处理;③无 MHC 限制性;④无严格的抗原特异性;⑤既可激活 T 细胞,又可致 T 细胞产生免疫耐受。

二、根据抗原与机体的亲缘关系分类

1. 异种抗原　是指存在于不同种属间的抗原物质。
2. 同种异型抗原　是指存在于同一种属间不同基因个体之间的抗原。
3. 自身抗原　是指能诱发宿主发生自身免疫应答的自身组织或细胞成分。
4. 嗜异性抗原　是指存在于人、动物、植物及微生物等不同种属间的共同抗原。

三、其他分类方法

1. 根据抗原的来源分类

（1）内源性抗原：是指 APC 内新合成的，经加工后可与 MHC I 类分子结合为抗原肽 -MHC I 类分子复合物，表达于 APC 表面，供 CD8$^+$T 细胞识别的抗原。

（2）外源性抗原：是指被 APC 摄取、降解为小分子抗原肽，与 MHC II 类分子结合为抗原肽 -MHC II 类分子复合物，表达于 APC 表面，供 CD4$^+$T 细胞识别的抗原。

2. 根据抗原的获得方式分类

（1）天然抗原：是指不加修饰的天然物质。

（2）人工抗原：是指通过基因重组或化学合成而获得的抗原，包括人工结合抗原、人工合成抗原与基因重组抗原。

第四节　医学上重要的抗原

一、异 种 抗 原

1. 病原生物　细菌、病毒、其他微生物以及寄生虫都是良好的抗原。这些病原生物在引起机体感染的同时，也会诱导机体产生特异性免疫应答和抗感染的能力。因此可用病原生物制成疫苗防治传染病，或通过测定血清中相应特异性抗体对传染病进行辅助诊断。

2. 细菌外毒素和类毒素　外毒素是指某些细菌在代谢过程中合成和分泌的具有毒性作用的蛋白质，毒性很强，免疫原性也很强。外毒素经甲醛处理后，失去了毒性但保留了免疫原性，就成为类毒素。外毒素和类毒素都可刺激机体产生相应的抗体，称为抗毒素，可中和外毒素的毒性作用。类毒素因为无毒性，可用于人工主动免疫，如白喉类毒素、破伤风类毒素等。

3. 动物免疫血清　用类毒素免疫动物后制备的免疫血清或精制抗体即属于此类。动物免疫血清具有二重性：既可作为特异性抗体中和相应的外毒素，起到防治疾病的作用；又可作为异种蛋白诱发超敏反应。因此临床使用此类动物免疫血清前必须做皮肤过敏试验。

二、同种异型抗原

常见的同种异型抗原主要包括血型抗原和人类白细胞抗原（human leucocyte antigen，HLA）。

1. 血型抗原

（1）ABO 血型抗原：根据人类红细胞表面所含 A、B 血型抗原的不同，可将人类的血型分为 A、B、AB 和 O 型，并且每个人血清中不含有与自己血型抗原相对应的天然抗体。如果不同个体之间血型不合，但还相互输血可引起溶血性输血反应。

（2）Rh 血型抗原：Rh 血型系统，意为恒河猴（Rhesus monkey）血型系统，某些人的红细胞与恒河猴的红细胞有相同的抗原，这种抗原称为 Rh 抗原。红细胞表面有 Rh 抗原者为 Rh 阳性，无 Rh 抗原者为 Rh 阴性。人类血清中不存在抗 Rh 抗原的天然抗体，Rh 阴性的女性初孕时如果已产生抗 Rh 抗体，再次孕育 Rh 阳性胎儿时，可引发新生儿溶血症。

2. 人类白细胞抗原　在进行器官移植时能引起强烈而迅速的排斥反应的抗原称为主要组织相容性抗原，因最先在白细胞表面发现，故又称为人类白细胞抗原（HLA），HLA是代表个体特异性的抗原，具有高度多态性。其编码基因是一群紧密连锁、高度多态性的基因群，称为主要组织相容性复合体（MHC），位于人类第 6 号染色体短臂上，分为Ⅰ类、Ⅱ类和Ⅲ类基因，是人体多态性最丰富的基因系统。MHC 参与抗原的提呈，启动并调控免疫应答。临床上因供者和受者 HLA 型别不同可导致移植排斥，有些疾病如强直性脊柱炎与 HLA-B7 存在相关性。此外，HLA 分型还可应用于法医学和亲子鉴定。

三、嗜异性抗原

目前已发现多种嗜异性抗原，它们是存在于不同种属间的共同抗原，可发生交叉反应，具有重要的医学意义。

1. 交叉反应可导致免疫性损伤和疾病　例如乙型溶血性链球菌细胞壁的多糖抗原、蛋白抗原与人体心肌组织、肾小球基底膜之间存在嗜异性抗原。当感染乙型溶血性链球菌后可刺激机体产生相应的抗体，产生的抗体可与心肌、肾小球基底膜结合，通过免疫反应造成组织损伤，进而引起风湿病、肾小球肾炎等。

2. 嗜异性抗原的检测可辅助诊断某些临床疾病　例如引起斑疹伤寒的立克次体和变形杆菌某些菌株之间具有共同抗原，可用已知的变形杆菌抗原代替立克次体抗原检测患者血清中是否存在立克次体抗体，辅助诊断立克次体病，称之为外斐反应。

四、自身抗原

正常情况下，免疫系统不会将自身物质认为是抗原，但在某些因素的影响下会识别错误，进而将自身物质认为是抗原性异物，诱发机体发生免疫应答。

1. 隐蔽的自身抗原　隐蔽的自身抗原是指在胚胎期没有与免疫系统接触的自身组织或成分，如脑组织、晶状体蛋白、精子、甲状腺球蛋白等。如果由于外伤、手术或感染等原因，隐蔽的自身抗原进入血液与免疫系统接触，则会被机体视为异物，引发自身免疫应答。

2. 修饰的自身抗原　修饰的自身抗原是指由于病原微生物感染、电离辐射或化学药物等作用，使正常组织细胞构象发生改变，形成新的抗原表位。机体就将其视为"异己"物质，刺激免疫系统发生免疫应答。

五、肿 瘤 抗 原

肿瘤抗原是细胞癌变过程中出现的新抗原或过度表达的抗原物质的总称。根据肿瘤抗原特异性分为肿瘤特异性抗原（TSA）和肿瘤相关抗原（TAA）两大类。检测肿瘤抗原对肿瘤的早期诊断、鉴别诊断、疗效评价和复发预测等具有重要的临床意义。

1. 肿瘤特异性抗原　是指只存在于肿瘤细胞表面，而不存在于正常细胞表面的新抗原。肿瘤特异性抗原大多数为基因突变的产物，目前已在人类黑色素瘤、结肠癌等肿瘤细胞表面检出此类抗原的存在。

2. 肿瘤相关抗原　是指肿瘤细胞和正常细胞都可以存在的抗原，在正常细胞只有微量表达，但在细胞癌变时含量会明显增加。此类抗原只表现出量的改变，而无严格的肿瘤特异性。如原发性肝癌患者血清中存在高浓度的甲胎蛋白（AFP），结肠癌患者血清中癌胚抗原（CEA）含量升高等。

> **本章小结**　本章学习重点是抗原的概念、特性，医学上重要的抗原。抗原具有免疫原性和免疫反应性两个基本特性，其特异性是由抗原表位决定的。共同抗原之间可能出现交叉反应，导致假阳性的结果，临床免疫学诊断中须高度重视。医学上重要的抗原包括异种抗原、同种异型抗原、嗜异性抗原、自身抗原和肿瘤抗原，检测医学上重要的抗原可用于各种疾病的诊断、疗效评价及发病机制的研究。学习难点是嗜异性抗原引起交叉反应具有的重要医学意义。

（刘昌亚）

思考与练习

一、名词解释

1. 抗原　2. 表位　3. 共同抗原　4. 交叉反应　5. 嗜异性抗原

二、填空题

1. 抗原的基本特性有_____、_____。

2. 构成抗原的首要条件是_____。

3. 决定抗原特异性的物质基础是_____。

4. 医学上重要的抗原物质有_____、_____、_____、_____和_____。

三、简答题

影响抗原免疫原性的因素有哪些?

第四章 | 抗 体

04章　数字资源

学习目标

1. 具有精益求精的工匠精神和认真负责的工作态度。
2. 掌握抗体的概念、特性及功能。
3. 熟悉抗体的基本结构、功能区及功能;抗体的生物学作用。
4. 了解人工制备的抗体。
5. 能理解各类抗体在人体免疫中所起的作用。

第一节　抗体的结构

抗体(antibody,Ab)是指机体免疫系统受到抗原刺激后,B 细胞活化增殖为浆细胞,由浆细胞合成分泌的一种能与相应抗原发生特异性结合的球蛋白,曾被称为 γ 球蛋白或丙种球蛋白。

1964 年和 1972 年世界卫生组织及国际免疫学会联合会所属专门委员会先后决定,将具有抗体活性或化学结构与抗体相似的球蛋白统称为免疫球蛋白(immunoglobulin,Ig)。因此,抗体是免疫球蛋白,但免疫球蛋白不一定是抗体。

免疫球蛋白可分为两种:①分泌型 Ig(secreted Ig,sIg),存在于血清、组织液及外分泌液中;②膜型 Ig(membrane Ig,mIg),分布于某些细胞表面,如 B 细胞膜上的抗原受体(BCR)。

一、抗体的基本结构

抗体分子的基本结构是由 2 条相同的重链(H 链)和 2 条相同的轻链(L 链)通过二硫键连接而成的 Y 形四肽链结构,又称为单体(图 4-1)。

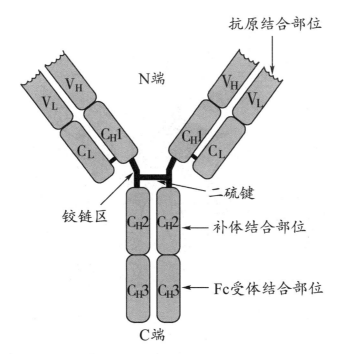

图 4-1　抗体的基本结构示意图

（一）重链

每条 H 链由 450~550 个氨基酸组成，分子量为 50~75kD，两条 H 链之间通过二硫键连接。根据 H 链内氨基酸的组成和排列顺序不同，可将 H 链分为 α、γ、δ、ε 和 μ 5 类，各类 H 链与 L 链组成完整的抗体分子，分别为 IgA、IgG、IgD、IgE 和 IgM。

（二）轻链

每条 L 链约由 214 个氨基酸组成，分子量约为 25kD。根据 L 链的结构和抗原性不同，将 L 链分为 κ 链和 λ 链，抗体也对应分为 κ 型和 λ 型。正常人血清中 κ : λ 约为 2 : 1。

二、抗体的功能区

根据抗体分子重链和轻链的氨基酸序列特点，可将其结构分为可变区（V 区）和恒定区（C 区）。

1. 可变区　靠近肽链的 N 端，氨基酸的种类和排列顺序变化较大的区域，称为可变区，包括 H 链 1/4 或 1/5 和 L 链 1/2 的区域，分别称为 V_H 和 V_L。可变区中氨基酸的种类和排列顺序千变万化，故可形成各种特异性抗体。

V_H 和 V_L 内各有 3 个区域的氨基酸组成和排列顺序高度可变，称为高变区（HVR）或互补决定区（CDR）。高变区是抗体与抗原表位特异性结合的部位（图 4-2）。可变区中除高变区以外的区域氨基酸组成和排列顺序相对变化不大，称为骨架区或框架区（FR）。

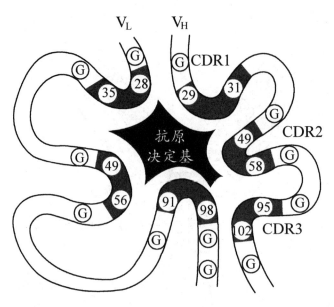

图 4-2　抗体高变区与抗原表位结合示意图

2. 恒定区　靠近肽链的 C 端，氨基酸的种类和排列顺序相对恒定的区域，称为恒定区，包括 H 链 3/4 或 4/5 和 L 链 1/2 的区域。

3. 功能区　抗体分子的 H 链和 L 链可通过链内二硫键形成球形结构域，称为功能区。L 链的功能区有 V_L 和 C_L 2 个。IgG、IgA 和 IgD 的 H 链的功能区有 V_H 和 C_H1、C_H2、C_H3 4 个功能区，IgM 和 IgE 的 H 链的功能区有 V_H 和 C_H1、C_H2、C_H3、C_H4 5 个功能区。每个功能区都具有其独特的功能。

（1）V_H 和 V_L 是抗原特异性结合的部位。

（2）C_H1 和 C_L 具有同种异型的遗传标志。

（3）C_H2（IgG）或 C_H3（IgM）是补体的结合位点，可参与补体经典激活途径。

（4）C_H3（IgG、IgA）或 C_H4（IgE）可与相应细胞表面 Ig 的 Fc 受体结合。

4. 铰链区　C_H1 和 C_H2 之间的区域，含大量脯氨酸和半胱氨酸，富有弹性和伸展性，称为铰链区。此区可伸展，张合自如，使抗体分子容易与不同距离的抗原表位结合。IgM 和 IgE 无铰链区。

除了上述结构之外，某些抗体还有其他结构，如连接链和分泌片。

三、抗体的水解片段

抗体分子的某些部分可以用蛋白酶水解成不同的片段，现以 IgG 为例说明（图 4-3）。

木瓜蛋白酶可从铰链区二硫键近 N 端侧将 IgG 水解为 2 个完全相同的抗原结合片段（Fab 片段）和 1 个可结晶片段（Fc 片段）。一个完整的 Fab 片段含高变区，具有特异结合抗原的功能。Fc 片段含 C_H2、C_H3 功能区，具有相应功能区的功能。

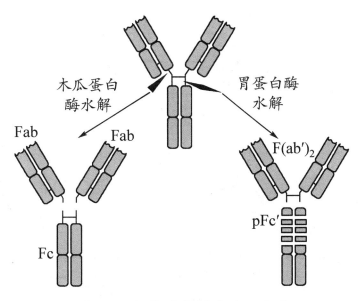

图 4-3　抗体的水解片段示意图

胃蛋白酶可从铰链区二硫键近 C 端将 IgG 水解为一个能与抗原双价结合的大分子 $F(ab')_2$ 段和若干无生物学活性的小分子多肽碎片（pFc' 段）。

四、抗体的免疫原性

抗体本身是一种大分子蛋白质，具有抗原的免疫原性，可刺激机体产生特异性免疫应答，其结构和功能的基础在于抗体分子具有表位，这些表位可呈现出同种型、同种异型、独特型 3 种不同的血清型。

1. 同种型　同一种属内所有个体间的抗体共有的抗原特异性标志，称为同种型。其抗原表位主要存在于抗体的 C 区，抗体可分为类和亚类、型和亚型。如 Ig 分为 IgG、IgA、IgM、IgD 和 IgE 5 类，其中 IgG、IgA 又分为若干亚类（IgG1~4；IgA1~2）。根据轻链的差异，IgG 可分为 κ 型和 λ 型。

2. 同种异型　存在于同一种属不同个体之间的抗体具有不同的抗原特异性标志，称为同种异型，主要体现在抗体的 C 区（C_H 和 C_L）上一个或数个氨基酸的不同，可作为一种遗传标志应用于法医学和人类学。

3. 独特型　抗体分子所特有的、存在于可变区的抗原特异性标志，称为独特型。独特型抗体的抗原表位主要位于抗体的 V 区，由高变区氨基酸的组成、序列和构型所决定。独特型抗原表位可刺激异种、同种异体乃至同一个体产生相应的独特型抗体。

第二节　抗体的生物学作用

抗体特异性结合抗原后可介导多种生物学效应（图 4-4）。

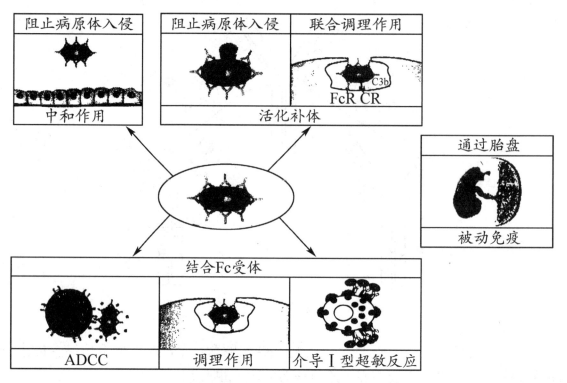

图 4-4 抗体分子的主要生物学作用示意图

一、特异性结合抗原

抗体分子最主要的功能就是识别并特异性结合抗原,此功能的结构基础是抗体的 V 区。

抗体能结合抗原表位的个数称为抗原结合价。因抗体可分为单体、二聚体和五聚体,因此结合抗原表位的数目有所不同,抗原结合价也就有所不同。例如 IgG、IgD 和 IgE 抗原结合价为 2 价;sIgA 为 4 价;五聚体 IgM 理论上为 10 价,但实际上由于立体结构的空间位阻的影响,一般只有 5 价。

二、激活补体

IgG1、IgG2、IgG3、IgM 可通过经典途径激活补体系统,当其与相应抗原特异性结合后,构型发生改变,其 CH_2 或 CH_3 暴露出补体 C1q 的结合位点,从而启动经典途径激活补体系统。

三、结合细胞表面的 Fc 受体

不同细胞表面有不同的 Fc 受体,抗体与相应抗原特异性结合后,构型发生改变,其

Fc 片段可与表面具有相应受体的细胞结合，产生不同的生物学效应。

1. 免疫调理作用　当 IgG 的 Fab 片段与细菌等颗粒性抗原结合后，构型发生改变，其 Fc 片段结合于吞噬细胞表面，促进吞噬细胞的吞噬作用。血清型 IgA 也可发挥免疫调理作用。

2. 抗体依赖细胞介导的细胞毒作用　当 IgG 的 Fab 片段与靶细胞（病毒感染的细胞或肿瘤细胞）表面的抗原特异性结合后，其 Fc 片段与 NK 细胞表面的 Fc 受体结合，从而杀伤靶细胞，称为抗体依赖细胞介导的细胞毒作用（ADCC）。

3. 介导Ⅰ型超敏反应　变应原第一次进入机体刺激机体产生的 IgE 可与肥大细胞、嗜碱性粒细胞表面 IgE 的 Fc 受体结合，使细胞处于致敏状态。当相同的变应原再次进入机体，与已经致敏的细胞表面的 IgE 结合，使其释放相应的活性介质，可引起Ⅰ型超敏反应。

四、结合细菌蛋白

IgG 的 Fc 片段可与葡萄球菌 A 蛋白（SPA）非特异性结合，但其 Fab 片段仍然可以特异性结合抗原，利用这一特点可做协同凝集试验，检测相应细菌或病毒。

五、穿过胎盘和黏膜

IgG 能借助其 Fc 片段选择性地与胎盘母体一侧的滋养细胞结合，转移到滋养细胞的胞饮泡内，外排到胎儿的血液循环中，形成自然的被动免疫，有助于新生儿的抗感染。IgG 是唯一可以通过胎盘的抗体。分泌型 IgA（sIgA）也可扩散到消化道和呼吸道的黏膜表面，发挥局部抗感染的免疫作用。

六、介导超敏反应

超敏反应有Ⅰ、Ⅱ、Ⅲ、Ⅳ 4 型，其中Ⅰ、Ⅱ、Ⅲ型都有抗体的参与。如 IgE 可介导Ⅰ型超敏反应，IgG、IgM 可介导Ⅱ、Ⅲ型超敏反应。

第三节　抗体的特性与功能

一、IgG

IgG 于新生儿出生后 3 个月开始合成，3~5 岁接近成人水平，主要由脾和淋巴结中的浆细胞合成与分泌，广泛分布于血液和其他体液中。其特性有：①常以单体形式存在；

②是血清中含量最多的 Ig，占血清 Ig 总量的 75%~80%；③有 4 个亚类，分别为 IgG1、IgG2、IgG3、IgG4；④半衰期最长，为 20~23d。

IgG 的功能：①是抗感染的主要抗体，也是免疫应答的主要抗体；②是唯一能通过胎盘的 Ig，在新生儿抗感染中起重要作用；③发挥着重要的免疫学效应，如调理作用、ADCC、激活补体、与 SPA 结合等；④介导Ⅱ、Ⅲ型超敏反应。

二、IgM

IgM 主要在脾合成，主要存在于血液中。其特性有：①为五聚体，分子量最大，又称巨球蛋白；②占血清 Ig 总量的 5%~10%；③是个体发育中最早合成的 Ig，在胚胎后期已合成；④半衰期短，约 5d；⑤天然 ABO 血型抗体、类风湿因子均为 IgM；⑥可存在于 B 细胞膜上，称为膜 IgM（mIgM），是 BCR 的主要成分。

IgM 的功能：①不能通过胎盘，如果脐带血中 IgM 升高，提示胎儿有宫内感染；②是机体受抗原刺激后最先产生的抗体；③可用于传染病的早期诊断；④有很强的结合抗原、激活补体的能力；⑤介导Ⅱ、Ⅲ型超敏反应。

三、IgA

IgA 可分为血清型和分泌型两种。血清型 IgA 以单体形式存在，占血清 Ig 总量的 10%~15%，免疫作用弱。分泌型 IgA（sIgA）以二聚体形式存在，主要存在于呼吸道分泌液、胃肠道分泌液、初乳、唾液和泪液中，是局部抗感染的主要抗体。婴儿可从初乳中获得 sIgA，sIgA 对婴儿呼吸道、消化道抗感染具有重要作用，故提倡母乳喂养。

四、IgD

IgD 为单体，正常人血清中含量很低，只占血清 Ig 总量的 0.3%，可分为血清型和膜型两种。血清型 IgD 功能尚不清楚，膜型 IgD（mIgD）存在于 B 细胞膜上，是 B 细胞分化、发育成熟的标志。未成熟 B 细胞仅表达 mIgM，成熟 B 细胞可同时表达 mIgM 和 mIgD（称为初始 B 细胞），活化的 B 细胞或记忆 B 细胞 mIgD 逐渐消失。

五、IgE

IgE 为单体，正常人血清中含量极少，为亲细胞性抗体，其 CH_2 和 CH_3 功能区极易与肥大细胞、嗜碱性粒细胞膜上的 F_c 受体结合，引起Ⅰ型超敏反应。此外，在寄生虫感染者的血清中特异性 IgE 会明显增高。

5 种抗体特性与功能的不同点见表 4-1。

表 4-1　5 种抗体特性与功能的比较

特性	IgG	IgM	IgA	IgD	IgE
主要存在形式	单体	五聚体	单体／双体	单体	单体
占血清总 Ig 百分比 /%	75~80	5~10	10~15	0.3	0.02
开始合成时间	出生后 3 个月	胚胎后期	出生后 4~6 个月	较晚	较晚
半衰期 /d	23	5	6	3	2.5
免疫作用	抗感染，调理作用，ADCC，激活补体，与 SPA 结合，介导Ⅱ、Ⅲ型超敏反应	早期抗感染，结合抗原，激活补体，介导Ⅱ、Ⅲ型超敏反应	局部抗感染	B 细胞分化、发育成熟的标志	介导Ⅰ型超敏反应，抗寄生虫感染

第四节　人工制备的抗体

抗体在疾病的预防、诊断和治疗中发挥着重要的作用，人们对抗体的需求非常大，所以需要人工制备抗体。人工制备抗体技术的发展经历了多克隆抗体、单克隆抗体和基因工程抗体 3 个阶段。

一、多克隆抗体

传统的抗体制备方法是以天然抗原直接免疫动物，从动物血清中获取。天然抗原分子常含有多种特异性的抗原表位，刺激机体后免疫系统内多个 B 细胞克隆会被激活，产生的抗体实际上是针对多种不同抗原表位的抗体总和，称其为多克隆抗体（pAb），也称为第一代抗体。

pAb 的优点是来源广泛、制备方法简便，缺点是特异性差、易发生交叉反应、不易大量制备，从而导致应用受限。

二、单克隆抗体

由一个 B 细胞杂交瘤细胞克隆产生的只识别抗原分子上一种抗原表位的抗体，称为单克隆抗体（McAb），也称为第二代抗体。McAb 来源于同一细胞克隆产生，其基因型完全相同，所以分子结构、理化性质、生物学特性等完全相同。McAb 的制备是免疫学乃至医学史上的一个重要里程碑。

McAb 的优点主要是结构均一、特异性强、很少发生交叉反应，目前 McAb 已广泛应用于生物学和医学的多个领域，但因为 McAb 只针对单一的抗原表位，所以其适用的范围有所限制。

三、基因工程抗体

利用重组 DNA 及蛋白质工程技术，对编码抗体的基因按不同需要加工改造和重新组装，转染适当的受体细胞后所表达的抗体分子，称为基因工程抗体，又称重组抗体或第三代抗体。

基因工程抗体既保留了天然抗体的特异性和主要生物学活性，又去除或减少了无关结构，降低了鼠源性抗体对人体的不良反应，因此具有更广泛的应用前景。

> **本章小结**
>
> 本章学习重点是抗体的概念、基本结构、生物学作用、特性与功能。抗体是免疫球蛋白，但免疫球蛋白不一定是抗体。根据 H 链不同抗体可分为 IgA、IgG、IgD、IgE 和 IgM 5 类，具有特异性结合抗原、激活补体、结合细胞表面的 Fc 受体、结合细菌蛋白、穿过胎盘和黏膜、介导超敏反应等功能。学习难点是抗体每个功能区的独特功能。人工制备的抗体在疾病的预防、诊断和治疗中发挥着重要的作用。

（刘昌亚）

 思考与练习

一、名词解释

1. 抗体　2. 免疫球蛋白　3. 单克隆抗体

二、填空题

1. 抗体的结构分为_____、_____。

2. 抗体的生物学作用有_____、_____、_____、_____、_____和_____。

3. 人工制备的抗体有_____、_____、_____。

三、简答题

试述抗体的基本结构、功能区及其功能。

第五章 | 补 体 系 统

05章

05章 数字资源

1. 具有自主学习意识、一丝不苟的学习态度和科学探究精神。
2. 掌握补体的概念、组成成分、理化特性及补体的生物学活性。
3. 熟悉补体的激活过程。
4. 了解补体的调控和补体异常的临床意义。
5. 学会比较补体激活途径的不同点,提高学习、分析问题的能力。

1894 年比利时人 Jules Bordet 发现绵羊抗霍乱血清能够溶解霍乱弧菌,56℃加热 30min 能阻止绵羊抗霍乱血清的活性,加入新鲜非免疫血清又可恢复其活性。即新鲜血清中含有一种不耐热的成分,可以帮助抗体溶解细菌。这种成分作为抗体溶解细胞的必须补充条件被称为补体。

 导入案例

患者,男性,64 岁,因无明显诱因口唇肿胀 3d,加重 10h 入院。患者近 1 年来反复出现口唇肿胀。入院后体格检查:体温 36.0℃,脉搏 70 次 /min,呼吸 19 次 /min,血压 126/70mmHg;实验室检查:D- 二聚体升高,为 0.259mg/L,余项正常;风湿三项 + 免疫球蛋白 + 补体组合:补体 C4 降低,为 0.049g/L,余项正常。

请思考:

1. 引起患者口唇肿胀的病因可能是什么?
2. 什么是补体? 它们是如何被激活的?

第一节　补体系统概述

一、补体的概念

补体（complement，C）是存在于人和脊椎动物新鲜血清、组织液中及细胞膜表面的一组经活化后具有酶活性的蛋白质。

补体并非单一分子，目前已知补体由 30 余种可溶性蛋白和膜结合性蛋白组成，其中既有参与激活和放大级联反应的补体固有成分，又有调节补体激活和灭活的各种成分以及补体受体，故又称其为补体系统。补体系统广泛参与机体抗微生物感染的防御反应以及免疫调节，同时也介导免疫病理的损伤性反应，是体内具有重要生物学作用的效应系统和效应放大系统。

二、补体系统的组成和命名

正常生理情况下，多数补体成分以酶原形式存在。补体激活过程中产生多种具有生物学活性的小片段，这些片段通过与补体受体（CR）的结合而发挥作用。补体的激活以及各种活性的发挥均受到体内各种蛋白的精细调节。世界卫生组织（WHO）补体命名委员会 1968 年对补体进行了统一命名，1981 年对新发现的一些成分和因子又进行了一次统一命名。目前补体系统按其性质和功能可分为 3 大类。

1. 补体固有成分　指在体液中参与补体活化级联反应的各种固有成分，共有 9 种，按其被发现的先后顺序分别命名为 C1~C9，其中 C1 由 3 个亚单位组成，命名为 C1q、C1r 和 C1s，共包括 11 种蛋白质分子。补体系统的其他固有成分以英文大写字母表示，如 B 因子、D 因子、P 因子等。

2. 补体调节蛋白　是调节和控制补体系统活化的成分，以可溶性形式或膜结合形式存在，各种补体调节蛋白多以其功能命名，如 C1 抑制物（C1INH）、C4 结合蛋白和膜辅因子蛋白（membrane cofactor protein，MCP）等。

3. 补体受体　补体受体是细胞膜上能与补体成分或补体片段特异性结合的一种表面糖蛋白。许多类型的细胞膜上都具有补体受体，而且在同一细胞膜上可含有不同的受体。大部分补体受体是以其结合对象来命名的，如 C1rR、C5aR。研究较多的是 C3 系列片段受体，很早命名的 CR1~CR4 都是 C3 片段的受体。CR1（即 C3b 受体）的分布较广，表达于人类红细胞、中性粒细胞、单核巨噬细胞和 B 细胞上。

补体活化后的裂解片段以该成分的符号后加小写英文字母表示，通常 a 为小片段，b 为大片段。具有活性的成分或复合物在其字符上方画一横线表示，如 $\overline{C1}$~$\overline{C9}$、$\overline{B}$、$\overline{D}$、

$C3\overline{bBb}$，也可以不加横线，如 C3bBb。灭活的补体片段在其字符前加英文字母 i 表示，如失活的 C3b 称为 iC3b。

三、补体的性质

1. 理化特性　补体的化学组成均为糖蛋白，多数属于 β 球蛋白，C1q、C8 等为 γ 球蛋白，C1s、C9 为 α 球蛋白。人体血液补体总量约占总蛋白的 10%，正常人体内补体系统成分的含量相对稳定，其中血清含量最高的补体成分是 C3，大约为 1.3mg/ml，D 因子含量最低。分子量最大的是 C1q。各种属动物血清中补体含量也不相同，豚鼠血清中含有丰富的补体，故实验室多采用豚鼠血作为补体来源。

补体的性质极不稳定，易受各种理化因素影响，如加热、机械振荡、酸碱、乙醇等均可使其失活。在 0~10℃ 补体的活性保持 3~4d，冷冻干燥可较长时间保持其活性。加热（56℃30min）可使血清中绝大部分补体组分丧失活性，称为灭活，故补体活性检测应尽快进行。如不能及时检测，应将标本置于 −20℃ 以下环境中保存。

2. 代谢　体内许多组织细胞均能合成补体，包括肝细胞、巨噬细胞、肠道上皮细胞及脾细胞等，其中大部分补体由肝细胞合成并分泌，在炎症病灶中巨噬细胞是补体的主要来源。补体的代谢主要在血液和肝脏中进行，代谢率快，每天约更新一半。

第二节　补体系统的激活

生理条件下，补体通常以无活性状态或酶原形式存在，受到一定因素的激活，才会表现出生物活性。补体的激活途径依据起始顺序不同分为 3 种，即经典途径、甘露糖结合凝集素（MBL）途径、旁路途径。由抗原 - 抗体复合物结合 C1q 的途径最先被认识，所以称为经典途径。但实际上，在人体内激活补体的过程中，最先激活的是旁路途径、MBL途径，最后才是经典途径。

一、补体的激活

（一）经典途径

补体的经典激活途径，又称传统激活途径，是以结合抗原后的 IgG 或 IgM 类抗体为主要激活物，补体 C1~C9 共 11 种成分全部参与的级联酶促反应过程。

1. 激活物　主要激活物是免疫复合物（immune complex，IC），多为抗原 - 抗体（IgG1、IgG2、IgG3、IgM）复合物。

2. 激活过程　C1~C9 共 11 种成分参与，经典途径的激活过程可分为识别、活化和膜攻击 3 个阶段。其反应顺序为 C1qrs－C4－C2－C3－C5－C6－C7－C8－C9。

（1）识别阶段：抗原、抗体形成复合物后，抗体铰链区发生构型改变，使Fc片段的补体结合部位暴露，补体C1与之结合并被激活，这个过程称为补体激活的启动或识别。C1是一个多聚体分子复合物，由1个C1q分子与2个C1r和2个C1s分子相连而成（图5-1）。C1q能识别抗体上的补体结合点，并与之结合。C1q的球形结构与抗体结合后，进一步激活C1r和C1s，C1s具有酯酶活性，随后进入下一步的级联反应。激活C1q必须具有2个以上紧密相邻的IgG分子（图5-2），IgM只需1分子即可（图5-3）。

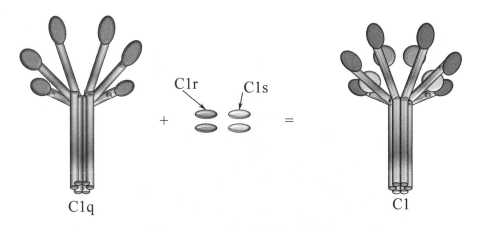

图 5-1　C1 分子结构示意图

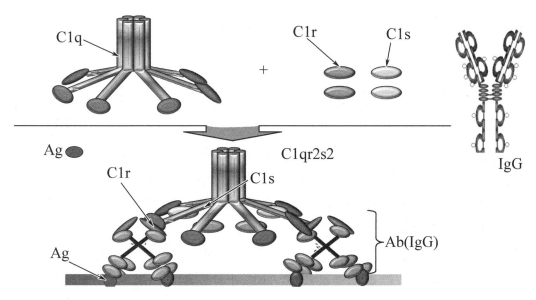

图 5-2　C1 分子结合 IgG 示意图

（2）活化阶段：主要是C3转化酶和C5转化酶的形成。在Mg^{2+}存在时，C1s首先将C4裂解成小片段的C4a和大片段的C4b，C4b结合至紧邻抗原-抗体结合处的细胞或颗粒表面；在Mg^{2+}存在时，C1s作用的第2个底物是C2。C2为单链多肽，与附有C4b的细胞表面结合后就被C1s裂解为大片段C2b和游离的小片段C2a。激活的C2极不稳定，易衰变，形成补体系统中的一种自身调节机制，以控制补体的激活过程。C2b 和 C4b 结合可形成 C3 转化酶（$\overline{C4b2b}$）。在 C3 转化酶的作用下，C3a 链裂解出 1 个小片段即 C3a，余下的片段为 C3b。大部分 C3b 与水分子作用，变为无溶血活性的 C3b 副产物，不再参与补体级联反应。但有 10% 左右的 C3b 分子可与 $\overline{C4b2b}$ 通过共价键结合形成 C5 转化酶（$\overline{C4b2b3b}$）。补体活化过程中产生的小片段可游离于液相中，发挥各种生物学效应。

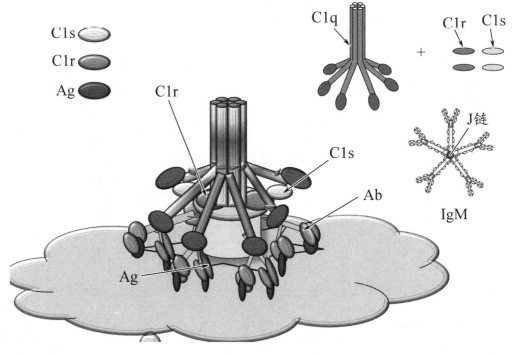

图 5-3　C1 分子结合 IgM 示意图

（3）膜攻击阶段：此期形成攻膜复合物（membrane attack complex，MAC），使靶细胞溶解。C5 在 C5 转化酶的作用下裂解为 C5a 和 C5b 2 个片段，C5b 与 C6 和 C7 结合，形成 C5b67 三分子复合物，嵌入细胞膜，进而吸附 C8，C8 可与 12~15 个 C9 分子结合，并催化 C9 使之聚合成内壁亲水的管状跨膜通道，膜上形成的小孔使得小的可溶性分子、离子以及水可以自由透过从而导致细胞肿胀而破裂溶解。MAC 结构示意图见图 5-4。

（二）甘露糖结合凝集素途径

甘露糖结合凝集素（MBL）途径，简称凝集素途径，指血浆中甘露糖结合凝集素、纤维胶原素等直接识别病原体表面糖结构，依次活化甘露糖结合凝集素相关丝氨酸蛋白酶（MBL-associated serine protease，MASP）等，形成与经典途径相同的 C3 转化酶与 C5 转化酶的级联酶促反应过程。

1. 激活物　急性期蛋白，如甘露糖结合凝集素（MBL）和 C 反应蛋白（CRP）。病原微生物感染早期，体内的巨噬细胞和中性粒细胞产生 TNF-α、IL-1 和 IL-6 等细胞因子，导致机体发生急性期反应，诱导肝细胞合成与分泌的蛋白质称为急性期蛋白。激活顺序为 MBL—MASP—C4—C2—C3—C5—C6—C7—C8—C9。

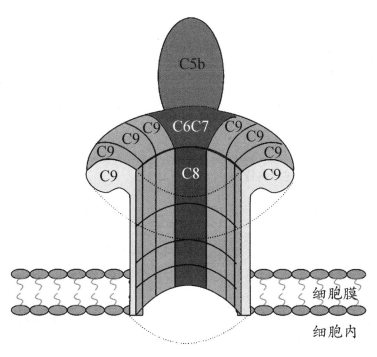

图 5-4 MAC 结构示意图

2. 激活过程 MBL 是一种钙依赖糖结合蛋白,在结构上与 C1q 类似,可与甘露糖残基结合。在病原微生物感染早期,人体血清中 MBL 水平明显升高,多数细菌细胞壁的甘露糖残基是暴露的。MBL 首先与细菌的甘露糖残基结合,然后与 MASP 结合,形成 MBL 结合相关的 MASP。MASP 具有与活化的 C1q 同样的生物学活性,可水解 C4 和 C2 分子,继而形成 C3 转化酶。其后的反应过程与经典途径相同,依次激活补体的其他成分。这种补体激活途径被称为 MBL 途径。

（三）旁路途径

旁路途径曾称替代途径,旁路激活途径与经典激活途径不同之处在于激活是越过了 C1、C4、C2 这 3 种成分,直接激活 C3,在 B 因子、D 因子和备解素(properdin,P 因子)参与下,形成 C3 转化酶和 C5 转化酶,启动级联酶促反应过程。

1. 激活物 主要是细菌的细胞壁成分,如内毒素、酵母多糖、葡聚糖以及凝聚的 IgG4、IgA 等,均可不通过 C1q 的活化而直接激活补体,从而在感染早期为机体提供有效的防御机制。

2. 激活过程 与经典途径的不同之处是越过 C1、C4 和 C2,直接激活补体 C3,然后完成 C5~C9 的激活。激活顺序为 C3—B—C3—C5—C6—C7—C8—C9。

（1）C3 转化酶的形成:正常情况下的 C3 因自发裂解,可持续产生少量的 C3b,在 Mg^{2+} 存在下,C3b 可与一种单链蛋白质 B 因子结合成 C3bB,血清中的 D 因子可将 B 因子裂解成 Ba 和 Bb,Ba 游离于血浆中,Bb 仍与 C3b 结合,形成旁路途径的 C3 转化酶($\overline{C3bBb}$)。但此时的 C3 转化酶不稳定,易被降解灭活。血清中的 P 因子可与 $\overline{C3bBb}$ 结合,并使之稳定,使补体活化的级联反应得以进行,C3 即进入正式激活阶段。

（2）C5 转化酶的形成：C3bBb 裂解 C3 产生 C3a 和 C3b，C3b 可与上述的 C3bBb 形成多分子的复合物 C3bBb3b 或 C3nBb，即旁路途径的 C5 转化酶，其作用类似经典途径中的 C4b2b3b，可使 C5 裂解为 C5a 和 C5b，自此以后的补体激活过程与经典途径相同。3 条补体激活途径间的关系见图 5-5。

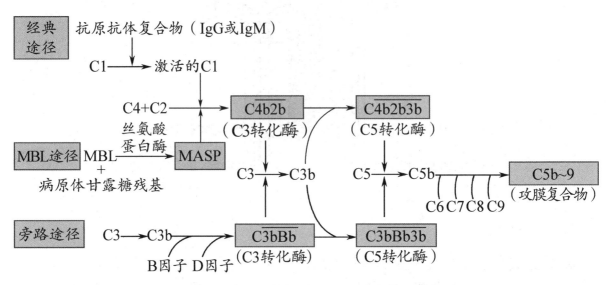

图 5-5　3 条补体激活途径间的关系示意图

补体 3 条激活途径都以 C3 活化为中心，具有共同的末端过程，它们的比较见表 5-1。

表 5-1　补体 3 条激活途径的比较

比较项目	经典途径	MBL 途径	旁路途径
激活物	抗原 - 抗体复合物	MBL、CRP	脂多糖、肽聚糖、抗体
参与的补体	C1~C9	C2~C9	C3，C5~C9，D 因子，B 因子，P 因子
起始分子	C1q	MASP	C3
C3 转化酶	C4b2b	C4b2b	C3bBb
C5 转化酶	C4b2b3b	C4b2b3b	C3bBb3b 或 C3nBb
功能	参与特异性免疫　感染后期发挥作用	参与非特异性免疫　感染早期发挥作用	参与非特异性免疫　感染早期发挥作用

二、补体的调节机制

补体系统激活后会进行高度有序的级联反应，从而发挥广泛的生物学效应，参与机体的防御功能。当补体激活不受控制时，可造成补体无益的大量消耗，产生剧烈的炎症反应或造成自身组织细胞的病理性损伤。正常情况下，上述过程并不发生。因为补体的3条激活途径及共同的末端效应均处于严密的调节与控制之下，从而有效地维持机体的自稳功能。

1. 补体自身调控　补体激活过程中生成的某些中间产物非常不稳定，成为补体级联反应的重要自限因素。如 C3 转化酶易衰变，从而限制了 C3 的裂解及其后的酶促反应。与细胞膜结合的 C4b、C3b 及 C5b 也易衰变，可阻断级联反应。

2. 调节因子的作用　体内存在多种可溶性或膜结合的补体调节因子，如 C$\overline{1}$ 抑制物抑制 C1 活性；H 因子加速 C3bBb 衰变；I 因子灭活 C3b、C4b，促衰变因子（DAF）加速 C3 转化酶降解等。调节因子与不同的补体成分相互作用，使补体的激活与抑制处于平衡状态。

知识拓展

巨大荨麻疹是什么？

血管神经性水肿又称巨大荨麻疹，是由于血液和组织中 C1 酯酶抑制物水平降低或无活性所致的皮肤深层（包括皮下组织）发生的局限性水肿。病变多发生在皮肤组织疏松处，在口唇、面侧部或四肢局部出现，一般痒感不明显，该类损害可在数天内自然消退，但可以反复发生。有些患者也可出现 2 处以上的损害，一般无全身症状。少数患者可因发生在咽峡部而造成窒息，如不及时处理，可导致死亡。某些药物如氨基糖苷类抗生素、卡托普利等都可能引起血管神经性水肿。

第三节　补体的生物学功能

补体系统活化后，可溶解靶细胞，其活化过程中产生的多种裂解产物还可发挥各种生物学作用（表 5-2）。

表 5-2　补体成分及其裂解产物的生物学效应

补体成分或裂解产物	生物学效应	作用机制
C5~C9	溶细胞作用	可形成 MAC，改变细胞膜通透性，裂解靶细胞
C3b、C4b、iC3b	调理作用	与免疫复合物结合的 C3b、C4b、iC3b 和吞噬细胞表面的 CR 结合，促进吞噬作用

补体成分或裂解产物	生物学效应	作用机制
C3a、C4a、C5a	过敏毒素作用	刺激肥大细胞等释放活性介质,增加血管通透性,引起平滑肌收缩
C3a、C5a、$\overline{C5b67}$	趋化作用	吸引吞噬细胞向炎症部位聚集并增强其氧化脱颗粒能力
C2a、C4a	激肽样作用	增加血管通透性引起炎性渗出和水肿等
C3b	清除免疫复合物	抑制免疫复合物形成,使免疫复合物结合于红细胞相应受体上,通过血液循环被肝、脾处吞噬细胞清除
C3b	免疫调节作用	参与抗原提呈,调节免疫细胞增殖分化,参与调节多种免疫细胞的效应功能

一、导致细胞溶解

补体的溶细胞作用不仅可以抗菌,还能溶解其他多种靶细胞。研究表明,补体溶解革兰氏阴性菌作用较强,对革兰氏阳性菌作用较弱。补体还可溶解病毒感染的细胞、红细胞、粒细胞、血小板、肿瘤细胞等。补体有缺陷时,机体易受病原微生物感染,但补体也常引起病理性反应,如溶解自身组织细胞,导致自身免疫病的发生。

二、调 理 作 用

补体激活过程中产生的 C3b、C4b 和 iC3b 都具有调理作用,它们可结合中性粒细胞或巨噬细胞表面相应受体,促进靶细胞与吞噬细胞黏附,并被吞噬及杀伤。这种依赖 C3b、C4b 和 iC3b 的吞噬作用是机体抵抗全身性细菌或真菌感染的主要防御机制之一,在抗感染过程中具有重要意义。

三、清除免疫复合物作用

补体的裂解产物 C3b、C4b 具有免疫黏附作用,它们对抗原 - 抗体复合物有很强的亲和力,可结合到免疫复合物上。比如可以避免免疫复合物沉积于血管壁,可溶解已沉积的免疫复合物,同时可改变免疫球蛋白的空间构象,抑制新的免疫复合物形成等。

表达 C3b 受体的红细胞数量比较大,因此红细胞是清除免疫复合物的主要参与者。

四、炎症介质作用

1. 激肽样作用　C2a、C4a 具有激肽样活性,能使血管扩张,通透性增加,引起炎性渗出和水肿等。

2. 过敏毒素作用　C3 裂解后产生小片段 C3a 和大片段 C3b,C3a 释放至血液中为过敏毒素,能使肥大细胞和嗜碱性粒细胞脱颗粒,释放组胺等血管活性物质,引起血管扩张、通透性增强、平滑肌收缩和支气管痉挛等症状。C4a、C5a 也是过敏毒素,3 种过敏毒素中 C5a 的作用最强。

3. 趋化作用　C3a、C5a、$\overline{C5b67}$ 能吸引中性粒细胞和单核巨噬细胞定向移动,向炎症部位聚集,释放炎症介质,发挥其对病原体的吞噬作用,增强炎症反应。

五、免疫调节作用

补体可对免疫应答进行调节,参与抗原的捕捉和提呈,促进免疫细胞的增殖分化,调节多种免疫细胞的效应等。如 C3 使抗原易被 APC 提呈处理;C3b 与 BCR1 结合启动 B 细胞向浆细胞分化;NK 细胞结合 C3b 增强对靶细胞的 ADCC 等。

第四节　补体测定的临床意义

补体系统主要通过两条途径参与人类疾病的发生。首先,补体编码基因的结构异常可使补体蛋白产物缺乏,导致补体激活障碍,如先天性补体缺陷所导致的补体系统某种组成成分缺失而引发严重的病理后果。其次,补体系统激活,机体代谢水平失常,引起血清补体量的改变,可导致某些免疫性疾病的发生,如超敏反应及自身免疫病。

一、补体的遗传缺陷

1. 固有成分遗传缺陷　补体是具有精密调控机制的蛋白质反应系统,可通过经典途径、旁路途径、MBL 途径 3 条途径激活,而 C3 是上述 3 条激活途径的共同成分。如果 C3 缺乏就会导致严重的甚至致死性的化脓性细菌感染;C2、C4 缺乏导致自身免疫病;C5、C6、C7、C8、C9 缺乏不能形成 MAC,导致不能溶解外来微生物。

2. 补体调节蛋白的缺陷　C1 抑制物缺陷导致遗传性血管性水肿;I 因子或 H 因子缺乏导致 IC 清除障碍,常引起肾小球肾炎。

3. 补体受体缺陷　红细胞 CR1 表达减少导致 IC 清除障碍引起系统性红斑狼疮（SLE）等疾病的发生。

二、补体的含量异常

1. 补体含量增高　炎症、感染及恶性肿瘤患者中多见。很多传染病患者血中补体效价在疾病初期明显增高，由于大量消耗补体成分，在疾病急性期或危重期时补体量多下降。此外，一些糖尿病、甲状腺炎、痛风患者也可见血清补体含量增高。

2. 补体含量降低　引起补体含量下降的原因可能有以下几方面：①补体成分消耗过多，常见于免疫复合物病，如血清病、肾病、肾小球肾炎、系统性红斑狼疮、自身免疫性溶血性贫血、类风湿关节炎等。②补体大量丧失，见于大面积烧伤等，由于血清蛋白大量丢失，引起补体成分减少。③补体合成不足，多见于肝病患者，如肝硬化患者等。这时 C2、C3、C4、C6 和 C9 水平常明显降低。

> **本章小结**
>
> 　　本章学习重点是补体的概念、组成和理化特性，补体的生物学活性、激活过程。注意补体成分的组成、分布，含量最高、最低的补体成分等，归纳补体成分及其裂解产物的生物学效应。学习难点是补体的 3 条激活途径：经典激活途径、MBL 途径、旁路途径。在学习中注意归纳 3 条激活途径的异同点，可以分别从激活物的种类、参与的补体起始分子、激活的顺序来进行比较，同时辨别 3 条途径的 C3 转化酶、C5 转化酶的异同及其在感染中的免疫特性和作用时间。

（王　敏）

 思考与练习

一、名词解释

1. 补体　2. 补体经典途径

二、填空题

1. 补体系统由_____、_____、_____组成。

2. 补体系统的 3 条激活途径为_____、_____和_____途径。

3. C1 是由 3 个亚单位_____、_____、_____形成的大分子聚合物。

三、简答题

1. 简述补体系统的组成与主要生物学功能。

2. 补体系统通过哪些方式介导炎症反应？

第六章 ｜ 免 疫 应 答

06章 数字资源

学习目标

1. 关注免疫应答与人类健康的关系,体会医疗工作者对人类健康事业的巨大贡献。
2. 掌握免疫应答的概念、适应性免疫应答的基本过程、T 细胞和 B 细胞的免疫活化与功能、细胞免疫与体液免疫的应答效应。
3. 熟悉固有免疫应答、适应性免疫应答的特点,抗体产生的一般规律及意义。
4. 了解免疫调节、免疫耐受的机制和临床意义。
5. 学会提取关键信息,对知识形成规律性认识,提高分析、解决问题的能力。

免疫应答是指机体受抗原刺激后,免疫系统对抗原性异物进行识别和清除所发生的一系列免疫反应过程。正常情况下,免疫应答是通过识别"自己"与"异己",清除"异己"的抗原性物质,从而保护机体免受抗原异物的侵袭和维持内环境的相对稳定。

免疫应答根据情况不同分为以下 5 种类型:①根据免疫应答有无特异性,分为固有免疫应答和适应性免疫应答;②按参与的细胞类型和效应机制,分为体液免疫应答和细胞免疫应答;③按抗原进入机体的顺序,分为初次免疫应答和再次免疫应答;④按对抗原是否产生排斥效应,分为正免疫应答和负免疫应答;⑤按获得免疫的方式,分为主动免疫和被动免疫。

 导入案例

患儿,男性,6 岁。咽痛、声嘶、咳嗽、发热 3d;体温 37℃,白细胞升高。白破疫苗出生后 3 个月打了第一针,未接种第二针。

请思考：

1. 为什么接种疫苗以后会产生免疫力？
2. 这种免疫力是如何形成的？

第一节　固有免疫应答

固有免疫应答，也叫先天性免疫应答、非特异性免疫应答，是生物体在长期种系发育和进化过程中逐渐形成的天然免疫功能，能迅速发挥对抗原性异物的非特异性作用。其作用特点：①有遗传性；②作用范围广，无特异性；③反应快；④有相对的稳定性；⑤是特异性免疫发展的基础。

一、固有免疫应答的参与物质

（一）组织屏障

1. 皮肤黏膜及其附属成分　是机体阻挡和抗御外来病原体入侵人体的第一道防线。

（1）物理屏障：人体致密上皮细胞组成的皮肤和黏膜组织形成与外界相接触的表面屏障，包括皮肤黏膜清除作用，黏膜上皮细胞的纤毛通过定向摆动将黏附异物向外排除。

（2）化学屏障：皮肤黏膜分泌物的杀菌作用，包括汗腺分泌的乳酸，皮脂腺分泌的不饱和脂肪酸，胃液中的胃酸，唾液、泪液、乳汁、消化道和泌尿生殖道黏液中的溶菌酶等多种杀菌物质。

（3）生物屏障：体表和与外界相通的腔道中寄居的正常菌群对入侵微生物的拮抗作用。如肠道中的双歧杆菌、乳杆菌等能合成多种人体生长发育所必需的维生素。

2. 血脑屏障　能阻挡血液中的病原体和其他大分子物质进入脑组织及脑室，从而保护中枢神经系统不受损害。婴幼儿血脑屏障发育尚未完善，故易发生中枢神经系统感染，如脑炎、脑膜炎。

3. 胎盘屏障　这个屏障既不妨碍母子间的物质交换，又能防止母体内的病原微生物等入侵胎儿，从而保护胎儿的正常发育。

（二）固有免疫细胞

固有免疫细胞在个体出生时就已具备，可对侵入的病原体迅速应答，产生非特异性抗感染免疫作用；亦可参与对体内损伤、衰老或畸变细胞的清除，并参与适应性免疫应答。固有免疫细胞包括单核/巨噬细胞、中性粒细胞、树突状细胞、NK细胞、B1细胞、肥大细胞、嗜酸性粒细胞、嗜碱性粒细胞等。

（三）固有免疫分子

固有免疫分子即正常体液中的一些非特异性杀菌物质，如补体系统、细胞因子。其他如急性期蛋白、抗菌肽、溶菌酶、干扰素、乙型溶素、杀菌素等。

二、固有免疫的应答特点

1. 抗原特点　固有免疫细胞不表达特异性抗原识别受体，不具特异性，产生非特异性的抗感染、抗肿瘤等免疫应答，同时参与适应性免疫应答的启动和效应过程。

2. 免疫效应特点　固有免疫应答不具有明显放大性，只有在趋化因子或炎症介质的作用下通过趋化作用方式，发生迅速而广泛的免疫作用。

3. 免疫记忆特点　固有免疫细胞寿命较短，在固有免疫应答中不产生记忆细胞，因此固有免疫应答维持时间短，也不会发生再次免疫应答。

第二节　适应性免疫应答

适应性免疫应答，也称获得性免疫应答、特异性免疫应答，是个体出生后由于接触某种病原体及其毒性代谢产物或接种疫苗等抗原分子后而获得的一系列特异性的非遗传性的免疫防御功能。通常所说的免疫应答指的就是适应性免疫应答。适应性免疫应答根据参与细胞类型和效应机制的不同可分为 T 细胞介导的细胞免疫应答和 B 细胞介导的体液免疫应答。适应性免疫应答的作用特点：①后天获得，不能遗传；②有明显的个体差异；③有特异性。

一、适应性免疫应答的基本过程及应答特点

我们将适应性免疫应答过程人为地划分为 3 个阶段：感应阶段、反应阶段、效应阶段。实际上，三者是紧密相关和不可分割的连续过程（图 6-1）。

（一）适应性免疫应答产生的基本过程

1. 感应（识别）阶段　抗原经一定途径进入机体后被抗原提呈细胞所摄取、加工、处理成抗原肽；T 细胞（或 B 细胞）通过 TCR（或 BCR）特异性识别抗原肽。

2. 反应（活化、增殖和分化）阶段　T、B 细胞特异性识别抗原后产生激活信号，在多种细胞间黏附分子和细胞因子协同作用下，活化、增殖、分化为效应淋巴细胞（效应 T 细胞或浆细胞），并分泌免疫效应分子，共同发挥作用清除异己。其中有一部分细胞中途停止分化，转化为记忆细胞，并长期存在于体内，当再次遇到相同抗原时，记忆细胞会迅速增殖、分化为效应淋巴细胞，发挥免疫效应。

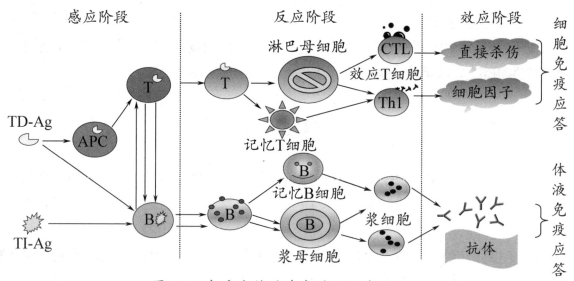

图 6-1　免疫应答的基本过程示意图

3. 效应阶段　效应 T 细胞再次接触抗原后,通过直接杀伤靶细胞或释放细胞因子的方式清除抗原,发挥特异性细胞免疫效应。浆细胞分泌抗体,抗体与相应抗原结合,通过补体、吞噬细胞、NK 细胞等清除抗原,发挥特异性体液免疫效应。

(二)适应性免疫的应答特点

1. 特异性　机体受到某一特定抗原刺激后,只能针对刺激机体免疫系统发生免疫应答的抗原物质产生免疫效应。

2. 记忆性　T、B 细胞在初次免疫应答过程中都会产生记忆细胞,当再次遇到相同抗原时,可出现应答时潜伏期短、强度大、持续时间长的再次免疫应答。这种记忆性可维持很久。

3. 放大性　机体的免疫系统对抗原的刺激所发生的免疫应答在一定条件下可以扩大,少量的抗原进入即可引起全身性的免疫应答。

4. MHC 限制性　T 细胞受体在识别被提呈的抗原肽时,也要同时识别提呈抗原的 MHC 分子,即只有在双方 MHC 分子一致时免疫应答才能发生,这一现象称为 MHC 限制性。

二、T 细胞介导的细胞免疫应答

(一)T 细胞对抗原的识别

T 细胞只能特异性识别表达于 APC 表面并与 MHC 分子结合成复合物的肽类抗原,又被称为 TCR 的双识别。

(二)T 细胞的活化、增殖与分化

T 细胞活化需要来自细胞外的双信号激活。

1. T 细胞活化的双激活信号　结合在 APC 表面的抗原肽 -MHC 分子复合物与 T 细

胞表面的 TCR-CD3 复合受体（图 6-2）特异性识别后，通过 CD3 分子的胞内段传入第一活化信号，使得 T 细胞初步活化。T 细胞与 APC 表面多对共刺激分子（CD28-B7、CD2-CD58 等）相互作用产生第二活化信号，又称协同共刺激信号，导致 T 细胞完全活化（T 细胞活化的双激活信号见图 6-3）。

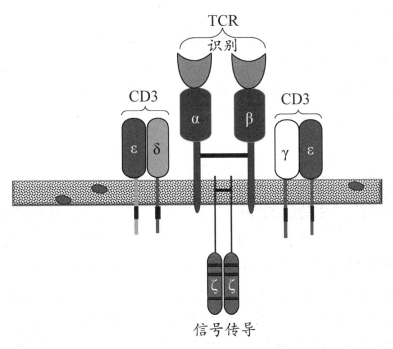

图 6-2　TCR-CD3 复合受体示意图

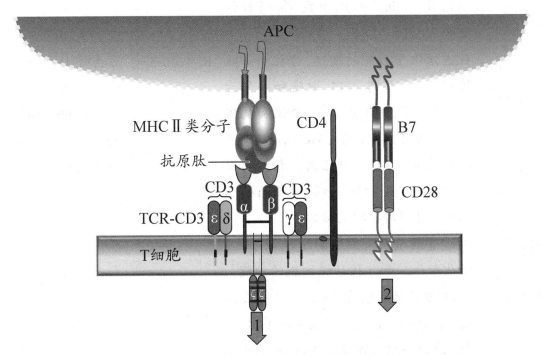

图 6-3　T 细胞活化的双激活信号示意图

2. 细胞因子促进 T 细胞增殖和分化　T 细胞活化后，通过信号转导启动有关基因转录，表达和分泌多种细胞因子。其中 IL-2 是最重要的促增殖因子，可促进 Th 细胞向 Th1 细胞分化，Th1 介导细胞免疫应答；IL-4 等细胞因子促进 Th 细胞向 Th2 细胞分化，Th2 细胞介导体液免疫应答。

（三）T 细胞的免疫功能

1. CD4$^+$Th 细胞的免疫功能　人类的辅助性 T 细胞(Th 细胞)根据它们分泌的细胞因子和功能，可被分为 Th1 和 Th2 共 2 个亚群。Th1 细胞引起单核细胞浸润为主的炎症反应或迟发型超敏反应，故 Th1 细胞又称为炎性 T 细胞。Th2 细胞分泌的细胞因子促进 B 细胞的增殖与分化，协助体液免疫应答。活化 T 细胞产生的主要细胞因子及其作用见表 6-1。

表 6-1　活化 T 细胞产生的主要细胞因子及其作用

Th1 细胞产生的细胞因子		Th2 细胞产生的细胞因子	
种类	生物学活性	种类	生物学活性
IFN-γ	激活、增强 Mφ 细胞的吞噬、杀伤功能；增强 MHC-Ⅰ/Ⅱ类分子表达，提高抗原提呈能力；促进 Th1 细胞分化，抑制 Th2 细胞的分化，促进 CTL 的成熟和杀伤性；促进 NK 细胞的杀伤活性；促进 IgG 的生成，抑制 B 细胞合成 IgE	IL-4、IL-5、IL-6、IL-9、IL-10、IL-13 等	可促进 B 细胞的增殖、分化、抗体的生成，故 Th2 细胞的主要作用是增强 B 细胞介导的体液免疫应答
IL-2	促进活化 T 细胞的增殖、分化和细胞因子产生；促进 CTL 增殖和杀伤活性；促进 B 细胞的增殖、分化和抗体分泌；活化 NK 细胞、Mφ 细胞，促进其杀伤活性；诱导淋巴因子激活的杀伤细胞(LAK 细胞)和肿瘤浸润淋巴细胞(TIL)的抗肿瘤活性	IL-4、IL-5	可诱导 IgE 的生成和嗜酸性粒细胞的活化，故 Th2 细胞在变态反应及抗寄生虫感染中发挥重要作用
GM-CSF	促进骨髓造血干细胞的增殖和分化；活化粒细胞和单核巨噬细胞的功能		
TNF-β(LT)	TNF 家族的淋巴毒素(LT)具有杀伤靶细胞和诱发炎症反应；抗病毒作用；激活中性粒细胞、Mφ 细胞，释放 IL-1、IL-6、IL-8 等		

2. CD8+CTL 的免疫功能　CTL 的主要功能是特异性直接杀伤靶细胞,通过两种机制发挥细胞毒作用。一是分泌穿孔素、颗粒酶、颗粒溶解素及 LT 等物质杀伤靶细胞;二是表达高水平 FasL(CD95L)与靶细胞表面的 Fas(CD95)相互识别,使靶细胞发生程序性死亡。

知识拓展

Fas/FasL 是什么?

Fas 是 1989 年由 Yonehara、Trauth 等人发现的可诱导多种人细胞系发生凋亡的蛋白质。FasL 是 1993 年由 Suda 等人从细胞中克隆出的 Fas 的配体。当 Fas 与 FasL 不能结合或不能转导凋亡信号时,T、B 细胞就不发生细胞凋亡,这时大量的淋巴细胞可能进入并聚集在淋巴结和脾,产生淋巴结病和脾大,形成致命的免疫复合物性肾炎和关节炎。

(四)细胞免疫的应答特点

反应迟缓,一般需要 1~3d;反应多局限于抗原所在部位;常伴有迟发型超敏反应;反应局部以单核细胞、巨噬细胞和淋巴细胞浸润为主。

(五)细胞免疫的应答效应

细胞免疫具有抗感染作用,主要针对胞内寄生菌、胞内病毒、真菌及某些寄生虫感染发挥效应;还具有抗肿瘤作用,如 CTL 可直接杀伤带有相应抗原的肿瘤细胞。此外,细胞免疫可造成免疫损伤,如迟发型超敏反应、排斥反应及某些自身免疫病等。

三、B 细胞介导的体液免疫应答

体液免疫应答是指 B 细胞接受相应的抗原刺激后,活化、增殖并最终分化为浆细胞,产生特异性抗体进入体液,发挥免疫效应,由于抗体主要存在于体液中,故将抗体参与的免疫称为体液免疫。体液免疫应答依据抗原的不同可分为对 TD-Ag 的免疫应答和对 TI-Ag 的免疫应答。在应答过程中,前者需要 Th 细胞的辅助,后者不需要。

(一)B 细胞对 TD-Ag 的识别与应答

1. CD4+T 细胞对 TD-Ag 的识别与活化　TD-Ag 既有 T 细胞表位,又有 B 细胞表位,进入机体后,以抗原肽 -MHCⅡ类分子复合物的形式供 Th2 细胞识别。活化的 Th2

细胞通过分泌 IL-4 等细胞因子促进 B 细胞的增殖与分化。

2. B 细胞对 TD-Ag 的识别与活化　TD-Ag 进入机体后，B 细胞通过表面的 BCR 复合物直接识别 TD-Ag 的 B 细胞表位。BCR 复合物由 B 细胞表面 SmIg 和 Igα/β 通过共价键结合而成（图 6-4）。与 T 细胞相似，B 细胞活化也需要两个信号。

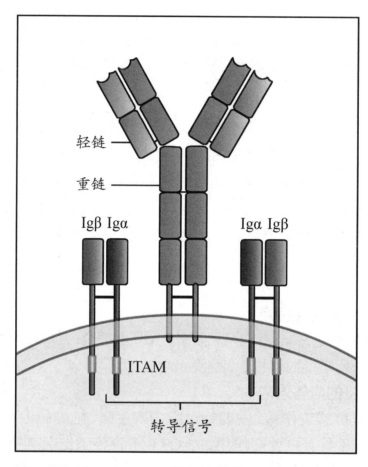

图 6-4　BCR 复合物结构示意图

（1）B 细胞活化的双激活信号：BCR 识别抗原后借助 B 细胞表面的 Igα/β 将信号转导入细胞内，与 BCR 共受体复合物（BCR-CD19/CD21/CD81）共同传导第一活化信号（图 6-5）。B 细胞的第二活化信号由多对黏附分子相互识别与结合产生，最重要的是 B 细胞表面的 CD40 与活化的 CD4$^+$T 细胞表面的 CD40L 结合形成的传导（图 6-6）。

（2）T、B 细胞的相互作用：首先，B 细胞对 TD 抗原的应答需要 T 细胞辅助。其次 T、B 细胞间的作用是双向的。如 CD40 / CD40L 参与的活化信号转导可诱导静止期 B 细胞进入细胞增生周期；活化 T 细胞分泌的细胞因子诱导 B 细胞进一步增殖和分化（图 6-7）。

3. B 细胞的分化、效应阶段　活化的 B 细胞可表达多种细胞因子受体，不同细胞因子使 B 细胞增殖分化为浆细胞产生抗体，发挥体液免疫效应。部分 B 细胞转化为记忆 B 细胞(Bm cell),当再次接受相同抗原刺激时,可迅速发挥再次免疫应答的效应。

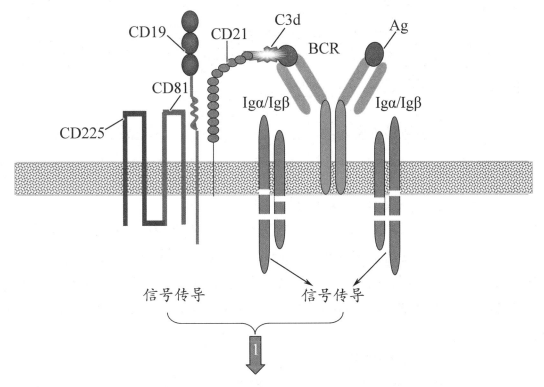

图 6-5　B 细胞活化的第一活化信号

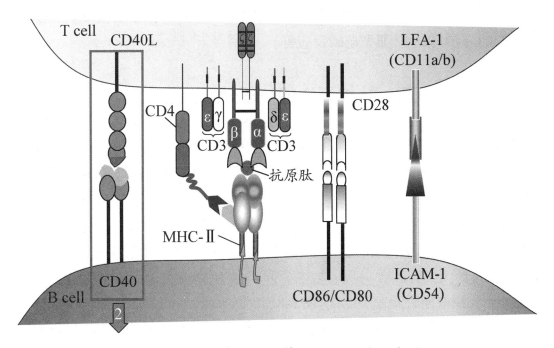

图 6-6　B 细胞活化的第二活化信号示意图

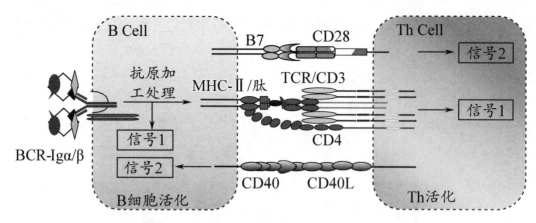

图 6-7　B 细胞与 Th 细胞间相互作用示意图

（二）B 细胞对 TI-Ag 的识别与应答

TI-Ag 可分成两类，即 TI-1 和 TI-2，它们通过不同机制激活 B 细胞。TI-1 抗原常被称为 B 细胞丝裂原；TI-2 抗原多属细菌细胞壁与荚膜多糖成分，含高密度重复性表位，可与 BCR 广泛交联。B 细胞对 TI-Ag 免疫应答的特点：①只能刺激 B 细胞产生 IgM。②免疫应答不依赖 T 细胞，不受 MHC 限制，无须 Th 辅助；③不产生再次免疫应答和免疫记忆。

（三）体液免疫的应答效应

B 细胞激活后产生大量细胞因子，参与免疫调节、炎症反应及造血。同时 B 细胞也是一类专职抗原提呈细胞，只有活化 B 细胞才能提呈抗原。B 细胞介导的体液免疫应答最终可通过其效应分子——抗体发挥免疫效应作用，包括中和作用，调理作用，激活补体，介导 ADCC，参与 I、Ⅱ、Ⅲ型超敏反应等。

四、抗体产生的一般规律及意义

1. 抗体产生的一般规律　人类个体发育过程中，在胚胎晚期，胎儿就能进行 IgM 的合成了。出生后，新生儿大约从第 3 个月开始可自身合成 IgG，第 4~6 个月可合成 IgA。

外来 TD-Ag 进入机体后诱导 B 细胞活化并产生特异性抗体，TD-Ag 初次进入机体引起的免疫应答称为初次免疫应答，机体再次接受相同抗原时，初次免疫应答中所形成的记忆淋巴细胞可迅速、高效、持久地应答，即再次免疫应答，又称回忆反应。2 次应答中抗体的性质和浓度随时间发生变化（图 6-8 ）。

（1）初次免疫应答：TD-Ag 首次进入机体，经过一定的潜伏期（一般为 1~2 周）才在血液中出现特异性抗体，2~3 周达到高峰，潜伏期长短与抗原性质有关。初次免疫应答抗体产生有以下特点：①潜伏期长；②产生的抗体浓度低；③抗体在体内持续时间短；④抗体与抗原的亲和力低，抗体以 IgM 为主。

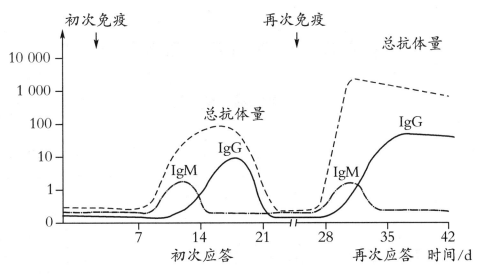

图 6-8 抗体产生的一般规律示意图

（2）再次免疫应答：同一抗原再次侵入机体，由于初次免疫应答后记忆细胞的存在，机体可迅速产生高效、特异的再次免疫应答。再次免疫应答的特点：①潜伏期短，大约为初次免疫应答潜伏期的一半，一般 1~3d，血液中即出现抗体；②产生的抗体浓度高，有时可比初次免疫应答高 10 倍以上；③抗体在体内持续时间长；④抗体与抗原的亲和力高，抗体以 IgG 为主。再次免疫应答的效应可持续存在数月或数年，故在很多情况下机体一旦被病原体感染，可在相当长时间内具有防御该病原体的免疫力（表 6-2）。

表 6-2　初次免疫应答与再次免疫应答的比较

区别	初次免疫应答	再次免疫应答
潜伏期	长（1~2 周）	短（1~3d）
抗体类型	以 IgM 为主	以 IgG 为主
抗体效价	低	高
抗体维持时间	短	长
抗体亲和力	弱	强

2. 抗体产生规律的医学意义　①指导疫苗接种或制备免疫血清，可采用再次或多次加强免疫，以产生高浓度、高亲和力的抗体，获得良好的免疫效果；②临床上检测特异性 IgM 作为病原微生物早期感染的诊断指标；③在检测特异性抗体的量作为某种病原微生物感染的辅助诊断时，要在疾病的早期和恢复期，抽取患者的双份血液标本做抗体检查，一般抗体滴度增长 4 倍以上有诊断意义。

第三节 免疫调节与免疫耐受

一、免疫调节

免疫调节是指免疫系统中的免疫细胞和免疫分子之间,以及与其他系统(如神经、内分泌系统)之间通过多方面、多层次的正、负反馈机制控制免疫应答的强度和时间,以维持机体内环境稳定的过程。

1. 内部调节

(1)基因水平的免疫调节:免疫应答受遗传控制,故基因水平的调节是其他免疫调节机制的基础。

(2)分子水平的调控:一是抗原的调节,根据其化学性质、剂量、进入体内的途径等不同方面进行特异性免疫应答的调节。二是抗体和抗原 - 抗体复合物的调节,表现在以下 3 个方面:①抗体封闭调节;② BCR 与 Fc 受体的交联作用;③独特型网络的免疫调节(图 6-9)。此外,还有补体的调节、细胞因子的调节等。

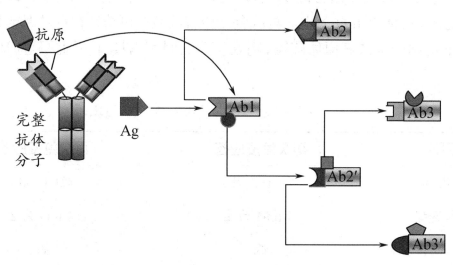

图 6-9 独特型网络免疫调节示意图

(3)细胞水平的调节:主要有 T 细胞的调节和 B 细胞的调节。如 Th1 细胞分泌的 IFN-γ 和 IL-2 等,与迟发型超敏 T 淋巴细胞(DTH T)和 CTL 的增殖、分化、成熟有关,促进细胞介导的免疫应答和炎症反应。Th2 细胞产生 IL-4 等细胞因子促进 B 细胞的增殖、分化、产生抗体,增强抗体介导的体液免疫应答。另外,APC、NK 细胞也参与机体的免疫调节作用。

2. 外部调节 主要是神经、内分泌系统通过释放神经递质、分泌激素对免疫系统进行调节。

二、免疫耐受

免疫耐受是指机体经某种抗原诱导后形成的特异性免疫无应答或低应答状态。引起免疫耐受的抗原称为耐受原。

免疫耐受并非免疫缺陷和免疫抑制。免疫缺陷指的是由于先天或疾病等后天因素造成的机体免疫系统缺陷和功能障碍,导致机体对多种抗原物质不应答或应答低下。免疫抑制则是应用免疫抑制剂使免疫系统功能受抑制,导致机体对多种抗原物质不应答,停用免疫抑制剂后免疫应答可恢复正常。

按照免疫耐受形成的特点,可分为天然免疫耐受(固有免疫耐受)和获得性免疫耐受(适应性免疫耐受);按照免疫耐受的程度,又可分为完全免疫耐受和不完全免疫耐受。免疫耐受具有特异性和记忆性。

(一)免疫耐受的诱发条件

1. 抗原因素 抗原种类、性质、剂量和注射途径均影响免疫耐受的形成。一般来说,小分子、可溶性、非聚合单体抗原常为耐受原。TI-Ag 在高剂量时才诱导 B 细胞耐受,TD-Ag 在高剂量或低剂量均可诱导耐受,因此 T 细胞较 B 细胞更易于诱导耐受;按照抗原的不同注入途径容易引起免疫耐受的顺序为静脉注射 > 口服 > 腹腔注射 > 皮下注射 > 肌内注射。另外,抗原存在持续时间是维持免疫耐受状态的重要条件。

2. 机体因素 影响免疫耐受的机体因素主要有遗传因素、年龄、免疫系统的发育程度以及机体的免疫功能状况。诱导一般在胚胎期最易,新生儿期次之,成年期最难,这主要与免疫系统发育程度有关。免疫耐受诱导和维持的难易程度随动物种属、品系不同而异。

(二)免疫耐受的发生机制

1. 天然免疫耐受 一是缺乏识别自身抗原的受体,二是某些细胞表面存在抑制性受体或抑制性结构。

2. 获得性免疫耐受 一是中枢免疫耐受,指在胚胎期或在 T 细胞、B 细胞发育过程中,不成熟 T 细胞、B 细胞在胸腺和骨髓微环境中与相应共同自身抗原作用后所形成的免疫耐受,包括 T 细胞的胸腺内免疫耐受和 B 细胞的骨髓内免疫耐受。二是外周免疫耐受,即在外周免疫器官内 T 细胞、B 细胞对内源性或外源性抗原刺激产生的特异性免疫不应答。

(三)免疫耐受的临床意义

免疫耐受的维持、诱导和破坏影响着机体内环境的稳定和许多临床疾病的发生、发展与转归。不同于免疫缺陷或使用免疫抑制剂后造成的免疫抑制状态,免疫耐受不会导致自身免疫病的发生,所以人工诱导免疫耐受可用于自身免疫病、超敏反应性疾病、器官移植排斥等的治疗。对感染的病原体或肿瘤细胞抗原不发生免疫耐受,则能建立特异性免疫应答,从而发挥免疫防御和免疫监视功能,否则,疾病将会发展或迁延。因此,临床上有建立免疫耐受和打破免疫耐受的需求。

本章小结

　　本章学习重点是免疫应答的概念、适应性免疫应答的基本过程、T 细胞和 B 细胞的免疫活化与功能、细胞免疫与体液免疫的应答效应、固有免疫和适应性免疫的特点以及抗体产生的一般规律及意义。学习难点是 T 细胞介导的细胞免疫应答和 B 细胞介导的体液免疫应答。效应 T 细胞通过产生细胞因子和细胞毒作用,发挥细胞免疫功能;B 细胞分化为浆细胞,合成、分泌抗体,发挥体液免疫功能。在学习过程中注意学会归纳和整理 T 细胞和 B 细胞免疫应答的激活信号异同点,了解机体通过免疫应答的调节维护内环境稳定的方式以及免疫耐受的概念和临床意义。

（王　敏）

思考与练习

一、名词解释

1. 免疫应答　2. MHC 限制性

二、填空题

1. 适应性免疫应答的基本过程包括 3 个阶段:_____、_____、_____。

2. CD4$^+$Th 细胞第二活化信号,主要是通过抗原提呈细胞表面的_____与 Th 细胞表面的_____结合产生的。

3. CTL 活化后可通过脱颗粒,释放_____和_____,导致靶细胞坏死。

三、简答题

1. B 细胞对 TD-Ag、TI-Ag 的免疫应答有何异同?

2. 简述 T 细胞活化的双信号。

3. 简述 CTL 杀伤靶细胞的机制。

第七章 ｜ 免疫学防治

07章 数字资源

免疫学防治是指当机体受到病原体感染后，能产生特异性抗体和效应 T 细胞，提高对该病原体的免疫力，根据这一原理可采用人工方法使机体获得特异性免疫，达到防治疾病的目的。接种牛痘疫苗成功地消灭了天花，就是用免疫预防的方法消灭传染病的最好例证。随着卫生状况的改善和计划免疫的实施，多种传染病的发病率大幅度下降，免疫学防治已扩展到传染病以外的很多领域，未来疫苗的内涵及应用将进一步拓展。

第一节 免 疫 预 防

用免疫方法预防传染病，使机体获得免疫保护的途径有两种：自然免疫和人工免疫。自然免疫是指机体感染病原体后建立的适应性免疫，即机体通过隐性感染或显性感染可自动获得对该病原体的特异性免疫，称为自然主动免疫；而胎儿和新生儿经胎盘或乳汁获得母体的抗体，称为自然被动免疫。人工免疫是指人为地使机体获得适应性免疫应答，即以人工免疫方法给机体接种抗原或输入抗体等，包括人工主动免疫和人工被动免疫。

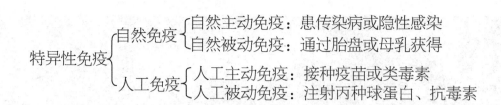

特异性免疫
- 自然免疫
  - 自然主动免疫：患传染病或隐性感染
  - 自然被动免疫：通过胎盘或母乳获得
- 人工免疫
  - 人工主动免疫：接种疫苗或类毒素
  - 人工被动免疫：注射丙种球蛋白、抗毒素

 导入案例

在我国乙型肝炎发病率较高。如果母亲是乙型肝炎患者，新生儿出生后未接种乙肝疫苗，亦未注射高效价抗乙型肝炎病毒的免疫球蛋白紧急阻断，则新生儿很可能成为乙型肝炎病毒感染者。预防乙型肝炎最有效的方法是接种乙肝疫苗，乙肝疫苗是用乙型肝炎表面抗原（HBsAg）制成的，因接种后产生抗体慢，故实行新生儿出生后立即接种（出生 1d 内）。有的新生儿在接种乙肝疫苗后，会发生一些反应，如局部疼痛、发热等。

请思考：

1. 接种乙肝疫苗安全吗？

2. 乙肝疫苗接种后人体可以获得永久免疫吗？

一、人工主动免疫

人工主动免疫又称人工自动免疫，是以人工免疫的方法将疫苗、类毒素等抗原物质接种至人体，使机体的免疫系统产生对相关传染病的特异性免疫。其特点是：①输入物质是抗原；②产生免疫力慢；③免疫力维持时间长；④可用于传染病的特异性预防。

（一）常用生物制品

用病原微生物制成的人工免疫制品称为疫苗。常规的疫苗有灭活疫苗、减毒活疫苗和类毒素；新型疫苗有结合疫苗、合成肽疫苗以及重组疫苗、DNA 疫苗等基因工程疫苗。未来疫苗研制的首要任务仍为预防传染病，疫苗也可广泛应用于非传染病领域和疾病治疗。

1. 类毒素　类毒素是将细菌的外毒素用 0.3%~0.4% 甲醛脱毒制成的。虽然失去了外毒素的毒性，但保留了免疫原性，接种后诱导机体产生的抗体，能中和外毒素的毒性，称为抗毒素。常用的有白喉类毒素、破伤风类毒素等，也可混合制成联合疫苗，如吸附百日咳、白喉、破伤风联合疫苗。

2. 减毒活疫苗和灭活疫苗　减毒活疫苗一般可引起机体发生体液免疫和细胞免疫，甚至诱发黏膜免疫，效果显著优于灭活疫苗（表 7-1）。

表 7-1 灭活疫苗与减毒活疫苗特点比较

区别要点	灭活疫苗	减毒活疫苗
来源	灭活的病原体	活的弱毒株或无毒株
接种次数	2~3 次，接种量大	1 次，接种量小
免疫效果	较低，维持 6 个月至 2 年	较高，维持 3~5 年
稳定性	稳定，易保存（一年）	不稳定，不易保存（4℃环境下数周）
副作用	大	小
常用疫苗	伤寒疫苗、流行性感冒灭活疫苗、狂犬病疫苗、甲型肝炎灭活疫苗等	口服脊髓灰质炎疫苗、麻疹活疫苗、风疹活疫苗、水痘活疫苗、腮腺炎活病毒疫苗、乙型脑炎减毒活疫苗等

3. 新型疫苗 随着免疫学、生物化学和生物技术的发展，疫苗研制进入了新阶段。

（1）亚单位疫苗：是提取病原体的有效免疫成分制成的疫苗。如 A 群脑膜炎球菌多糖疫苗、流感亚单位疫苗等。

（2）结合疫苗：如脑膜炎球菌多糖结合疫苗是将细菌的荚膜多糖连接于其他抗原或类毒素，为细菌荚膜多糖提供了蛋白质载体，可明显提高免疫效果，减少不良反应。

（3）联合疫苗：是由 2 个以上的病原微生物或抗原成分联合配制而成的疫苗。如吸附百日咳、白喉、破伤风联合疫苗，麻疹 - 流行性腮腺炎 - 风疹活疫苗等。

（4）基因工程重组蛋白疫苗：是用基因工程技术将编码病原体免疫原的基因，通过载体转移并插入另一生物体基因组中，使之表达所需抗原而制成的疫苗。如将编码 HBsAg 的基因插入酵母菌基因组中制成的 DNA 重组乙肝疫苗。

 知识拓展

预防宫颈癌的“明星”

全球每年因宫颈癌死亡的人数多达 24 万，接种宫颈癌疫苗是预防人乳头瘤病毒（HPV）感染，进而预防宫颈癌发生的有效手段。HPV 大多通过性行为感染，因此 HPV 疫苗最好在性生活前完成接种。目前获准进入中国的宫颈癌疫苗有二价疫苗（16 和 18 型）、四价疫苗（6、11、16、18 型）、九价疫苗（6、11、16、18、31、33、45、52、58 型 9 种类型），分别适合于不同年龄阶段的女性，按免疫接种程序须连续接种 3 次。HPV 疫苗对相应类型 HPV 的预防率可达 100%，因此彻底消除宫颈癌已不再是梦想。

（二）人工主动免疫的应用

1. 抗感染和计划免疫　预防接种是目前预防和控制传染病最有效的方法。根据特定传染病的疫情监测和人群免疫状况分析，有计划地用疫苗进行免疫接种，达到控制和消灭传染病的目的称为计划免疫。计划免疫能充分发挥疫苗的效果，有效控制传染病的流行，我国为儿童制订了计划免疫程序（表7-2）。目前，仍有不少传染病缺乏有效疫苗，如疟疾、结核病、艾滋病、埃博拉出血热、严重急性呼吸综合征（severe acute respiratory syndrome，SARS）和禽流感等，因此，疫苗的研发任重而道远。

表7-2　我国儿童计划免疫程序

年龄	疫苗	预防传染病
出生时	卡介苗1、乙肝疫苗1	结核病；乙型肝炎
1个月	乙肝疫苗2	乙型肝炎
2个月	口服脊髓灰质炎疫苗1	脊髓灰质炎
3个月	脊髓灰质炎疫苗2、百白破混合疫苗1	脊髓灰质炎；百日咳、白喉、破伤风
4个月	脊髓灰质炎疫苗3、百白破混合疫苗2	脊髓灰质炎；百日咳、白喉、破伤风
5个月	百白破混合疫苗3	百日咳、白喉、破伤风
6个月	乙肝疫苗3	乙型肝炎
8个月	麻疹-风疹二价疫苗、乙脑疫苗1	麻疹、风疹；流行性乙型脑炎
6~18个月	A群流脑多糖疫苗2剂（2剂间隔3个月）	流行性脑脊髓膜炎
18个月	甲型肝炎疫苗	甲型肝炎
1.5~2岁	百白破混合疫苗4、麻风腮疫苗	百日咳、白喉、破伤风；麻疹、风疹、流行性腮腺炎
2岁	乙脑疫苗2	流行性乙型脑炎
3岁	A+C群流脑多糖疫苗1	流行性脑脊髓膜炎
4岁	脊髓灰质炎疫苗4	脊髓灰质炎
6岁	白破疫苗、A+C群流脑多糖疫苗2	白喉、破伤风；流行性脑脊髓膜炎

注：疫苗后的数字，表示该疫苗接种的剂次。

2. 抗肿瘤　病毒感染与肿瘤的发生密切相关，制备病毒疫苗可将其作为肿瘤疫苗用于预防肿瘤。如HPV疫苗可预防宫颈癌，EB病毒疫苗可预防鼻咽癌等。

二、人工被动免疫

人工被动免疫是指用人工方法给机体输入免疫效应物质（如抗体）或免疫细胞，使机体获得相应免疫力的方法。其特点是：①输入物质是抗体或细胞因子；②产生免疫力快；③免疫力维持时间短；④用于疾病的治疗或紧急预防（表7-3）。人工被动免疫常用的生物制品有下列几种：

1. 抗毒素　是用类毒素多次免疫动物（如马）制备而成的免疫血清，可用于外毒素所致疾病的治疗和紧急预防，使用时应早期足量。常用的生物制品有白喉、破伤风、肉毒和气性坏疽抗毒素等。

抗毒素对人体可产生双重作用。抗毒素作为抗体用于临床治疗时可中和外毒素；但抗毒素中含异种动物血清蛋白，作为抗原可引起超敏反应，故使用抗毒素前必须先做皮试。

2. 免疫球蛋白　包括从健康成人血浆中提取的丙种球蛋白和从健康产妇胎盘血中提取的胎盘球蛋白。因成年人生活过程中曾隐性或显性感染过多种病原微生物，故血浆中含有相应的抗体。丙种球蛋白可用于麻疹、脊髓灰质炎、甲型肝炎等传染病的紧急预防和治疗。

3. 特异性人免疫球蛋白　是从传染病恢复期患者血浆中提取的免疫球蛋白，或接种过疫苗、类毒素者血浆中提取的高效价抗体，如乙型肝炎人免疫球蛋白、狂犬病免疫球蛋白，可用于特定微生物感染等的紧急预防。

4. 细胞免疫制剂　常用的如γ-干扰素、白细胞介素-2等细胞因子制剂。

表7-3　人工主动免疫与人工被动免疫的比较

区别要点	人工主动免疫	人工被动免疫
输入物质	抗原	抗体或细胞因子
免疫力出现时间	慢（2~3周）	快（立即生效）
免疫力维持时间	长（数月至数年）	短（2~3周）
用途	预防	治疗或紧急预防
常用生物制剂	疫苗、类毒素	抗毒素、丙种球蛋白、细胞因子等

第二节　免 疫 治 疗

免疫治疗是应用免疫学理论和方法治疗免疫相关疾病的生物治疗策略。根据所用制剂的不同,免疫治疗可分为分子治疗、细胞治疗和免疫调节剂治疗。

一、分子和细胞治疗

1. 分子治疗　分子治疗是给机体输入分子制剂,如抗体、细胞因子等,以调节机体的特异性免疫应答。

(1) 抗体:包括多克隆抗体、单克隆抗体和基因工程抗体。

(2) 分子疫苗:包括重组载体疫苗、合成肽疫苗和 DNA 疫苗,可作为肿瘤和感染性疾病的治疗性疫苗。

(3) 细胞因子:①外源性细胞因子,可用于治疗肿瘤、感染、造血障碍等疾病;②细胞因子拮抗疗法,可阻止细胞因子发挥生物学效应。

2. 细胞治疗　细胞治疗是给机体输入细胞制剂,以激活或增强机体的特异性免疫应答。

(1) 细胞疫苗:包括肿瘤细胞疫苗(如灭活瘤苗、异构瘤苗等)、基因修饰的瘤苗和树突状细胞疫苗等。

(2) 干细胞移植:干细胞具有自我更新能力和多种分化潜能,在适当条件下可被诱导分化为多种细胞组织,如脐带血、外周血、骨髓等。

(3) 过继免疫细胞治疗:是将自体淋巴细胞经过体外激活、增殖后再回输给患者,可直接杀伤肿瘤或激发机体的抗肿瘤免疫效应。

二、免疫调节剂

免疫调节是用人为措施调节机体的免疫功能状态,使免疫功能增强或减弱,包括免疫增强疗法和免疫抑制疗法。免疫增强疗法使用免疫增强剂,适用于感染、免疫缺陷病和肿瘤等,而免疫抑制疗法使用免疫抑制剂,其适应证为自身免疫病和移植排斥等。

1. 免疫增强剂　主要包括 3 类。①微生物制剂,如卡介苗、短小棒状杆菌、伤寒沙门菌脂多糖、链球菌低毒菌株、丙酸杆菌等,具有佐剂作用或免疫促进作用;②免疫因子,如胸腺肽、胸腺生成素等,可用于治疗细胞免疫功能低下患者;③药物中的化学合成药和中草药,具有免疫刺激作用。

2. 免疫抑制剂　主要包括 2 类。①化学合成药物,如糖皮质激素、环磷酰胺、硫唑嘌呤等,具有抗炎作用和免疫抑制作用;②微生物制剂,如环孢素 A(CsA)、他克莫司(FK506)、雷帕霉素等,可抑制 T 细胞的活化增殖,用于抗排斥反应和自身免疫病。

　　本章的主要学习内容是人工主动免疫和人工被动免疫的概念、常用的生物制品及免疫治疗的概念和种类。学习的重点是人工主动免疫和人工被动免疫的特点和区别、疫苗的种类与用途。人工主动免疫输入机体的是抗原,诱导机体产生免疫力慢,但维持时间长,主要用于预防;而人工被动免疫输入的是抗体、细胞因子等效应物质,诱导机体产生免疫力快,但维持时间短,主要用于治疗或紧急预防。本章的学习难点是人工主动免疫和人工被动免疫的原理及二者的区别,学习过程中应注意根据免疫学原理和用途选择生物制品进行传染病的预防接种和治疗。

（李　慧）

 思考与练习

一、名词解释

1. 人工主动免疫　2. 人工被动免疫　3. 疫苗　4. 类毒素　5. 抗毒素　6. 计划免疫

二、填空题

1. 人工免疫包括_____、_____。

2. 人工主动免疫是给机体输入_____物质。

3. 人工被动免疫是给机体输入_____物质。

4. 人工主动免疫常用的制剂有_____、_____和_____。

5. 免疫治疗包括_____、_____和_____。

三、简答题

1. 简述计划免疫的概念和意义。

2. 试述疫苗的种类和发展方向。

第八章 | 免疫原和抗血清的制备

08章 数字资源

学习目标

1. 具有精益求精的工匠精神和为医学事业奉献的精神。
2. 掌握免疫原和抗血清制备方法的特点。
3. 熟悉单克隆抗体制备的基本原理。
4. 了解单克隆抗体的应用。
5. 学会免疫原和抗血清制备的操作流程。

抗原和抗体是免疫学检验的两大重要因素，也是整个免疫反应的基本条件。抗原的纯化是制备特异性抗体的先决条件，制得的抗体又可用于纯化抗原和检测抗原。常用的抗体有单克隆抗体和多克隆抗体两类。

单克隆抗体用杂交瘤技术制备，多克隆抗体通过免疫动物制备。近年来又出现了基因工程抗体（单链抗体）。

第一节 免疫原的制备

 导入案例

1975 年美国科学家 César Milstein 和德国科学家 Georges Köhler，将 B 淋巴细胞产生抗体的基因转移到肿瘤细胞中，成功获得了世界上第一株能稳定分泌单一抗体的杂交瘤细胞株，由此获得了高度专一的特异性抗体，这是现代免疫学的一次技术革命，极大满足了现代生物医学基础研究与临床诊治的迫切需要。因此他们获得了 1984 年的诺贝尔生理学或医学奖。

请思考：

1. 如何进行抗原、抗血清和单克隆抗体的制备？

2. 单克隆抗体在医学上有何应用？

免疫原是诱导机体产生抗体，并能与抗体发生反应的物质。而且作为诊断试剂的抗原必须是单一特异性的，即纯化的抗原。自然界众多的物质皆可成为免疫原，但绝少是单一成分（除非是合成的、基因工程制备的），所以必须将某个抗原从复杂的组分中提取出单一的成分。下面介绍有代表性的免疫原制备方法。

一、颗粒性抗原的制备

天然颗粒性抗原主要是指细胞抗原、细菌抗原和寄生虫抗原等。

1. 绵羊红细胞抗原的制备　最常用的细胞抗原为制备溶血素用的绵羊红细胞。这种抗原制备比较简单，采集新鲜绵羊红细胞，以无菌盐水洗涤 3 次（2 000r/min，离心10min），最后配成 10^6/ml 浓度的细胞悬液，即可应用。

2. 细菌抗原　多用液体或固体的细菌培养物经集菌后处理。H 抗原用有动力的菌株，菌液用 0.3%~0.5% 的甲醛处理，而 O 抗原则需要 100℃加温 2~2.5h 后应用。Vi 抗原则应在杀菌后再加 0.5%~1% 氯化钙溶液。

二、可溶性抗原的制备和纯化

蛋白质、糖蛋白、脂蛋白、细菌毒素、酶、补体等皆为良好的可溶性抗原，但因这些物质多为复杂的蛋白组分，免疫前须进行纯化。蛋白质纯化方法在生物化学技术中已有详述，本章主要介绍免疫化学纯化方法。

（一）组织和细胞可溶性抗原的粗提

免疫原多来源于人类及动物的组织或细胞，在用这些材料取得可溶性蛋白质之前，必须先进行处理，以适合于进一步纯化。

1. 组织匀浆的制备　组织细胞抗原制备所用的组织必须是新鲜的或低温（<-40℃）保存的。处理好的组织用生理盐水洗去血迹及污染物，将洗净的组织剪成小块，进行粉碎。组织匀浆通过 2 000~3 000r/min，离心 10min 后分成两个部分。沉淀物含有大量的组织细胞和碎片，上清液作为提取可溶性抗原的材料，提取前还要通过 1 000~2 000r/min，20~30min 的高速离心，以除去微小的细胞碎片，此时上清液应澄清。

2. 细胞破碎　细胞抗原一般分为 3 个组分：膜蛋白抗原、细胞质抗原（主要为细胞器）、细胞核及核膜抗原。3 种抗原的制备皆须将细胞破碎，方法有如下几种：

（1）反复冻融法：将待破碎的细胞（有时为整块组织）置于−20℃的冰箱内冻结，然后缓慢地融化。如此反复2次，大部分组织细胞及细胞内的颗粒可被融破。

（2）冷热交替法：在细菌或病毒中提取蛋白质及核酸时可用此法。操作时，将材料投入沸水浴中，90℃左右维持数分钟，然后立即置于冰浴中使之迅速冷却，绝大部分细胞被破坏。

（3）超声破碎法：对微生物和组织细胞多用此法，处理效果与样品浓度和使用频率有关。一般组织细胞皆易破碎，而细菌，尤其是真菌的厚膜孢子则较难打破。超声波所使用的频率从1~20kHz不等，同样要间歇进行，因长时间使用超声也会产热，易导致抗原破坏。一次超声1~2min，总时间为10~15min。

（4）自溶法：利用组织和微生物的自身酶系，在一定的pH和温度下，使其细胞裂解。自溶的温度，对动物组织细胞常选0~4℃，而对微生物常选室温。自溶时常需加入少量防腐剂，如甲苯或氯仿等，叠氮化钠（NaN_3）不宜使用，因其能抑制酶的活力。

（5）溶菌酶处理法：在碱性条件下（pH 8.0），溶菌酶可专一破坏细菌细胞壁，适用于多种微生物。除溶菌酶外，蜗牛肠酶、纤维素酶等也可用于消化细菌和组织细胞。

（6）表面活性剂处理法：常用的有氯化十二烷基吡啶、去氧胆酸钠等，因效果较差，现已较少应用。

（二）可溶性抗原的提取和纯化

1. 超速离心法　是分离亚细胞结构及蛋白质大分子最常用的方法。根据抗原比重特点进行分离的方法分类，超速离心法又分为差速离心法和密度梯度离心法。差速离心法指低速与高速离心交替进行，用于分离大小差别较大的颗粒。密度梯度离心法是利用各种颗粒在梯度介质中的沉降速度不同，使具有不同沉降速度的颗粒处于不同密度梯度内，达到彼此分离的目的。常用的密度梯度介质有甘油、蔗糖、氯化铯等。除个别成分外，超速离心法极难将某一抗原成分分离出来，目前仅用于分离亚细胞结构及大分子抗原，如IgM、C1q、甲状腺球蛋白等，以及一些比重较轻的抗原物质如载脂蛋白A、B等。对于大量的中、小分子量蛋白质，多不适宜用差速离心法及密度梯度离心法作为纯化手段。

2. 选择性沉淀法　采用各种沉淀剂或改变某些条件促使抗原成分沉淀，从而达到纯化的目的。

（1）核酸去除法：从微生物或细胞中提取蛋白质抗原时，其中常含有大量核酸成分。去除核酸可用提取沉淀剂，如氯化锰、硫酸鱼精蛋白或链霉素等。核糖核酸降解法较为简便，用DNA或RNA酶与提取液在4℃环境下共同作用30~60min，即可有效地除去核酸成分。

（2）盐析沉淀法：这是最古老而又经典的蛋白质纯化分离技术，由于方法简便、有效、不损害抗原活性等优点,至今仍被广泛应用。

(3)有机溶剂沉淀法:有机溶剂可以降低溶液的介电常数,从而增加蛋白质分子上不同电荷的引力,导致其溶解度降低。另外,有机溶剂与水作用,能破坏蛋白质的水化膜,故蛋白质在一定浓度的有机溶剂中被沉淀析出。使用的有机溶剂多为乙醇和丙酮。高浓度的有机溶剂易引起蛋白质变性、失活。操作必须在低温下进行。Cohn 建立的低温乙醇沉淀法可将血浆蛋白分为 5 个组分,IgG 属于 Cohn-3 组分。

 知识拓展

低温乙醇沉淀法(Cohn 法)

美国哈佛大学的 E.J.Cohn 教授研究组,在短短 2 年内建立了低温乙醇分段提取法。方法原理是往蛋白质水溶液中加入有机溶剂,如乙醇、丙酮等,主要是降低水分子的活度,降低溶液的介电常数,从蛋白质分子周围排斥水分子,使蛋白质分子之间通过极性基团的相互作用,在范德瓦耳斯力作用下,发生凝聚。不过由于有机溶剂存在,降低了蛋白质分子表面疏水基团的作用,因而引起蛋白质分子聚集的主要极性基团的电荷之间的引力。

(4)聚合物沉淀法:常用的聚合物为聚乙二醇(PEG)及硫酸葡聚糖。一般认为,PEG 浓度在 3%~4% 时可沉淀免疫复合物,6%~7% 时可沉淀 IgM,8%~12% 时可沉淀 IgG,12%~15% 时可沉淀其他球蛋白,25% 时可沉淀白蛋白。最突出的应用是用 3%~4% 的 PEG 沉淀免疫复合物,未结合的抗原和抗体留在溶液中。按此原理设计了快速测定法和循环免疫复合物测定法。

3. 层析法

(1)凝胶过滤层析和离子交换层析:凝胶过滤层析又名分子筛层析,利用微孔凝胶,将不同分子量的成分分离。离子交换层析是利用一些带离子基团的纤维素或凝胶,吸附交换带相反电荷的蛋白质抗原,将蛋白质抗原按带电荷不同或量的差异分成不同的组分。这两种层析如能共同应用或者反复应用其中的 1 种,皆可将某一蛋白质从复杂的组分中纯化出来。

(2)亲和层析:亲和层析是利用生物大分子间的特异性和可逆性进行分离的技术。例如抗原和抗体、酶和酶抑制剂(或配体)、蛋白酶和辅酶、激素和受体等之间有一种特殊的亲和力,在一定条件下,它们能紧密地结合成复合物。如果将复合物的一方固定在不溶性载体上,则可从溶液中专一地分离和提纯另一方,亲和层析最常用的支持物是琼脂糖珠。

（三）纯化可溶性抗原的鉴定

纯化抗原的鉴定方法较多，常用的有聚丙烯酰胺凝胶电泳法、结晶法、免疫电泳法等。事实上，仅用1种方法还无法做纯度鉴定，只有几种方法联合应用才较可靠。结晶不是纯度的标准，因结晶中往往含有其他成分。电泳谱中呈现单一区带也不能排除在这条带中含有其他成分。有时虽出现几条带，也可能是同一物质的聚合体或降解物。

蛋白质抗原的定量分析可用生化分析中的常用方法。根据测试抗原量的多少可用双缩脲法或酚试剂法。如果抗原极为宝贵，可用紫外分光光度法。

三、免疫佐剂

为了促进抗体产生，可在注射抗原的同时，加入一种辅助剂，这种辅助剂称为佐剂。佐剂本身可以有免疫原性，也可不具备免疫原性。常用的有免疫原性的佐剂有百日咳鲍特菌、革兰氏阴性杆菌的内毒素和抗酸杆菌等；非抗原性的佐剂有铝乳、磷酸钙、液状石蜡、羊毛脂等。应用最多的是弗氏（Freund）佐剂，是用液状石蜡、羊毛脂和卡介苗混合而成。

弗氏佐剂分为不完全佐剂（液状石蜡＋羊毛脂）和完全佐剂（液状石蜡＋羊毛脂＋卡介苗）。佐剂和抗原的比例为1∶1。由于佐剂是油剂，加入抗原后要充分混合成乳剂。混合的方法有两种，一为研磨法，二为搅拌混合法。研磨法是用一乳钵（玻璃或玛瑙材质），先将佐剂加热倾入，待冷却后加入卡介苗（2~20g/L），再逐滴加入抗原，边滴边加速研磨，直至完全变为乳剂为止。搅拌混合法是用2个5ml注射器，在接针头处用一尼龙管连通，一个注射器内是佐剂，另一注射器内是抗原。装好后来回推注，经多次混合逐渐变为乳剂，本法优点是无菌操作，节省抗原或佐剂，用此注射器可直接注射；缺点是不易乳化完全。乳化完全与否的鉴定方法是将1滴乳剂滴入水中，如立即散开，则未乳化好，如不散开漂在水面则为乳化完全。

第二节　抗血清的制备

一、动物的选择

选择合适的动物进行免疫极为重要，选择时应考虑以下5个因素。①抗原与免疫动物的种属差异越远越好；亲缘关系太近不易产生抗体应答（如兔与大鼠之间，鸡与鸭之间）。②抗血清量的需要：大型动物如马、骡等可获得大量血清（一头成年马反复采血可获得10 000ml以上的抗血清），但有时抗体需要量不多，选用家兔或豚鼠即可。③抗血清的要求：抗血清可分为 R（rabbit）型和 H（horse）型。④抗原的选择：对蛋白质抗原，大部分动物皆适合，常用的是山羊和家兔。但是，在某些动物体内有类似于抗原的物质，抗原对这些动物的免疫原性极差，如 IgE 对绵羊、胰岛素对家兔、多种酶类（如胃蛋白酶原等）对山羊等，免疫时皆不易出现抗体。这些物质有时可以用豚鼠（如胰岛素等）、火鸡，甚至猪、狗、猫等做试验免疫。⑤甾体激素免疫多用家兔；酶类免疫多用豚鼠。

知识拓展

R 型抗血清与 H 型抗血清

R 型抗血清是用家兔及其他动物免疫产生的抗体，抗原 - 抗体反应比例合适、范围较宽，适于做诊断试剂；H 型抗血清是用马等大型动物免疫获得的抗体，抗原 - 抗体反应比例合适、范围较窄，一般用于免疫治疗。

二、免 疫 方 法

1. 免疫原合适剂量的选定 应考虑抗原性强弱、分子量大小和免疫时间。抗原需要量多，时间间隔长，剂量可适当加大。大动物抗原剂量（以蛋白质抗原为准）为 0.5~1.0mg/ 只，小动物抗原剂量为 0.1~0.6mg/ 只。

2. 免疫注射的途径 一般采用多点注射，一只动物注射总数为 8~10 点，包括足掌及肘窝淋巴结周围、背部两侧、颌下、耳后等处皮内或皮下注射，皮内注射易引起细胞免疫反应，对提高抗体效价有利。但皮内注射较困难，特别是天冷时更难注入（因佐剂加入后黏度较大）。其他途径还有肌内注射、腹腔注射、静脉注射、脑室内注射等，但较少应用。如抗原极为宝贵，可采用淋巴结内微量注射法，抗原只需 10~100μg；方法是先用不完全佐剂做基础免疫（预免疫），10~15d 后可见肘窝处有肿大的淋巴结（有时在腹股沟处触及），用两手指固定好淋巴结，消毒后用微量注射器直接注入抗原（一般不需要佐剂）。

3. 免疫间隔时间 特别是首次与第二次免疫之间尤为重要，一般以间隔 10~20d 为宜。二次免疫以后每次的间隔一般为 7~10d。整个免疫的总次数多为 5~8 次。

三、动物采血法

动物免疫 3~5d 后，如抗血清鉴定合格（见下节），应在末次免疫后 5~7d 及时采血，否则抗体将会下降。因故未及时取血，则应补充免疫一次（肌内、腹腔或静脉注射，不加佐剂），过 5~7d 取血。

1. 颈动脉放血法　这是最常用的方法，对家兔、山羊等动物皆可采用。在动物颈外侧切开皮肤，分离颈总动脉，插入动脉插管，将血液引入无菌的玻璃器皿中。

2. 心脏采血法　此法多用于豚鼠、大鼠、鸡等小动物。采血技术应熟练，穿刺不准容易导致动物急性死亡。

3. 静脉多次采血法　家兔可用耳中央静脉，山羊可用颈静脉。这种放血法可隔日 1 次，有时可采集多量血液。如用耳静脉切开法，一只家兔可采百余毫升血液（用颈动脉放血最多可获 70~80ml，一般只有 50ml 左右）。用颈静脉采集羊血，一次可放 300ml，放血后立即回输 10% 葡萄糖氯化钠溶液，3d 后仍可采血 200~300ml。动物休息 1 周，再加强免疫 1 次，又可采血 2 次。如此，1 只羊可获 1 500~2 000ml 血液。小鼠取血往往采取断尾或摘除眼球法，从每只鼠处获得血液一般不超过 2ml。

四、抗血清的纯化、鉴定与保存

（一）抗血清中抗体的纯化

抗原免疫动物制备的免疫血清中含有的主要特异性抗体是 IgG，还有非特异性抗体和其他成分存在，抗血清的纯化就是从血清中分离出 IgG，常用的方法有以下几种：

1. 亲和层析法　将相应的杂抗原交联到琼脂糖珠 4B（Sepharose 4B）上，装柱后将预纯化的抗血清通过亲和层析柱，杂抗体吸附在柱上，流出液则是单价特异性抗体。

2. 离子交换层析法提取 IgG　离子交换剂多为纤维素衍生物，常用的有二乙氨乙基纤维素（DEAE- 纤维素）和羧甲基纤维素（CM- 纤维素）。离子交换凝胶目前应用较好，根据葡聚糖凝胶偶联的配基不同分为 DEAE、季胺乙基（QAE）和 CM 3 种。以 QAE 葡聚糖凝胶（QAE-Sephadex）为例，将其经酸处理并在 0.05mol/L，pH 7.5~8.6 的磷酸盐缓冲液中平衡，将水分抽干，称湿重 1g 加于 10ml 血清中，在室温静置 30min 后，离心或过滤除去离子交换剂。上清液再如此处理 1 次，即获得较纯的 IgG。用该技术纯化 IgG 简便、不损坏抗体，既可小量提取，也可大量制备。

3. 盐析法粗提 γ 球蛋白　多采用硫酸铵盐析法，须经多次沉淀、提取后得到的 γ 球蛋白基本上是 IgG 成分。盐析法粗提的 γ 球蛋白只能用于一般的实验，或作为大量提取 IgG 的粗提物。

（二）抗血清的鉴定

动物血采集后，立即分离出血清，此抗血清在保存或应用前，必须做效价和特异性鉴定。

1. 抗体特异性的鉴定　特异性鉴定采用特异性抗原及相似的抗原与待鉴定抗体进

行双向免疫扩散试验。如果出现交叉反应,说明有杂抗体存在。

2. 抗血清效价的鉴定　测定抗血清效价有两种稀释方法:一种是稀释抗血清,如1/2、1/4、1/8、1/16 倍比稀释,分别与一个浓度的纯抗原反应;另一种是稀释抗原,即把抗原稀释或按浓度(如 mg/ml)进行稀释,分别与不同浓度的抗血清进行免疫双扩散试验。

3. 纯度的鉴定　可采用十二烷基硫酸钠聚丙烯酰胺凝胶电泳(SDS-PAGE)、高效液相色谱、高压毛细管电泳等方法。

4. 亲和力鉴定　抗体的亲和力决定实验方法的灵敏度,其大小常以亲和常数(K)表示,一般采用平衡透析法、ELISA 或者放射免疫分析竞争结合试验等鉴定抗体的亲和力。

(三)抗血清的保存

抗血清保存有 3 种方法。第 1 种是 4℃环境下保存,将抗血清除菌后,液体状态保存于普通冰箱,可以存放 3 个月到半年,效价高时,1 年之内不会影响使用。保存时要加入 $0.1\%\sim0.2\%NaN_3$ 防腐。如若加入半量的甘油则保存期可延长。第 2 种方法是低温保存,放在 $-40\sim-20℃$ 环境中,一般保存 5 年效价不会有明显下降,但应防止反复冻融,反复冻融几次则效价明显降低。因此低温保存应用小包装,以备取出后在短期内用完。第 3 种方法是冰冻干燥,最后制品内水分不应高于 0.2%,封装后可以长期保存,一般在冰箱中 5~10 年内效价不会明显降低。

第三节　单克隆抗体的制备

单克隆抗体(McAb)指由单个 B 细胞杂交瘤细胞克隆产生的,针对某一抗原表位的单一特异性抗体。其特点是结构高度均一、性质纯、效价高、特异性强、血清交叉反应少或无。

一、杂交瘤技术的基本原理

杂交瘤抗体技术的基本原理是通过融合两种细胞而同时保持两者的主要特征。聚乙二醇(PEG 1 000~2 000)是目前最常用的细胞融合剂。这两种细胞分别是经抗原免疫后能产生抗体的小鼠脾淋巴细胞和能在体外长期繁殖的小鼠骨髓瘤细胞。脾淋巴细胞的主要特征是它的抗体分泌功能和能够在 HAT 培养基,即含次黄嘌呤(H)、氨甲蝶呤(A)和胸腺嘧啶核苷(T)的选择培养基中生长,小鼠骨髓瘤细胞则可在 HAT 培养基的培养条件下无限分裂、增殖,即所谓永生性。在选择培养基的作用下,只有 B 细胞与骨髓瘤细胞融合的杂交才具有持续增殖的能力,形成同时具备抗体分泌功能和保持细胞永生性两种特征的细胞克隆。

二、制备单克隆抗体的基本技术

1. 杂交瘤技术　制备单克隆抗体是复杂而费时的工作,整个技术流程如图 8-1 所示。

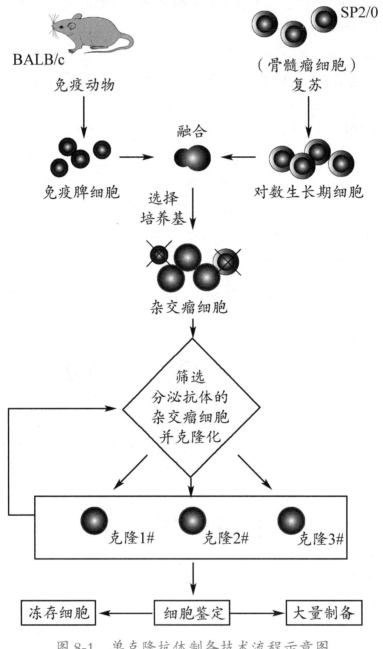

图 8-1　单克隆抗体制备技术流程示意图

2. 单克隆抗体制备技术　尽早用获得的抗体阳性杂交瘤细胞株制备单克隆抗体,以避免多次传代引起染色体逐渐丢失而导致细胞抗体产生能力减弱甚至消失。大量制备单克隆抗体可用动物体内诱生法或体外培养法,体外培养法所产抗体量少,且需特殊仪器设备,较少采用,目前多用动物体内诱生法,常选用 BALB/c 小鼠或与 BALB/c 小鼠杂交的 F1 代小鼠为培养动物。将杂交瘤细胞接种于小鼠腹腔,可从小鼠腹水中得到高效价的单克隆抗体。

 知识拓展

BALB/c 小鼠

BALB/c 小鼠是一种免疫缺陷的小鼠,是免疫学实验中常用的小鼠种类,是白变种实验室小鼠,与众多常用亚系一样,起源于小家鼠 Mus musculus。BALB/c 小鼠从 1920 年在纽约诞生,至今已在全球研究机构繁衍了超过 200 代,广泛用于免疫学、生理学的动物实验。

三、单克隆抗体在医学中的应用

单克隆抗体在生物学和医学研究领域中显示了极大的应用价值,是亲和层析中重要的配体,是免疫组织化学中主要的抗体,是免疫检验中的新型试剂,是生物治疗的导向武器。

作为医学检验试剂,单克隆抗体可以充分发挥其优势。单克隆抗体的特异性强,可将抗原 - 抗体反应的特异性大大提高,减少了可能的交叉反应,使试验结果可信度更大。单克隆抗体的均一性和生物活性单一性使抗原 - 抗体反应结果便于质量控制,有利于标准化和规范化。目前已有许多检验试剂盒用单克隆抗体制成,其主要用途如下:

1. 各类病原体感染的诊断 这是单克隆抗体应用最多的领域,已有大量的商品诊断试剂供选择。如用于诊断乙型肝炎病毒、疱疹病毒、巨细胞病毒、EB 病毒和各种微生物感染的试剂等。单克隆抗体具有灵敏度高、特异性好的特点,尤其在鉴别菌种型及亚型、病毒的变异株以及寄生虫不同生活周期的抗原性等方面更具独特优势。

2. 肿瘤特异性抗原和肿瘤相关抗原的检测 用于肿瘤的诊断、分型及定位。尽管目前尚未制备出肿瘤特异性抗原的单克隆抗体,但对肿瘤相关抗原(例如甲胎蛋白和癌胚抗原)的单克隆抗体早已用于临床检验。

3. 淋巴细胞表面标志的检测 用于区分细胞亚群和细胞分化阶段。例如检测分化群抗原(CD)系列标志,有助于了解细胞的分化和 T 细胞亚群的数量和质量变化,对多种疾病诊断具有参考意义。对细胞表面抗原的检查在白血病患者的疾病分期、治疗效果、预后判断等方面也有指导作用。组织相容性抗原是移植免疫学的重要内容,而应用单克隆抗体对HLA进行位点检查与配型可得到更可信的结果。

4. 机体微量成分的测定　应用单克隆抗体和免疫学技术，可对机体的多种微量成分进行测定，如诸多酶类、激素、维生素、药物等；对受检者健康状态判断、疾病检出、指导诊断和治疗均具有实际意义。

上述应用的单克隆抗体属于鼠源性，作为体外诊断试剂是满意的。鼠源性单克隆抗体如作为生物制剂应用于人体，则因是异源性蛋白可引起人体发生过敏反应甚至危及生命。从临床治疗及预防疾病的要求，希望制备出人源性单克隆抗体。目前虽然已有文献报道，通过人-鼠细胞杂交及人-人细胞杂交进行了一些探索，但对这些细胞株的培养很不稳定，融合细胞中人的染色体往往呈选择性丢失，以致细胞株难以维持培养。因此制备人源单克隆抗体是目前亟待解决的问题。

> **本章小结**　本章学习重点是免疫原和抗血清的制备。免疫原的纯化是抗血清制备的关键。可溶性抗原制备包括组织细胞破碎、抗原提取和纯化以及抗原鉴定等步骤。细胞破碎主要采用冻融法、超声破碎法、酶处理法等。可溶性抗原提取和纯化主要采用超速离心法、选择性沉淀法、层析法、电泳法。抗血清的制备方法包括选择动物、免疫、采血、纯化、鉴定及保存。本章学习难点是单克隆抗体的制备。单克隆抗体的特点是结构高度均一、性质纯、效价高、特异性强、血清交叉反应少或无。

（张　剑）

思考与练习

一、名词解释

1. 免疫原　2. 单克隆抗体

二、填空题

1. 细胞破碎的方法有_____、_____、_____、_____、_____、_____。

2. 抗血清保存方法有3种，分别是_____、_____、_____。

三、简答题

1. 试述颗粒性抗原的制备方法。

2. 试述单克隆抗体在医学中的应用。

第九章 | 抗原-抗体反应

09章 数字资源

学习目标

1. 具有严谨细致的专业作风和团队合作精神。
2. 掌握抗原-抗体反应的特点、影响抗原-抗体反应的因素。
3. 熟悉抗原-抗体反应的原理。
4. 了解抗原-抗体反应的类型及其应用。
5. 学会分析抗原-抗体反应的影响因素。

　　抗原-抗体反应是指抗原与相应抗体在体内或在体外发生的特异性结合反应。体内反应可介导吞噬、溶菌、杀菌、中和毒素等作用；体外反应则根据抗原的物理性状、抗体的类型及参与反应的介质（例如电解质、补体、固相载体等）不同，出现凝集反应、沉淀反应、补体参与的反应及中和反应等各种不同的反应类型。因抗体主要存在于血清中，在抗原或抗体的检测中多采用血清做试验，所以体外抗原-抗体反应亦称为血清反应。

第一节　抗原-抗体反应的原理

导入案例

　　人们去医院检查身体时，可能检查过抗原和抗体等项目，但是这些项目在临床上有哪些意义呢？一般来说，确诊感染病症，如能从采集的标本中立即检验出病原是最理想化的，但由于一些病原的特殊性质，我们必须借助于免疫学检验技术中的抗原-抗体反应的技术进行检验。

请思考：

1. 什么是抗原 - 抗体反应？为什么抗原 - 抗体反应可以诊断疾病？

2. 抗原抗体有哪些类型？会出现哪些反应？

抗体能特异性地识别相应的抗原并与之结合，这种特异性结合是基于 2 个分子间的结构互补性与亲和性。抗原 - 抗体反应可在体内进行，也能在体外发生。

一、抗原抗体的结合力

抗原抗体间有 4 种分子间引力参与并促进相互特异性结合。

1. 电荷引力（库伦引力或静电引力）　这是抗原抗体分子带有相反电荷的氨基和羧基基团之间相互吸引的力。

2. 范德瓦耳斯力　这是原子与原子、分子与分子互相接近时发生的一种吸引力，实际上也是电荷引起的引力。这种作用力作用最小。

3. 氢键结合力　氢键是由分子中的氢原子和电负性大的原子如氮、氧等相互吸引而形成的。当具有亲水基团（例如—OH，—NH$_2$ 及—COOH）的抗体与相对应的抗原彼此接近时，可形成氢键桥梁，使抗原与抗体相互结合。氢键结合力较范德瓦耳斯力强，并更具有特异性，因为它需要有供氢体和受氢体才能实现氢键结合。

4. 疏水作用　抗原抗体分子侧链上的非极性氨基酸（如亮氨酸、缬氨酸和苯丙氨酸）在水溶液中与水分子间不形成氢键。当抗原表位与抗体结合点靠近时，相互间正、负极性消失，由于静电引力形成的亲水层也立即失去，排斥了两者之间的水分子，从而促进抗原与抗体间的相互吸引而结合。这种疏水结合对于抗原抗体的结合是很重要的，提供的作用力最大。

二、抗原抗体的亲和性与亲和力

亲和性是指抗体分子上 1 个抗原结合部位与 1 个相应抗原表位之间的结合强度，抗原抗体的亲和性取决于两者空间构型的互补程度。亲和性用平衡常数（K）表示，K 值越大，亲和性越高，抗体与抗原结合越牢固。亲和力是指 1 个完整抗体分子的抗原结合部位与若干相应抗原表位之间的结合强度，亲和力与亲和性、抗体的抗原结合价、抗原的有效抗原表位数目有关。

三、亲水胶体转化为疏水胶体

抗体是球蛋白，大多数抗原亦为蛋白质，它们溶解在水中皆为胶体溶液，不会发生自然沉淀。这种亲水胶体的形成机制是因蛋白质含有大量的氨基和羧基残基，这些残基在溶液中带有电荷，由于静电作用，在蛋白质分子周围出现了带相反电荷的电子云。如在 pH 7.4 时，某蛋白质带负电荷，其周围出现极化的水分子和阳离子，这样就形成了水化层，再加上电荷的相斥，就保证了蛋白质不会自行聚合而产生沉淀。

抗原、抗体的结合使电荷减少或消失，电子云也消失，蛋白质由亲水胶体转化为疏水胶体。此时，如再加入电解质，如 NaCl，则进一步使疏水胶体物相互靠拢，形成可见的抗原-抗体复合物。

第二节　抗原-抗体反应的特点

一、特　异　性

抗原、抗体的结合实质上是抗原表位与抗体高变区中抗原结合部位之间的结合。由于两者在化学结构和空间构型上呈互补关系，所以抗原与抗体的结合具有高度的特异性。这种特异性如同钥匙和锁的关系。例如白喉抗毒素只能与相应的外毒素结合，而不能与破伤风外毒素结合。但较大分子的蛋白质常含有多种抗原表位。如果两种不同的抗原分子上有相同的抗原表位，或抗原、抗体间构型部分相同，皆可出现交叉反应。

二、比　例　性

在抗原、抗体特异性反应时，生成结合物的量与反应物的浓度有关。无论在一定量的抗体中加入不同量的抗原或在一定量的抗原中加入不同量的抗体，均可发现只有在两者分子比例合适时才出现最强的反应。以沉淀反应为例，若向一排试管中加入一定量的抗体，然后依次向各管中加入递增量的相应可溶性抗原，根据所形成的沉淀物及抗原、抗体的比例关系可绘制出反应曲线（图 9-1）。从图中可见，曲线的高峰部分是抗原、抗体分子比例合适的范围，称为抗原-抗体反应的等价带。在此范围内，抗原、抗体充分结合，沉淀物形成快而多。其中有一管反应最快，沉淀物形成最多，上清液中几乎无游离抗原或抗体存在，表明抗原与抗体浓度的比例最为合适，称为最适比。在等价带前后分别为抗体过剩和抗原过剩则无沉淀物形成，这种现象称为带现象。出现在抗体过剩时，称为前带，出现在抗原过剩时，称为后带。

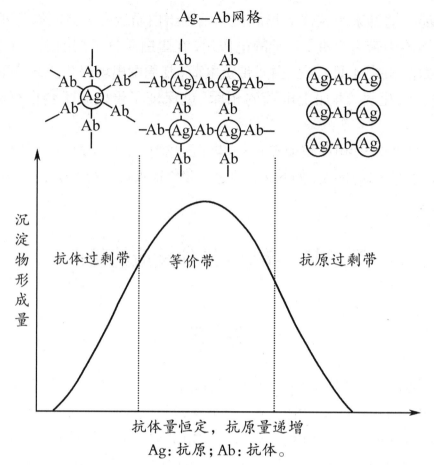

图 9-1 沉淀反应中沉淀量与抗原抗体的比例关系

三、可 逆 性

可逆性是指抗原与相应的抗体结合成复合物后,在一定条件下又可解离为游离抗原和抗体的特性。抗原-抗体复合物解离取决于两方面的因素,一是抗体对相应抗原的亲和力;二是环境因素对复合物的影响。高亲和性抗体的抗原结合部位与抗原表位的空间构型上非常适合,两者结合牢固,不容易解离。反之,低亲和性抗体与抗原形成的复合物较易解离。解离后的抗原或抗体均能保持未结合前的结构、活性及特异性。在环境因素中,凡是减弱或消除抗原抗体亲和力的因素都会使逆向反应加快,复合物解离增加。免疫技术中的亲和层析就是以此为根据来纯化抗原或抗体。

四、阶 段 性

抗原-抗体反应分为两个阶段,第一阶段是抗原与抗体特异性结合阶段,其特点是反应快,可在数秒至数分钟内完成,一般不能为肉眼所见;第二阶段为反应可见阶段,根据参加反应的抗原的物理性状不同,可出现凝集、沉淀和细胞溶解等现象,反应可见阶段所需时间较长，数分钟、数小时到数日不等，且受电解质、温度和酸碱度等因素的影响。

第三节　抗原‐抗体反应的影响因素

影响抗原‐抗体反应的因素较多，一方面是抗原‐抗体反应物的自身因素，另一方面是反应的环境因素。

一、反应物自身因素

抗原‐抗体反应中，抗原和抗体是反应的主体，它们的自身特性直接影响抗原‐抗体反应。

1. 抗原　抗原的理化性状、表位种类和数目等均可影响抗原‐抗体反应的结果。例如，颗粒性抗原与相应抗体反应后出现凝集现象；可溶性抗原与相应的抗体反应后出现沉淀现象；单价抗原与相应抗体结合不出现沉淀现象。

2. 抗体　抗体的来源、浓度、特异性和亲和力等也可影响抗原‐抗体反应结果。例如，家兔等大多数动物的免疫血清具有较宽的等价带，而马和人等许多大动物的免疫血清等价带较窄；早期获得的动物免疫血清亲和力低，但特异性较好，而后期获得的免疫血清一般亲和力较高。

二、环　境　因　素

适宜的环境条件如电解质、酸碱度、温度等能促进抗原、抗体分子的紧密接触，增强分子间引力，促进分子聚合。

1. 电解质　抗原与抗体发生特异性结合后，虽由亲水胶体变为疏水胶体，若溶液中无电解质参加，仍不出现可见反应。为了促使沉淀物或凝集物形成，常用 0.85% 氯化钠溶液或各种缓冲液作为抗原及抗体的稀释液。由于氯化钠在水溶液中解离成 Na^+ 和 Cl^-，可分别中和胶体粒子上的电荷，使胶体粒子的电势下降。当电势降至临界电势（12~15mV）以下时，则能促使抗原‐抗体复合物从溶液中析出，形成可见的沉淀物或凝集物。

2. 酸碱度　抗原‐抗体反应必须在合适的 pH 环境中进行。蛋白质具有两性电离性质，因此每种蛋白质都有固定的等电点。抗原‐抗体反应一般在 pH 为 6~8 时进行。pH 过高或过低都将影响抗原与抗体的理化性质。

3. 温度　在一定范围内，温度升高可加速分子运动，抗原与抗体碰撞机会增多，使反应加速。但若温度高于 56℃时，可导致已结合的抗原、抗体再解离，甚至变性或破坏；

在 40℃时，结合速度慢，但结合牢固，更易于观察。常用的抗原 - 抗体反应温度为 37℃。每种试验都有其独特的最适反应温度，例如冷凝集素在 4℃左右与红细胞结合最好，20℃以上反而解离。

此外，适当振荡也可促进抗原、抗体分子的接触，加速反应。

第四节　抗原 - 抗体反应的类型

根据抗原、抗体性质的不同和反应条件的差别，抗原 - 抗体反应出现的现象不同，可将抗原 - 抗体反应分为凝集反应、沉淀反应、补体参与的反应、中和反应、标记免疫反应 5 种类型（表 9-1）。利用这些类型的抗原 - 抗体反应建立了各种免疫学技术，在医学检验中可广泛应用于抗原和抗体的检测。为了提高反应的敏感性和特异性，便发展了一些新的试验类型，如免疫酶标技术、荧光标记技术等。

表 9-1　抗原 - 抗体反应的类型

反应类型	实验技术	检测方法
凝集反应	直接凝集反应	肉眼或显微镜下观察凝集现象
	间接凝集反应	肉眼或显微镜下观察凝集现象
	抗球蛋白试验	肉眼或显微镜下观察凝集现象
沉淀反应	液相沉淀反应	观察沉淀，检测浊度
	凝胶内沉淀反应	观察、扫描沉淀线或沉淀环
	免疫电泳技术	观察沉淀峰、沉淀弧等
补体参与的反应	补体溶血试验	观察溶血现象
	补体结合试验	观察溶血现象
中和反应	病毒中和试验	检测病毒感染性
	毒素中和试验	检测外毒素毒性
标记免疫反应	放射免疫技术	检测放射性强度
	免疫酶标技术	检测酶底物显色
	荧光免疫技术	检测荧光现象
	化学发光技术	检测发光强度
	免疫胶体金技术	检测金颗粒沉淀

本章学习重点是抗原-抗体反应的原理、特点及影响抗原-抗体反应的因素。抗原-抗体反应有特异性、比例性、可逆性和阶段性4个特点,影响因素有自身因素和环境因素2种。本章学习难点是抗原-抗体反应的原理。抗原、抗体之间的结合力涉及静电引力、范德瓦耳斯力、氢键结合力和疏水作用,其中范德瓦耳斯力作用最小,疏水作用力最大。抗原-抗体反应的类型包括凝集反应、沉淀反应、补体参与的反应、中和反应和标记免疫反应。

（张　剑）

思考与练习

一、名词解释

1. 抗原-抗体反应　2. 范德瓦耳斯力　3. 氢键结合力

二、填空题

1. 抗原抗体的结合力有_____、_____、_____、_____。

2. 抗原-抗体反应的特点有_____、_____、_____、_____。

三、简答题

1. 影响抗原-抗体反应的因素有哪些?

2. 抗原、抗体的结合力中,哪种力最大? 哪种力最小? 为什么?

第十章 | 凝 集 反 应

10章 数字资源

学习目标

1. 具有探究精神和严谨认真的工作作风。
2. 掌握凝集反应的概念、分类和各类型凝集反应的原理。
3. 熟悉各类型凝集反应在临床上的主要应用。
4. 了解各类型凝集反应的特点及载体相关知识。
5. 学会各类型凝集反应的操作方法及结果判断。

凝集反应(agglutination reaction)是颗粒性抗原(细菌、螺旋体和红细胞等)与相应抗体发生特异性结合,或吸附于载体颗粒上的可溶性抗原(或抗体)与相应抗体(或抗原)发生特异性结合,在电解质参与下,经过一定时间,出现肉眼可见的凝集现象。参与凝集反应的抗原称为凝集原,相应抗体称为凝集素。

 导入案例

1896 年 Widal 发现在一定浓度的伤寒沙门菌中加入伤寒患者的血清可使伤寒沙门菌发生特异的凝集反应,由此发明了著名的肥达试验,这是最早用于诊断病原微生物感染的凝集试验。1900 年奥地利著名医学家 Landsteiner 在特异性血凝的基础上发现了人类红细胞 ABO 血型,这一划时代的发现,为以后血液安全、有效地输用做出了重大贡献,并于 1930 年获得诺贝尔生理学或医学奖。

请思考:

1. 什么是凝集反应?
2. 凝集反应的常用方法有哪些?

凝集反应的发生分为两个阶段。①抗原抗体的特异性结合阶段：此阶段反应快，仅需数秒到数分钟，但不出现肉眼可见的反应；②出现可见的凝集反应阶段：这个阶段中抗原-抗体复合物在适当电解质的作用下，进一步聚集和交联，出现肉眼可见的凝集现象，此阶段反应慢，往往需要数分钟到数小时。实际上这两个阶段难以区分，反应时间受多种因素影响。

凝集反应能定性检测或半定量检测。定性检测主要根据诊断试剂与标本混匀后是否出现凝集现象判定阳性或阴性结果；半定量检测是需要将标本进行一系列倍比稀释，以能够与诊断试剂结合产生明显凝集现象的最高稀释倍数作为反应的效价或滴度。

凝集反应根据反应原理、监测目的及载体种类不同，可分为以下类型：

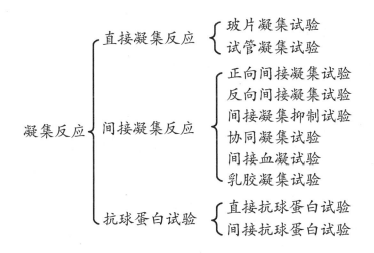

第一节　直接凝集反应

直接凝集反应（direct agglutination）是细菌、螺旋体和红细胞等颗粒性抗原，在适当电解质参与下可直接与相应抗体发生特异性结合，出现肉眼可见的凝集现象（图 10-1）。常用的方法有玻片凝集试验和试管凝集试验 2 种。

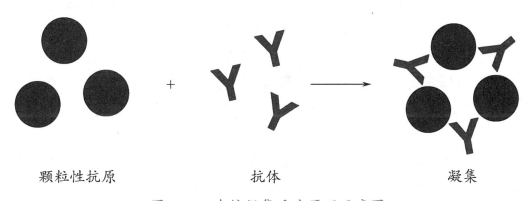

颗粒性抗原　　　　　抗体　　　　　凝集

图 10-1　直接凝集反应原理示意图

一、玻片凝集试验

玻片凝集试验又称玻片法,常用已知抗体作为诊断血清,与受检颗粒性抗原各加 1 滴在玻片上,混匀,数分钟后肉眼观察结果,如抗原、抗体对应,则出现颗粒凝集现象为阳性反应,反之为阴性。

此法简便、快速,但敏感度低,属于定性试验,适用于从患者标本中分离得到的菌种的诊断或分型鉴定,以及红细胞 ABO 血型的鉴定。

二、试管凝集试验

试管凝集试验又称试管法,是指在试管内颗粒性抗原与相应抗体发生特异性结合,出现肉眼可见的凝集现象,常用已知细菌作为抗原液与一系列倍比稀释的受检血清混合,保温后观察每管内抗原凝集程度,通常以产生明显凝集现象的血清最高稀释度作为待检血清中抗体的效价。在试验中,由于电解质浓度和 pH 不适当等原因,可引起抗原的非特异性凝集,出现假阳性反应,因此必须设不加抗体的稀释液作为对照组。

此法简单、快速,但敏感度低,属于半定量试验。临床上常用的直接试管凝集试验为肥达试验(Widal test)和外斐反应(Weil-Felix reaction),在输血时也常用于受体和供体两者的红细胞和血清的交叉配血试验。

第二节　间接凝集反应

间接凝集反应(indirect agglutination)是将可溶性抗原(或抗体)先吸附于颗粒性物质的表面,然后与相应抗体(或抗原)作用,在电解质的参与下,出现凝集现象,也称被动凝集反应。反应中颗粒性物质称为载体,吸附有抗原(或抗体)的载体物质称为致敏载体。此反应因载体的应用提高了反应的敏感度,所以适用于各种抗体和可溶性抗原的检测。

良好的载体必须具备下列条件:载体无免疫学活性;理化性质稳定,在生理盐水或缓冲液中不会出现溶解和自凝,大小均匀一致,密度与介质相近,短时间内不能沉淀;能牢固结合抗原或抗体且不影响其性质。载体种类很多,常用的载体有红细胞、聚苯乙烯胶乳颗粒、明胶颗粒、活性炭、火棉胶、某些细菌(如含葡萄球菌 A 蛋白的金黄色葡萄球菌)等。

根据致敏载体用的是抗原或抗体以及凝集反应方式的不同,间接凝集反应可分为正向间接凝集试验、反向间接凝集试验、间接凝集抑制试验、协同凝集试验。间接凝集反应还可根据使用载体不同进行命名,如以红细胞作为载体的间接血凝试验,以聚苯乙烯胶乳颗粒作为载体的乳胶凝集试验等。

一、正向间接凝集试验

正向间接凝集试验是指用已知可溶性抗原致敏载体,检测标本中相应抗体的方法。试验中可溶性抗原致敏载体作为诊断试剂,与血清标本在一定的电解质溶液中充分混匀,数分钟后观察结果,出现肉眼可见的凝集现象为阳性,无凝集现象为阴性(图 10-2)。本方法操作简单、快速,在临床上主要用于检测病原微生物相关抗体(如链球菌溶血素 O 抗体、梅毒螺旋体抗体、军团菌抗体等)和自身免疫病抗体(如类风湿因子、抗双链 DNA 抗体)等。

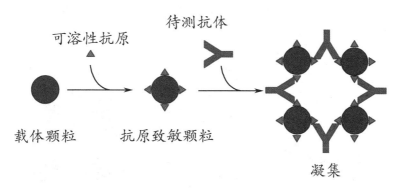

图 10-2 正向间接凝集试验原理示意图

二、反向间接凝集试验

反向间接凝集试验是指用已知特异性抗体致敏载体,检测标本中相应抗原的方法。抗体致敏载体作为诊断试剂,与稀释的抗原标本在一定的电解质溶液中充分混匀,数分钟后观察结果,出现肉眼可见的凝集现象为阳性,无凝集现象为阴性(图 10-3)。本方法同样操作简单、快速,在临床上可用于新型隐球菌荚膜多糖抗原等的检测。

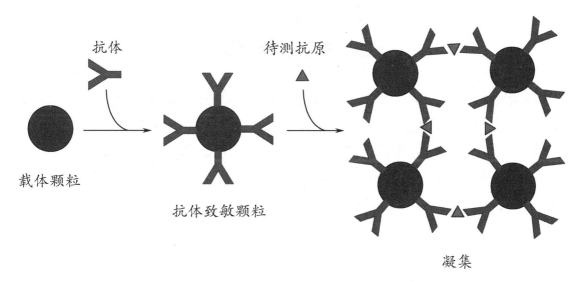

图 10-3 反向间接凝集试验原理示意图

三、间接凝集抑制试验

间接凝集抑制试验是指用抗原致敏载体和相应的抗体作为诊断试剂,检测标本中是否存在与致敏抗原相同的抗原的方法。先将标本与抗体作用,然后再加入抗原致敏载体。若标本中不存在相同抗原,抗体与载体上的抗原发生结合,则会出现凝集现象,结果为阴性;若标本中存在相同抗原,抗体被标本中抗原结合,则凝集反应被抑制,不出现凝集现象,结果为阳性(图10-4)。间接凝集抑制试验的灵敏度高于正向间接凝集试验和反向间接凝集试验,临床上用于检测孕妇尿液中的人绒毛膜促性腺激素(hCG)、流行性感冒病毒抗体等。

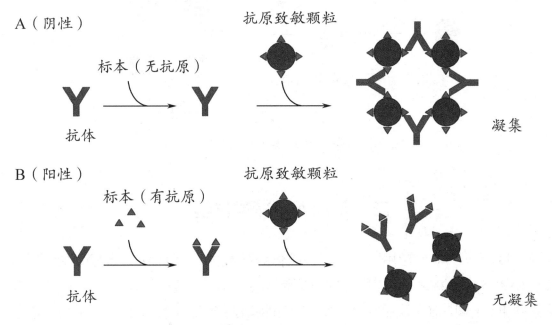

图 10-4　间接凝集抑制试验原理示意图

四、协同凝集试验

协同凝集试验与反向间接凝集试验相类似,但所用载体是含有葡萄球菌A蛋白(SPA)的金黄色葡萄球菌。SPA能与人及动物血清中IgG类抗体的Fc片段结合,当金黄色葡萄球菌与IgG抗体通过SPA连接后,成为抗体致敏的载体颗粒。此时抗体的2个Fab片段暴露在金黄色葡萄球菌表面,与相应抗原相遇,即出现可见的凝集现象(图10-5)。该方法可用于毒素、细菌、病毒的直接检测,如肠热症(伤寒和副伤寒的总称)、流行性脑脊髓膜炎、细菌性痢疾等的诊断。

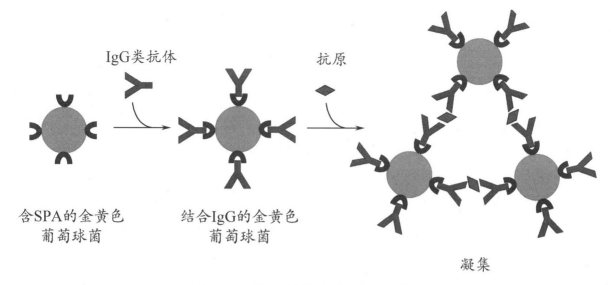

含SPA的金黄色　　　　结合IgG的金黄色
葡萄球菌　　　　　　　葡萄球菌

凝集

图 10-5　协同凝集试验原理示意图

五、间接血凝试验

间接血凝试验是以红细胞作为载体的间接凝集反应。用已知的可溶性抗原(或抗体)致敏红细胞,再与待检标本中相应的抗体(或抗原)在适当条件下发生反应,红细胞凝集为阳性,进一步根据红细胞凝集程度判断阳性反应的强弱。红细胞为大小均一的载体颗粒,常用的是绵羊、家兔、鸡及 O 型血人红细胞。间接血凝试验在临床检验中应用广泛,下面简述其操作过程。

可在微量滴定板或试管中进行,将标本倍比稀释,稀释倍数一般为 1∶64,同时设不含标本的稀释液对照孔。在含稀释标本的板孔(或试管)中,加入致敏红细胞悬液,充分混匀,置于室温下 1~2h,即可观察结果。凡红细胞沉积于孔底,集中成边缘光滑圆点的为不凝集,结果为阴性。如红细胞凝集,则分布于孔底周围。根据红细胞凝集的程度判断阳性反应的强弱,以出现明显凝集的孔为滴度终点。间接血凝试验敏感性高于直接凝集试验和乳胶凝集试验,可用于测定轮状病毒抗原、抗核抗体、类风湿因子等。

六、乳胶凝集试验

乳胶凝集试验是以聚苯乙烯胶乳颗粒作为载体的一种间接凝集反应。聚苯乙烯胶乳是一种直径约为 0.8μm 的圆形颗粒,带有负电荷,通常制备成具有化学活性基团的颗粒,如带有羧基的羧化聚苯乙烯胶乳等,抗原(或抗体)直接吸附或化学交联在胶乳颗粒表面做成致敏胶乳试剂,与待测标本中的抗体(或抗原)发生凝集反应。聚苯乙烯胶乳为人工合成的载体,其性能比生物来源的红细胞稳定,均一性好,人工改造方便,可以合成具有各种特性的聚苯乙烯胶乳颗粒,如彩色胶乳、荧光胶乳等,使之适应多种用途。

乳胶凝集试验分试管法和玻片法。试管法是半定量的检测方法,先在试管中将受检标本进行倍比稀释,然后加入致敏的胶乳试剂,混匀后观察胶乳凝集反应现象强弱。玻片法是定性的检测方法,将1滴受检标本与1滴致敏的胶乳试剂在玻片上混匀后,连续摇动玻片2~3min后观察结果,出现凝集现象为阳性,保持均匀浑浊状为阴性。临床上主要用于检测抗人类免疫缺陷病毒(HIV)抗体、抗布鲁氏菌抗体、类风湿因子、人绒毛膜促性腺激素、新型隐球菌荚膜多糖抗原等。

 知识拓展

彩色聚苯乙烯胶乳微球

彩色聚苯乙烯胶乳微球是通过在聚苯乙烯微球基质或表面结合发色基团制备而成的单分散胶乳微球。彩色微球有红色、黄色、绿色、蓝色等多种颜色,粒径大小可从纳米(nm)到微米(μm)不等,同时微球表面可根据需要添加各种不同的活性基团,从而可满足凝集反应、显微测定、免疫层析、细胞标记等多种实验需求。彩色微球色彩丰富,稳定,不褪色,应用时与背景可形成高度反差,从而便于观察,还具有分散性好、性能稳定、粒径分布窄等特性。

第三节 抗球蛋白试验

抗球蛋白试验(antiglobulin test)由 Coombs 于 1945 年建立,故又称库姆斯(Coombs)试验,是检测抗红细胞不完全抗体的经典方法。所谓不完全抗体是指机体在某些抗原刺激下产生的一类多为 IgG 类的抗体。不完全抗体能与相应的抗原牢固结合,但因其体积小,不能起到桥联作用,故在一般条件下不出现可见反应。Coombs 试验利用抗球蛋白抗体作为第二抗体,连接结合在红细胞表面抗原的不完全抗体,发挥桥联作用使红细胞凝集。常用的试验方法有直接抗球蛋白试验和间接抗球蛋白试验两类。

一、直接抗球蛋白试验

直接抗球蛋白试验又称直接 Coombs 试验,是用于检测结合在红细胞表面的不完全抗体的方法。操作时将抗球蛋白抗体直接加到表面结合有不完全抗体的红细胞悬液中,即可见红细胞凝集,判定为阳性(图10-6)。直接抗球蛋白试验可用玻片法定性测定,也可用试管法做半定量分析。临床常用于新生儿溶血症、溶血性输血反应、自身免疫性溶血性贫血和医源性溶血性疾病等的检测。

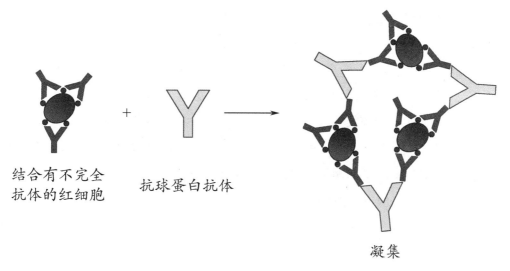

结合有不完全抗体的红细胞　　抗球蛋白抗体　　凝集

图 10-6　直接抗球蛋白试验原理示意图

二、间接抗球蛋白试验

间接抗球蛋白试验又称间接 Coombs 试验,是指将红细胞和不完全抗体混合,然后加入抗球蛋白抗体试剂,若待测抗原或抗体存在则出现可见的红细胞凝集,判定为阳性(图 10-7)。间接抗球蛋白试验常用于检测血清中游离的不完全抗体,也可检测红细胞上的相应抗原。此试验可用于检测母体 Rh(D)抗体,以便及早发现和避免新生儿溶血症;可用于对红细胞不相容输血所产生的血型抗体进行检测;可对某些细菌、立克次体等感染后产生的不完全抗体进行检测;还可用于血型鉴定、输血前交叉配血试验等。

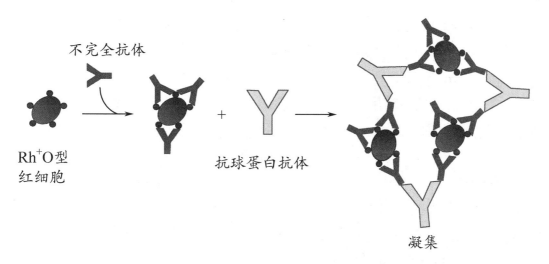

不完全抗体

Rh^+O型红细胞　　抗球蛋白抗体　　凝集

图 10-7　间接抗球蛋白试验原理示意图

　　本章学习重点是凝集反应的概念、分类,各类型凝集反应的原理以及在临床上的主要应用。凝集反应是指颗粒性抗原(细菌、螺旋体和红细胞等)与相应抗体发生特异性结合,或吸附于载体颗粒上的可溶性抗原(或抗体)与相应抗体(或抗原)发生特异性结合,在电解质参与下,经过一定时间,出现肉眼可见的凝集现象。凝集反应分为直接凝集反应、间接凝集反应和抗球蛋白试验3大类。学习难点是间接凝集抑制试验原理及结果分析,需要注意的是若标本中无抗原,则会出现凝集现象,结果为阴性;若标本中有相同抗原,则凝集反应被抑制,不出现凝集现象,结果为阳性。在学习过程中注意比较各类型凝集反应的区别,如正向间接凝集试验和反向间接凝集试验、直接Coombs试验和间接Coombs试验在原理和临床应用中有何不同等。

(李晓琴)

 思考与练习

一、名词解释

1. 凝集反应　2. 直接凝集反应　3. 间接凝集反应　4. 正向间接凝集试验　5. 反向间接凝集试验　6. 间接凝集抑制试验　7. 协同凝集试验　8. 间接血凝试验　9. 乳胶凝集试验　10. 抗球蛋白试验

二、填空题

1. 参与凝集反应的抗原称为_____,抗体称为_____。

2. 直接凝集反应玻片凝集试验主要做_____检测,用已知抗体检测未知的颗粒性抗原。直接凝集反应试管凝集试验可作为一种_____实验,多用于测定血清中某种特异性抗体的效价。

3. 正向间接凝集试验是用已知_____致敏载体,检测标本中_____;反向间接凝集试验用已知_____致敏载体,检测标本中_____。

4. 协同凝集试验是用_____为载体的反向间接凝集试验。

5. 直接Coombs试验常用于_____检测;间接Coombs试验常用于_____检测。

6. 间接凝集抑制试验以_____和_____为诊断试剂,检测标本中是否存在_____。

三、简答题

1. 凝集反应有哪些技术类型?

2. 直接凝集反应在临床上有哪些应用?

3. 简述Coombs试验的原理、类型及应用。

4. 正向间接凝集试验和反向间接凝集试验有何不同之处?

第十一章 | 沉 淀 反 应

11章 数字资源

 导入案例

患者，男性，50 岁。腰痛、乏力 4 个月，胸背痛 1 个月入院。体格检查：慢性病容，贫血貌，浅表淋巴结未扪及明显肿大，多处肋骨压痛明显。血常规：白细胞计数 9.2×10^9/L，中性粒细胞 6.7×10^9/L，血红蛋白 60g/L，血小板 236×10^9/L。尿常规：尿蛋白（+++），尿本周蛋白阳性。血生化检查：血清 IgG 5.41g/L，IgA 209mg/L，IgM 188mg/L，轻链 κ 3 500mg/L，轻链 λ 3 320mg/L。血清蛋白电泳 β、γ 区出现 M 带。血清免疫固定电泳可见 IgD 及 L 区带。

请思考：

1. 该患者拟诊断为什么疾病？
2. M 蛋白鉴定与分型最常用什么方法？

沉淀反应（precipitation）是可溶性抗原（细菌毒素、核酸、组织浸出液和血清蛋白等）与相应抗体发生特异性结合，在适当条件下（电解质、pH 和温度）出现肉眼可见的沉淀现象。从 1897 年 Kraus 发现鼠疫耶尔森菌的培养液能与相应抗血清发生沉淀反应开始到免疫浊度测定的出现,沉淀反应实现了从手工操作到自动化检测的发展,测定速度、灵敏度、准确度均显著提高。

沉淀反应分为两个阶段。第一阶段抗原抗体快速发生特异性结合,此阶段可在几秒至几十秒完成,但不会出现肉眼可见的沉淀现象;第二阶段形成可见的免疫复合物如沉淀线、沉淀环等,此阶段反应慢,约需几十分钟至数小时完成。经典的沉淀反应根据此阶段形成的沉淀物来判断结果。

根据沉淀反应的介质和检测方法不同,将其分为液体内沉淀试验和凝胶内沉淀试验两大类型。这些试验通常用肉眼观察结果,故灵敏度较低。为了适应现代测定快速、简便和自动化的要求,近年来根据可溶性抗原与相应抗体结合后可使反应体系透光度发生改变,建立了包括透射比浊法、散射比浊法等多种免疫浊度测定技术。现代免疫标记技术多是在沉淀反应的基础上建立起来的,因此沉淀反应是免疫学检测技术中的核心技术。

第一节　液体内沉淀试验

液体内沉淀试验是抗原抗体在以生理盐水或含盐缓冲溶液为反应介质的液体内发生特异性结合的沉淀试验。根据实验方法及免疫复合物所呈现的沉淀现象不同,将液体内沉淀试验分为环状沉淀试验、絮状沉淀试验和免疫浊度测定。

一、环状沉淀试验

1. 基本原理　是将待检抗原溶液叠加在细玻璃管内已知抗体溶液上面,在两液交界处发生特异性结合,形成白色沉淀环。

2. 技术要点　①用吸管吸取抗体溶液加于细玻璃管底部,避免产生气泡;②将抗原溶液沿管壁缓缓叠加在抗体溶液界面上,两者之间要形成清晰的交界面;③将细玻璃管置于室温下,分别于 10min、30min、60min 时观察结果。出现沉淀环为阳性,不出现沉淀环为阴性。

3. 方法学评价　该法可用于微量抗原的检测,如鉴定血迹、诊断炭疽、检测 C 反应蛋白等。此法简便、快速,但灵敏度和分辨力差,只作为定性实验,目前多被其他方法取代。

二、絮状沉淀试验

1. 基本原理　是将抗原与抗体溶液混合后,在适当电解质存在的条件下,两者结合形成肉眼可见的絮状沉淀物。

2. 技术要点　该法目前多用于抗原 - 抗体反应最适比的测定,测定方法有抗原稀释法、抗体稀释法和方阵滴定法。

（1）抗原稀释法：①将可溶性抗原做一系列倍比稀释；②各管加入等量的抗体；③将各管内抗原、抗体充分混匀，置于37℃环境中孵育；④结果观察及判断，以出现沉淀物最多的管为最适比管。

（2）抗体稀释法：用定量抗原分别与不同稀释度的抗体反应，以出现沉淀物最多的管为最适比管。

（3）方阵滴定法：抗原和抗体同时进行一系列倍比稀释，可一次完成抗原和抗体的滴定并找出两者的最适比。

3. 方法学评价　操作简便，不需要特殊设备，但灵敏度较差，且受抗原抗体比例影响非常明显，可进行定性或半定量检测。

三、免疫浊度测定

经典的沉淀试验通常是在抗原 - 抗体反应的终点判定结果，因此操作烦琐、费时、灵敏度低且难以实现自动化。20 世纪 70 年代根据抗原、抗体在液体内能快速结合的原理，建立了微量免疫沉淀测定法，包括透射比浊法（transmission turbidimetry）、散射比浊法（nephelometry）和免疫胶乳比浊法（immunolatex turbidimetry），借助自动化仪器完成体液蛋白质的检测。

（一）透射比浊法

1. 基本原理　可溶性抗原与相应的抗体在缓冲液中能快速结合形成抗原 - 抗体复合物，使反应液变浑浊。当入射光透过反应液时，溶液内的免疫复合物粒子对光有反射和吸收，引起透射光减少，透射光减少的量，即吸光度（A）值，与免疫复合物含量成正比。当抗体过量时，与待测抗原含量成正比。与已知浓度的标准抗原比较，可求得待测抗原的含量（图 11-1）。

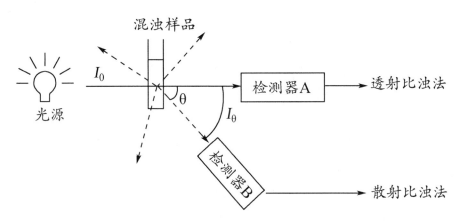

图 11-1　透射比浊法与散射比浊法的光路示意图

2. 技术要点　①将待测标本和标准抗原做适当稀释，取一定量加至测定管中；②加入适量抗体,孵育一定时间后,测定各管吸光度(A)值;③以标准抗原含量为横坐标,吸光度为纵坐标,绘制标准曲线;④根据待测标本的吸光度值,从标准曲线上可查得待测抗原的含量。

3. 影响因素　该法要求抗体要适当过量,如果待测标本稀释度过低,就会造成抗原过剩、抗体不足,不能形成足够的浊度,易导致测定结果假性降低。标本中的脂蛋白小颗粒可形成浊度,尤其是待测标本稀释度低时,易导致测定结果假性升高。

4. 方法学评价　透射比浊法操作简便快速、准确度高、灵敏度高、重复性好。缺点:①在抗原-抗体反应的第二阶段进行测定,耗时较长,目前多采用促聚剂聚乙二醇(PEG),加速免疫复合物的形成;②检测过程中要保证抗体适当过量,所以抗体消耗量较大;③抗原或抗体明显过剩时易形成可溶性免疫复合物,造成测定误差。

5. 临床应用　透射比浊法的灵敏度高于单向琼脂扩散试验,但与免疫标记技术相比还不够高。因此,透射比浊类的自动分析仪用于免疫测定已趋于减少,目前该法主要用于非免疫检测的设备,如生化分析仪。透射比浊法多用于血清微量蛋白的测定,如前白蛋白、C反应蛋白、IgG、IgM等检测。

(二)散射比浊法

1. 基本原理　一定波长的光沿水平方向照射反应液时,溶液内的免疫复合物粒子对光有反射和折射,导致部分光路发生偏转,产生散射光,其强度与免疫复合物含量和散射夹角成正比,与入射光波长成反比。当固定入射光波长和散射夹角时,散射光强度与免疫复合物含量成正比,在抗体过剩的情况下,散射光的强度与抗原含量成正比(图11-1)。

2. 常用方法　根据检测方式不同可分为终点散射比浊法和速率散射比浊法。

(1)终点散射比浊法:是在抗原-抗体反应达到平衡时,通过检测散射光强度而确定免疫复合物的量。

1)技术要点:①将待测标本和标准抗原做适当稀释,取一定量加至测定管中;②加入适量抗体,孵育一定时间后,测定各管散射光强度;③以标准抗原含量为横坐标,散射光强度为纵坐标,绘制标准曲线;④根据待测标本的散射光强度,从标准曲线上可查得待测抗原的含量。

2)影响因素:散射光的强度不仅与颗粒的大小和数目有关,且与抗原-抗体反应时间、入射光强度及波长等均有关系。一般在30~120min内比浊,若时间过长,抗原-抗体复合物再次相互聚合形成大颗粒沉淀物,导致散射值降低,得出偏低的结果。

3)方法学评价:终点散射比浊法灵敏度高于透射比浊法,可自动化,但反应时间仍较长。

(2)速率散射比浊法:所谓速率是指单位时间内抗原、抗体结合反应的速度,连续测定各单位时间内的反应速度即为动态监测。连续动态监测此过程可发现,在某一段时间内抗原-抗体反应速率最快,单位时间内免疫复合物形成的量最多,散射光强度变化最大,即速率峰(图11-2)。

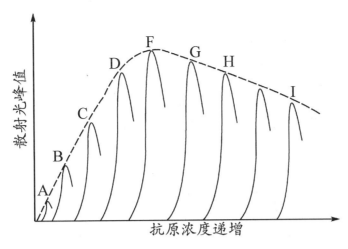

图 11-2 散射光峰值随抗原含量的变化

表 11-1 显示随着抗原 - 抗体反应时间的延长，免疫复合物总量逐渐增加，而速率的变化是由慢到快再由快逐渐变慢，在 20~25s 这个单位时间内抗原 - 抗体反应的速率达到峰值，当抗体的浓度固定时，该峰值大小与抗原浓度成正比。

表 11-1 抗原 - 抗体复合物形成时间与速率的关系

累计时间 /s	复合物总量	速率值
5	8	—
10	13	5
15	25	12
20	60	35
25	150	90
30	230	80
35	300	70
40	360	60
45	415	55
50	450	45
55	480	30
60	500	20

1）技术要点：①将待测标本和标准抗原做适当稀释，取一定量分别加至测定管中；②加入适量抗体，立即监测散射光强度，记录速率单位（RU）；③以标准抗原含量为横坐标，RU 值为纵坐标，绘制标准曲线；④根据待测标本的 RU 值，对照标准曲线可得待测抗原的含量。

2）影响因素：速率峰值出现时间与抗体浓度及其亲和力密切相关，须选用抗体纯度及亲和力高的试剂。严重脂血会影响测定结果。

3）方法学评价：速率散射比浊法在抗原-抗体反应的第一阶段进行测定，节约时间，可自动化，灵敏度高，精密度高，稳定性好。

3. 临床应用　散射比浊法主要用于检测血浆、体液中的特定蛋白质成分。如 IgG、IgM、IgA、κ 轻链、λ 轻链等；以及前白蛋白、C 反应蛋白、铜蓝蛋白、转铁蛋白等其他血浆蛋白。特定蛋白的定量检测可为临床疾病诊断、疗效观察、预后判断提供依据。

 知识拓展

自动化免疫比浊分析

我国应用比较普遍的免疫比浊仪为散射分析仪类，如全自动特定蛋白分析仪，此类仪器采用发光二极管作为光源，利用硅光电二极管接收散射光信号，经过计算机处理，与标准曲线进行比较可转换成待测物质的浓度。速率散射分析仪类如双光径免疫浊度分析仪，有 2 套光路系统：第一光径的检测原理采用速率散射比浊法，主要测定小分子物质；第二光径采用速率透射比浊法，用于测定中、大分子。测定系统的监控装置每 5s 监测一次散射光或透射光信号，反应结束时，仪器自动计算光信号变化的速率，再转换成待测物质的浓度。

（三）免疫胶乳比浊法

在上述免疫比浊法中，当抗原-抗体复合物分子量小且数量少时，溶液很难形成浊度，为了提高免疫比浊法的灵敏度，满足快速反应及微量化要求，发展了免疫胶乳比浊法。

1. 基本原理　是以胶乳颗粒为载体，吸附特异性抗体，形成抗体致敏胶乳颗粒，当致敏颗粒表面抗体与待测抗原结合后，引起胶乳颗粒凝聚，从而阻碍光线通过，使透射光或散射光发生显著改变，光信号变化程度与抗原含量呈正相关，由此可检测出待测抗原的含量（图 11-3）。

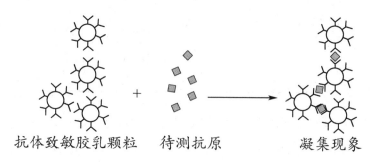

抗体致敏胶乳颗粒　　待测抗原　　　凝集现象

图 11-3　抗体致敏胶乳颗粒凝聚示意图

2. 技术要点　①将待测标本和标准抗原做适当稀释，取一定量加至测定管中；②加入适量抗体致敏胶乳颗粒，反应一段时间后测定各管吸光度（A）值；③以标准抗原含量为横坐标,吸光度为纵坐标,绘制标准曲线;④根据待测标本的吸光度值,对照标准曲线可得待测抗原的含量。

3. 影响因素　胶乳颗粒的大小、直径是否一致直接影响光散射作用,应选择颗粒直径小于波长,大小均一的胶乳颗粒。此外,免疫胶乳试剂轻度自凝或活性降低均影响检测结果,因此试剂制备时应考虑加保护剂,提高稳定性。

4. 方法学评价　该法敏感度高于一般的免疫比浊法,操作简便,可自动化,所用仪器与分光光度计、自动生化分析仪可通用。

第二节　凝胶内沉淀试验

凝胶内沉淀试验是可溶性抗原与相应抗体在含有生理盐水或某些缓冲溶液的凝胶内扩散,形成浓度梯度,两者在比例适当的位置会形成肉眼可见的乳白色沉淀物。常用的凝胶有琼脂、琼脂糖、聚丙烯酰胺凝胶等。

实验室最常用 1% 的琼脂糖凝胶,为内部充满水分、多孔的网状介质。分子量在 200kD 以下的游离抗原、游离抗体在凝胶中顺浓度差自由扩散;分子量超过 1 000kD 的抗原 - 抗体复合物则被琼脂网络固定,形成肉眼可见的沉淀物。凝胶内沉淀试验可分为琼脂扩散试验和免疫电泳技术。

一、琼脂扩散试验

琼脂扩散试验是可溶性抗原与相应抗体在凝胶中自由扩散,形成浓度梯度,两者在比例适当的位置会形成肉眼可见的乳白色沉淀环或沉淀线。根据抗原与抗体反应的方式和特性,可将琼脂扩散试验分为单向琼脂扩散试验和双向琼脂扩散试验。

(一)单向琼脂扩散试验

1. 基本原理　是将已知定量的抗体混匀在琼脂凝胶中,然后打孔加入待测抗原溶液,抗原在凝胶中由局部向四周自由扩散,在抗原、抗体相遇且比例适当处形成白色沉淀环,沉淀环的直径与抗原浓度成正比。用已知浓度的标准抗原建立标准曲线,可测出待测抗原的含量(图 11-4)。

2. 技术要点　试管法少用,多用平板法。①将抗体和已经熔化且温度约为 50℃ 的琼脂混合,立即倾注成平板;②待凝固后在琼脂板上打孔;③孔中分别加入已稀释的待测抗原液和不同浓度的抗原标准品,置湿盒内,放于 37℃ 的温箱中;④ 24~48h 后观察孔周围是否出现沉淀环。

沉淀环直径与待测抗原含量有两种计算方法:① Mancini 曲线适用于大分子抗原,扩散时间 >48h,沉淀环直径的平方(d^2)与抗原浓度(c)呈线性关系;② Fahey 曲线适用于小分子抗原,扩散时间 <24h,沉淀环直径(d)与抗原浓度的对数($\log c$)呈线性关系(图 11-5)。

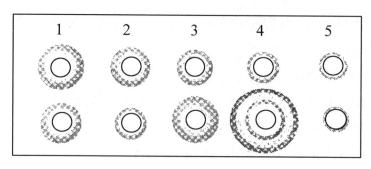

注：上排为标准抗原；下排为待检抗原。

图 11-4　单向琼脂扩散试验结果示意图

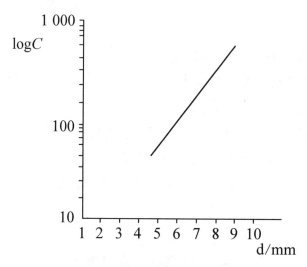

图 11-5　单向琼脂扩散试验标准曲线

3. 影响因素　①抗体种类：要求亲和力强、特异性和效价要高；②根据抗原分子量大小，确定抗原扩散时间；③每次测定必须制作标准曲线，同时须测定质控血清。

4. 方法学评价　单向琼脂扩散试验是一种稳定、简便的方法，不需要仪器设备，重复性和线性均好，但灵敏度稍差，过去常用于 C3、C4、IgG、IgA、IgM 等血浆蛋白的定量检测，现已被其他免疫学方法所取代。

（二）双向琼脂扩散试验

1. 基本原理　是将抗原和抗体溶液分别加在琼脂凝胶不同的对应孔中，两者在凝胶中自由扩散，在抗原、抗体相遇且比例适当处形成白色沉淀线。

2. 技术要点　①将已经加热熔化的琼脂倾注成均匀的凝胶薄层；②待琼脂凝固后，在琼脂凝胶板上打 2~3mm 的小孔；③在相应的孔中分别加入抗原、抗体，置于湿盒内，放于 37℃的温箱中，24~48h 后观察沉淀线结果。

3. 应用

（1）检测未知抗原或抗体：①根据是否出现沉淀线进行定性分析：有沉淀线，则说明待测标本中可能有相应的抗原或抗体，反之则无；②根据沉淀线的位置分析抗原或抗体的相对含量：沉淀线一般靠近含量少的一方，若抗原、抗体含量接近，沉淀线则位于两者的正中间；③根据沉淀线的弧形分析抗原或抗体的相对扩散速率或相对分子量：沉淀线一般弯向分子量大、扩散速率慢的一侧，若两者分子量相等，则形成直线（图11-6）。

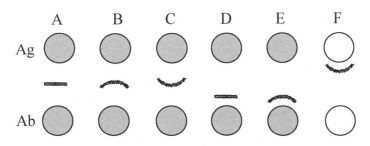

图11-6 沉淀线的位置、形状与抗原、抗体关系示意图

（2）抗原性质分析：孔按三角形排列，两孔加抗原溶液（待测抗原和标准抗原），一孔加已知的抗体溶液。沉淀线的形态因2种抗原之间的关系表现为3种情况。①吻合：2条沉淀线相互融合，说明2种抗原包含相同的抗原决定簇，即两者完全相同；②相交：2条沉淀线交叉而过，说明2种抗原所包含的抗原决定簇完全不同；③相切：2条沉淀线部分融合，部分交叉，说明2种抗原既有相同的抗原决定簇又有不同的抗原决定簇（图11-7）。

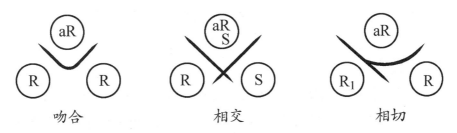

图11-7 沉淀线的形态与抗原性质关系示意图

（3）抗体效价滴定：孔按梅花形排列，中央孔加抗原溶液，周围孔加不同稀释度的抗体溶液，经过自由扩散，形成沉淀线。以出现沉淀线的最高稀释度作为该抗体的效价（图11-8）。

（4）抗原或抗体纯度鉴定：用混合抗原或抗体溶液鉴定相应抗体或抗原的纯度。若只出现1条沉淀线则说明待测抗原或抗体是单一成分，纯度较高；若出现多条沉淀线则说明待测抗原或抗体不纯（图11-9）。

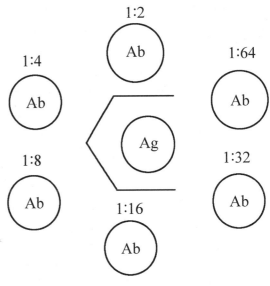

图11-8 抗体效价滴定结果示意图

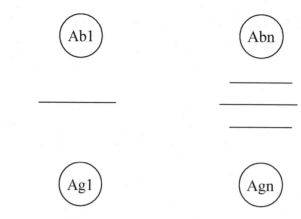

注:"1"为单一抗原抗体系统;"n"为多个抗原抗体系统。

图 11-9 抗原或抗体纯度鉴定结果示意图

二、免疫电泳技术

免疫电泳技术是将琼脂扩散试验与电泳技术相结合的一种免疫学分析技术,即可溶性抗原和抗体在直流电场的作用下,在凝胶内定向加速运动,彼此相遇结合,在比例合适处形成肉眼可见的沉淀物。该技术的优点:①通过电场加快抗原、抗体在凝胶中的扩散速度,缩短了沉淀反应的时间;②抗原、抗体在凝胶中定向扩散,提高了沉淀反应的灵敏度。

(一)对流免疫电泳

1. 基本原理 对流免疫电泳(countercurrent immunoelectrophoresis,CIEP)是将双向琼脂扩散与电泳相结合的定向加速的免疫扩散技术。在 pH 8.6 的琼脂凝胶中,抗原等电点较低,所带负电荷较多,且分子量较小,电泳作用大于电渗作用,因此抗原向正极移动;抗体等电点较高,所带负电荷较少,且分子量较大,电泳作用小于电渗作用,因此抗体向负极移动。抗原放负极侧孔,抗体放正极侧孔,抗原、抗体呈相对运动,彼此相遇而发生特异性结合,在比例合适处形成白色沉淀线(图 11-10)。

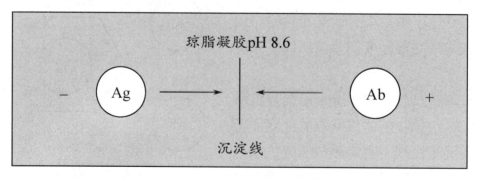

图 11-10 对流免疫电泳示意图

2. 技术要点 ①制备琼脂凝胶板;②在琼脂板上成对打孔,孔径为 3mm,孔距为

6mm；③在负极孔内加抗原溶液，正极孔内加抗体溶液；④电泳条件为 3~4mA/cm（凝胶板宽度），通电 30min，观察沉淀线。

3. 方法学评价　该试验简便、快速，敏感性显著高于双向琼脂扩散试验，常用于抗原或抗体性质或纯度分析、抗体效价测定。

（二）火箭免疫电泳

1. 基本原理　火箭免疫电泳（rocket immunoelectrophoresis，RIE）是单向琼脂扩散与电泳技术结合的一种定向加速的免疫扩散技术。在电场作用下，抗原在含有适量抗体的琼脂凝胶中向正极移动，随着抗原量减少，沉淀环逐渐变窄，形成一个如火箭的沉淀峰，峰的高度与抗原含量呈正相关（图 11-11）。

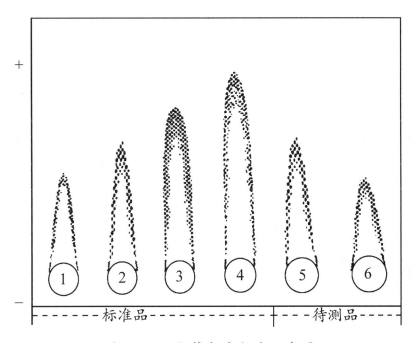

图 11-11　火箭免疫电泳示意图

2. 技术要点　①制备抗体琼脂凝胶板：将已经熔化的 1.2% 巴比妥琼脂糖冷却至 55℃左右，加入适量抗体，充分混匀后立即浇板，置于室温中冷却凝固；②在琼脂板一端打一排孔，孔径为 3mm，孔距为 2mm，将琼脂板放于电泳槽内，搭桥后分别加入一定量已知不同浓度的标准抗原和待测抗原；③电泳：样品孔接负极，电压 8~10V/cm 或电流 3~4mA/cm，电泳 6h；④电泳结束，观察沉淀峰，并测量从孔中心到峰顶的高度；⑤以峰高为纵坐标，标准抗原浓度为横坐标，绘制标准曲线，根据待测抗原孔峰高，对照标准曲线即可求出待测抗原浓度。

3. 方法学评价　该试验操作简便省时，重复性好，但只能测定抗原含量在 μg/ml 以上的水平，如采用 ^{125}I 标记的标准抗原共同电泳，形成不可见的火箭峰，经洗涤干燥后用 X 线显影，灵敏度可达 ng/ml，常用于甲胎蛋白、免疫球蛋白等的定量测定。

（三）免疫电泳

1. 基本原理　免疫电泳（immunoelectrophoresis，IEP）是将区带电泳与双向琼脂扩散相结合的一项免疫分析技术。先用区带电泳技术将蛋白质抗原在凝胶中通过电泳分成不同的区带，然后沿电泳方向挖一条槽，加入相应抗体，让两者在凝胶中扩散，在比例合适处形成沉淀线（图11-12）。

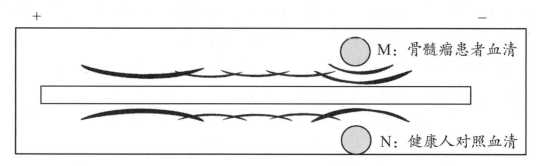

图 11-12　免疫电泳示意图

2. 技术要点　①制备琼脂凝胶板，凝固后打孔挖槽；②在孔内加入一定量的抗原溶液并电泳；③电泳结束，在槽内加入混合抗体溶液，让抗原抗体双向扩散；④观察沉淀线的数目、形状和位置，与已知抗原、抗体形成的图谱比较，即可分析样品中所含抗原成分及性质。

3. 方法学评价　该试验只能定性分析，分辨率较高，多用于纯化抗原和分析抗体成分，识别与鉴定正常及异常免疫球蛋白。

（四）免疫固定电泳

1. 基本原理　免疫固定电泳（immunofixation electrophoresis，IFE）是区带电泳和沉淀反应相结合的一项免疫分析技术。原理与免疫电泳类似，不同之处是将抗血清直接加于电泳后的区带表面（图11-13）。

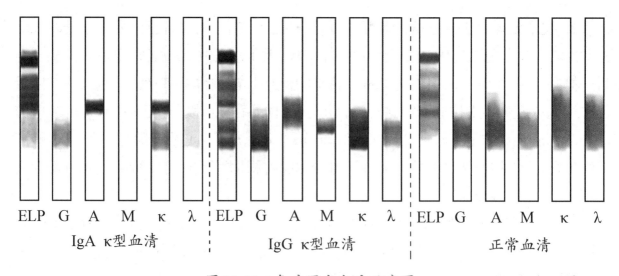

图 11-13　免疫固定电泳示意图

2. 技术要点 ①制备琼脂凝胶板,凝固后打 6 个孔;②在各孔内加入待测血清并电泳;③准备 6 条薄膜,浸泡于不同抗血清中,电泳结束,将浸有抗血清的薄膜贴于区带表面,抗原与抗体发生沉淀反应;④漂洗、染色、脱色和干燥后,与正常人区带比对,即可鉴定各类免疫球蛋白及其轻链。

3. 方法学评价 该试验分辨率强,敏感度高,操作周期短,结果清晰,可用于鉴定迁移率近似的蛋白或 M 蛋白,临床最常用于 M 蛋白的鉴定与分型。目前已应用于半自动、全自动电泳分析仪上。

(五)自动化免疫电泳

传统免疫电泳技术因手工操作,不易标准化,耗时较长,且通过肉眼观察结果,灵敏度较低,重复性较差。近年来自动化免疫电泳仪的推出,使得自动化免疫电泳技术得到了广泛的应用,只需人工加标本、固定剂和抗血清,其余步骤均实现自动化。自动化免疫电泳仪包括电泳系统(自动化电泳仪)和光密度扫描系统,具有分辨率高、重复性好等优点。

> **本章小结** 本章学习重点是沉淀反应的概念和各个阶段的特点;透射比浊法、散射比浊法及免疫胶乳比浊法的原理、特点及应用;对流免疫电泳、火箭免疫电泳、免疫电泳、免疫固定电泳的原理。学习难点是终点散射比浊法和速率散射比浊法的异同点及影响因素;双向琼脂扩散试验中根据沉淀线的位置、形态等判断抗原和抗体的含量、分子量、性质;免疫电泳和免疫固定电泳结果的分析。在学习过程中要注意比较各种沉淀反应的不同之处,在实验中把握各种技术的操作要点、影响因素和结果分析,提高综合分析问题的能力。

(段慧英)

 思考与练习

一、名词解释

1. 沉淀反应 2. 透射比浊法 3. 散射比浊法 4. 单向琼脂扩散试验 5. 双向琼脂扩散试验 6. 对流免疫电泳 7. 火箭免疫电泳

二、填空题

1. 沉淀反应是_____与_____发生特异性结合,在适当条件下出现的沉淀现象。

2. 根据抗原与抗体反应方式和特性不同,可将琼脂扩散试验分为_____和_____。

3. 双向琼脂扩散试验中,根据沉淀线位置可估计抗原或抗体的_____;根据沉淀线弧形判断抗原或抗体的_____。

4. 火箭免疫电泳实际上是一种通过电泳进行加速的_____。

5. 对流免疫电泳实质上是将_____与_____相结合的定向加速的免疫扩散技术。抗原放_____侧孔,抗体放_____侧孔。

6. 散射比浊法又可以分为_____和_____的两种方式。

7. 双向琼脂扩散试验中,加入抗原量多于抗体,且抗原的分子量比抗体的分子量大,则沉淀线应靠近_____侧孔,弧形弯向_____侧孔。

三、简答题

1. 双向琼脂扩散试验中,如何根据沉淀线判断抗原、抗体的相对分子量和含量?

2. 简述透射比浊法与散射比浊法的异同点。

3. 叙述免疫胶乳比浊法的原理。

12章 数字资源

1. 具有创新发展的理念,求真务实的工匠精神,尽心尽责的职业道德。

2. 掌握酶联免疫吸附试验、放射免疫技术、荧光免疫技术、免疫胶体金技术和化学发光免疫分析的类型及其原理。

3. 熟悉酶免疫技术的类型、常用的酶及其底物;荧光免疫技术中常用的荧光物质;放射免疫技术中常用的放射性物质;化学发光免疫分析中常用的化学发光剂。

4. 了解生物素 - 亲和素酶联免疫吸附试验(BAS-ELISA)、免疫印迹试验、重组免疫结合试验、荧光偏振免疫测定、免疫组织化学技术。

5. 学会分析免疫标记技术的实验类型,根据检测对象选用实验方法。

 导入案例

　　如果一个人缺乏微量元素、吸食毒品或服用了兴奋剂,我们如何去诊断? 有人认为这很容易,用一般检验方法就可以了,其实不然。因为微量元素、毒品和兴奋剂在机体中只有极微量的存在,用一般常规方法是很难检测出来的,而免疫标记技术为这种检测提供了可能。它特异性强、敏感性高,借助于酶标检测仪等精密仪器即可检出 ng、pg 甚至 fg 级水平的超微量物质,因此,免疫标记技术可称为检测领域的高手。

　　请思考:

　　1. 免疫标记技术有哪些?

　　2. 免疫标记技术的优点是什么? 应用在哪些方面?

　　免疫标记技术是指用某些可微量检测的物质对抗体或抗原进行标记,使其与相应抗原或抗体反应，通过检测标记物的有无及含量间接反映被测物的存在与多少的技术。常用的标记物有荧光素、酶、放射性核素、胶体金、化学发光剂等，当其标记于抗体或抗原分子后，既不影响抗原抗体的反应，也不影响标记物本身的特性。近年来免疫标记技术飞速发展，根据所用标记物不同，常用的免疫标记技术包括酶免疫技术、荧光免疫技术、放射免疫技术、免疫胶体金技术、化学发光免疫分析及生物素-亲和素免疫技术等。

免疫标记技术以其敏感性高、准确性好、操作简便的特点已逐渐替代了一些经典的免疫学检验技术，如凝集反应、沉淀反应等。一些用传统血清学方法无法检出的微量及超微量物质，都可用免疫标记技术进行检测，这使免疫学检验渗透到医学的各个领域。

第一节　酶免疫技术

一、酶免疫技术概述

酶免疫技术是将抗原-抗体反应的特异性与酶催化底物反应的高效性和专一性结合起来的一种免疫检测技术。它敏感性高，特异性强，无放射性核素的危害，且酶标记物稳定性好、有效期长、价格低廉。随着单克隆抗体技术、生物素-亲和素放大系统等在酶免疫技术中的应用，进一步提高了酶免疫技术的灵敏度、特异度等，使其在医学、生物学等领域的应用更加广泛。

酶免疫技术的基本原理是将酶与抗体或抗原用交联剂结合起来形成酶结合物，与相应的抗原或抗体特异性结合形成抗原-抗体-酶大分子复合物。当加入酶的相应底物，酶催化底物生成有色产物，借助颜色变化和呈色深浅来判断标本中检测对象的有无或含量的多少，从而达到定性、定量或定位检测的目的。

（一）常用的酶及底物

1. 辣根过氧化物酶（HRP）及底物　HRP因来源于植物辣根而得名，分子量为44kD，它是由无色的糖蛋白和亚铁血红素结合而成的复合物。亚铁血红素是酶活性基团，最大吸收峰在波长403nm处；而糖蛋白则与酶活性无关，最大吸收峰在波长275nm。通常HRP的纯度用纯度数（RZ）表示，它是以HRP分别在403nm和275nm处的吸光度的比值来表示。用于酶免疫技术的HRP其RZ值应大于3.0。HRP因为性质稳定、容易保存、易于提取等特点是目前在酶免疫技术中应用最多的标记酶。HRP的底物为过氧化物和供氢体（DH），目前常用的过氧化物是过氧化氢，常用的供氢体为邻苯二胺（OPD）和四甲基联苯胺（TMB）。OPD被酶作用后显黄色（最大吸收峰波长为492nm），其灵敏度高，测定方便，但其配成应用液后不稳定，常在数小时内自然产生黄色，且具有致癌性。TMB经酶作用后显蓝色，加酸终止反应后变黄色（最大吸收峰为波长 450nm），易比色，且具有稳定性好、无须避光、无致癌作用等优点，是酶免疫技术中应用最广泛的底物。

2. 碱性磷酸酶（ALP）及底物　　ALP 是一种磷酸酯的水解酶，可从小牛肠黏膜或大肠杆菌中提取，分子量为 80~100kD。虽然灵敏性高于 HRP，空白值也较低，但因很难获得高纯度的制剂、稳定性较差等因素，所以应用不如 HRP 广泛。碱性磷酸酶（ALP）的底物常用的为对硝基苯磷酸盐（PNPP），其反应产物为黄色的对硝基酚，最大吸收峰波长为 405nm。由于碱性条件下对硝基酚的光吸收增强，且可使 ALP 失活，因此常用 NaOH 作为反应终止液。

3. 其他的酶　　除以上酶外，常用的酶还有葡萄糖 -6- 磷酸脱氢酶、葡萄糖氧化酶、溶菌酶、苹果酸脱氢酶等。

（二）制备酶标记抗体或抗原的方法

在酶免疫技术中制备酶标记物的方法应符合简单、产量高，避免酶、抗体或抗原、酶标记物各自形成聚合物，标记反应不影响酶的活性和抗原、抗体的免疫反应性等原则。常用的标记方法如下：

1. 戊二醛交联法　　此法是以双功能交联剂戊二醛为"桥"，分别连接酶与抗体或抗原，形成酶 - 戊二醛 - 抗体（或抗原）结合物。此法操作简便，广泛用于 HRP、ALP 与抗体或抗原的交联。

2. 过碘酸钠氧化法　　此法常用于 HRP 的标记。HRP 是一种糖蛋白，过碘酸钠可将与酶活性无关的多糖羟基氧化为活泼的醛基，再与抗体蛋白的游离氨基结合形成席夫（Schiff）碱，再加入硼氢化钠还原后，即生成稳定的酶标记物，且此法生成酶标记物的产率较高。

（三）固相载体

固相膜免疫测定是将抗原或抗体结合到固相载体的表面，通过载体将结合状态的酶标记物和游离酶标记物分离的测定方法。常用的固相载体的种类有以下几种：

1. 塑料制品　　由聚苯乙烯或聚氯乙烯制成。聚苯乙烯具有较强的吸附蛋白质的性能，抗体或蛋白质抗原吸附后保留原来的免疫活性。聚苯乙烯作为载体在测定过程中不参与化学反应，材料经济，方法简便，可制成各种形状，故被普遍采用。

2. 微颗粒　　此类载体是由聚苯乙烯高分子单体聚合成的微球或颗粒，直径多为微米（μm）或纳米（nm）数量级。微颗粒带有能与蛋白质结合的功能基团，易与抗体或抗原形成化学偶联，且结合容量大。此外，微颗粒在反应时，可均匀地分散于整个反应溶液中，使反应面积增加，反应速度加快。

3. 膜载体　　是一种多孔薄膜过滤材料，包括硝酸纤维素膜（NC 膜）、尼龙膜和玻璃纤维素膜等。它是通过非共价键吸附抗原或抗体，吸附能力很强，且当样品量为微量时吸附也完全，故已广泛应用于固相膜免疫测定，如斑点酶免疫吸附试验、斑点金免疫渗滤试验和免疫印迹技术等。

（四）酶免疫技术的分类

酶免疫技术按照应用目的分为酶免疫测定和酶免疫组织化学技术两大类。前者主要是对液体标本中的抗原或抗体进行定性和定量分析，后者主要对组织切片或其他标本中的抗原进行定位分析。酶免疫测定又根据抗原-抗体反应是否需要将游离的和与抗原或抗体结合的酶标记物分离，而分为均相和非均相两种类型。根据是否采用固相材料吸附抗原或抗体，非均相酶免疫测定又分为液相酶免疫测定和固相酶免疫测定。以聚苯乙烯及其他固相支持物为载体的固相酶免疫测定称为酶联免疫吸附试验（ELISA），本节将重点加以介绍。

知识拓展

均相酶免疫测定

均相酶免疫测定是将半抗原或小分子抗原如药物、激素、毒品、兴奋剂等与酶结合制成酶标记物，测定时将待测样品、酶标记物、特异性抗体和底物加在一起，待抗原-抗体和酶-底物反应平衡后、即可直接测定结果，不需要分离步骤，整个检测过程都在均匀的液相内进行。均相酶免疫测定依据实验原理可分为竞争结合法和非竞争结合法两种类型。

二、酶联免疫吸附试验

酶联免疫吸附试验（ELISA）是目前在酶免疫技术中发展最快、应用最广，也是最成功的技术。其基本原理是将已知抗体或抗原包被于固相载体表面，使抗原-抗体反应在载体表面进行。用洗涤的方法将固相载体上形成的抗原-抗体复合物与液相中的游离成分分开，最后结合在固相载体上的酶量与标本中受检物质的量成一定的比例，加入酶的底物后，底物被酶催化形成有色产物，可根据有色产物颜色的深浅来对受检物质进行定性或定量分析。ELISA 可用于测定抗原，也可用于测定抗体。根据检测目的和操作步骤不同而采取不同的测定方法。ELISA 主要有以下几种类型：

（一）间接法

间接法是检测抗体最常用的方法，其原理为利用酶标记的抗抗体（二抗）来检测已与固相抗原结合的待测抗体（图 12-1）。操作步骤如下：

（1）抗原包被：将特异性抗原包被于固相反应板上，形成固相抗原，洗涤除去未结合的抗原及杂质。

（2）加入待检血清：待检血清中的抗体与固相抗原结合，经洗涤后，载体上只留下固相抗原-抗体复合物。

（3）加酶标抗抗体：其与固相复合物中的抗体结合。洗涤后，固相载体上的酶量就代表待测抗体的量。

（4）加底物：酶催化底物显色，颜色的深度与标本中待测抗体的量成正比。

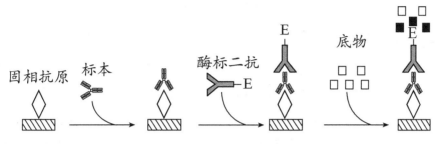

图 12-1　间接法测抗体示意图

（二）夹心法

1. 双抗体夹心法测抗原　双抗体夹心法是检测抗原最常用的方法（图 12-2），适用于检测含有至少 2 个抗原决定簇的较大分子抗原。操作方法如下：

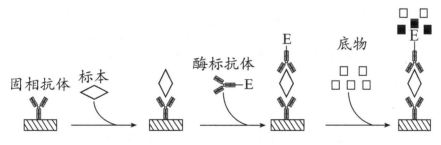

图 12-2　双抗体夹心法测抗原示意图

（1）抗体包被：将特异性抗体包被于固相反应板上，形成固相抗体，洗涤除去未结合的抗体及杂质。

（2）加待检标本：加入待检标本并温育，让标本中的抗原与固相载体上的抗体结合，形成固相抗原-抗体复合物，洗涤除去其他未结合的物质。

（3）加酶标抗体：使固相抗原-抗体复合物上的抗原与酶标抗体结合，洗涤未结合的酶标抗体，此时固相载体上带有的酶量与标本中待测抗原的量呈正相关。

（4）加底物：固相夹心式复合物中的酶催化底物生成有色产物，终止反应后比色对该抗原进行定性或定量的测定。

2. 双抗原夹心法测抗体　此法原理与双抗体夹心法类似，在临床上常用于检测乙型肝炎表面抗体（HBsAb）（图 12-3）。将已知抗原包被在固相反应板上，待测标本中的相应抗体可分别与固相反应板上的抗原和酶标抗原结合，形成固相抗原-抗体-酶标抗原的复合物，根据加入底物后的显色程度来确定待测抗体的含量。

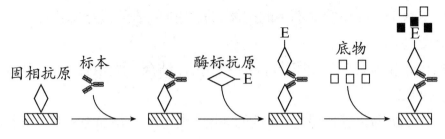

图 12-3　双抗原夹心法测抗体示意图

（三）双位点一步法

在双抗体夹心法的基础上，应用针对抗原分子上 2 个不同的抗原决定簇的单克隆抗体分别作为固相抗体和酶标抗体，在测定时则可使标本的加入和酶标抗体的加入 2 步并作 1 步，简化了操作步骤，还缩短了反应时间（图 12-4）。目前，临床实验室中测定大分子抗原如乙型肝炎 e 抗原（HBeAg）、甲胎蛋白（AFP）、人绒毛膜促性腺激素（hCG）等均采用此法。

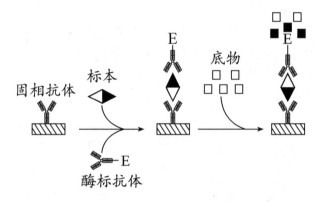

图 12-4　双位点一步法测抗原示意图

（四）竞争法

竞争法既可用于检测抗原（尤其是小分子抗原或半抗原），也可用于检测抗体。

1. 竞争法检测抗原　待测抗原和酶标抗原竞争结合固相抗体，因此结合于固相的酶标抗原量与待测抗原的量成反比（图 12-5），待测抗原越多，其结合固相特异性抗体越多，而酶标抗原与固相特异性抗体结合就减少，底物显色反应浅；反之，显色越深，待测抗原量则越少。操作步骤如下：

（1）包被抗体：将特异性抗体包被于固相载体上，形成固相抗体，然后洗涤。

（2）加标本：加入待测标本和一定量酶标抗原的混合溶液，使之与固相抗体反应。如受检标本中无待测抗原，酶标抗原则与固相抗体结合。如受检标本中含有待测抗原，则与酶标抗原竞争结合固相抗体，使酶标抗原与固相抗体的结合量减少。

（3）加底物：酶催化底物显色的深浅与待测抗原的含量成反比。参考管中由于结合的酶标抗原最多，故颜色最深。待测管颜色越浅，表示标本中抗原含量越多。

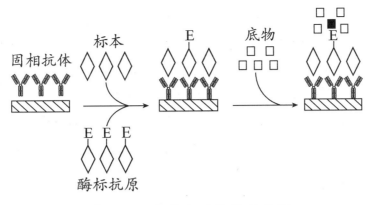

图 12-5　竞争法测抗原示意图

2. 竞争法检测抗体　抗体的测定一般不使用竞争法,但当抗原中杂质难以去除,不易得到足够的纯化抗原或抗原的性质不稳定时,可采用这种方法测定抗体。以乙型肝炎核心抗体(HBcAb)的测定为例,步骤如下:

(1)包被抗原:将HBcAg包被在固相载体上,形成固相抗原。

(2)加标本:加入待测样本和酶标的特异性抗体,待测样本的抗体将与酶标抗体竞争与固相载体上的特异性抗原结合,温育后洗涤。

(3)加底物:加酶的底物显色,显色的深浅与待测抗体的含量成反比(图12-6)。

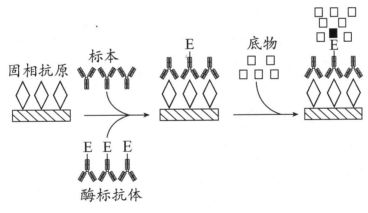

图 12-6　竞争法测抗体示意图

(五)捕获法

用于测定特异性 IgM 类抗体。待测血清中针对某些抗原的特异性 IgM 常和 IgG 同时存在,为避免 IgG 干扰 IgM 抗体的测定,多采用捕获法(图12-7)。操作步骤如下:

(1)包被抗体:将抗人 IgM 的抗体(羊抗人 IgM 抗体)包被在固相载体上形成固相抗人 IgM,洗涤除去未吸附的抗人 IgM 抗体及其他杂质。

(2)加入待测稀释血清标本:抗人 IgM 抗体将标本中的 IgM(包括特异性 IgM 和非特异性 IgM)类抗体捕获,防止 IgG 类抗体对 IgM 测定的干扰,洗涤除去未结合物。

(3)加入特异性抗原:其与固相载体上的特异性 IgM 结合,洗涤除去未结合物。

(4)加入酶标抗体:加入针对特异性抗原的酶标抗体,与结合于固相 IgM 上的特异性抗原结合形成抗人 IgM-IgM- 特异性抗原 - 酶标抗体的复合物,洗涤除去未结合物。

（5）加底物:酶催化底物显色,依据显色程度来确定待测血清中 IgM 的含量,显色深浅与待测 IgM 含量成正比。

捕获法在临床上常用于病原体急性感染的实验室诊断,如急性甲型肝炎时检测患者血清中的抗 HAV-IgM,急性乙型肝炎时检测抗 HBc-IgM 以及优生五项的检测等。采用此法时须注意类风湿因子（RF）及其他非特异性 IgM 的干扰。另外,非特异性 IgM 在第一步温育时可与特异性 IgM 竞争与固相抗体结合,从而会影响测定的灵敏度,必须对待测血清进行适当稀释。

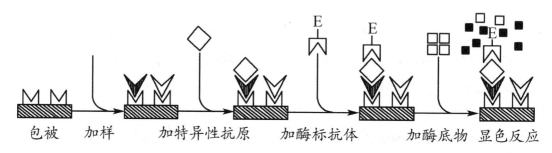

图 12-7　捕获法测 IgM 类抗体示意图

ELISA 具有高度的特异性和灵敏度,操作方便、快速,试剂稳定,对环境无污染,仪器设备要求简单,实验结果既可以用肉眼观察做定性分析,也可以用酶标仪进行定性、定量分析,此法已经成为临床免疫检验中的常用技术,常用于下列物质的检测:①病原微生物如结核分枝杆菌、幽门螺杆菌、肝炎病毒、人类免疫缺陷病毒等的抗体检测,也可用于血吸虫、弓形虫、疟原虫等的诊断。②激素如 hCG、促甲状腺激素（TSH）、三碘甲状腺原氨酸（T_3）、甲状腺素（T_4）、雌激素等的检测。③药物如地高辛、苯巴比妥、吗啡及兴奋剂等的检测分析。④肿瘤标志物如 AFP、癌胚抗原（CEA）等的检测。⑤蛋白质如各类免疫球蛋白、补体成分、自身抗体及酶等的检测。

三、膜载体的酶免疫技术

膜载体的酶免疫技术是以微孔膜作为固相载体,其具有可滤过性和毛细管作用,且对蛋白质有很强的吸附能力,以酶标记抗原或抗体作为标记物,通过抗原 - 抗体反应进行抗原或抗体检测的方法。

1. 斑点酶免疫吸附试验　斑点酶免疫吸附试验（Dot-ELISA）的原理与常规 ELISA 相同。不同之处在于 Dot-ELISA 使用的固相载体为吸附蛋白质能力很强的 NC 膜,底物经酶反应后形成有色的沉淀物,使 NC 膜染色。以检测抗体为例,技术要点为:

（1）抗原包被:加少量（1~2ul）抗原于膜上,干燥后封闭。

（2）抗原 - 抗体反应:滴加待检血清标本,待检标本中抗体与 NC 膜上的抗原结合,洗涤后再滴加酶标记的第二抗体。

（3）显色反应：滴加底物溶液，阳性者即可在膜上出现肉眼可见的有色斑点（图 12-8）。Dot-ELISA 的优点是 NC 膜吸附蛋白质能力强，微量抗原吸附完全，故检出灵敏度可较普通 ELISA 高 6~8 倍；如将 NC 膜裁成膜条，并在同一张膜条上点有多种抗原，将整个膜条与同一份血清反应则可同时获得对多种疾病的诊断结果；试剂用量较 ELISA 节约 5~10 倍；结果判断不需特殊设备条件；NC 膜上的结果可长期保存（-20℃环境下可达半年）。缺点是操作烦琐，特别是洗涤很不方便。

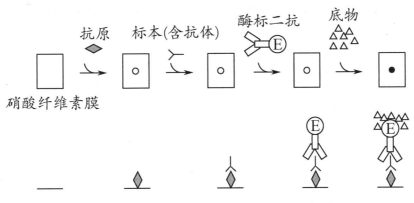

图 12-8　斑点酶免疫吸附试验示意图

2. 免疫印迹试验　免疫印迹试验（immunoblotting test, IBT）又称酶联免疫电转移印迹法，是蛋白质电泳分离与酶免疫测定相结合而形成的一项检测蛋白质的技术。其基本原理是含多种蛋白质成分的检样经 SDS 聚丙烯酰胺凝胶电泳（SDS-PAGE），在凝胶板上因分子量不同、所带电荷数量不同而被分离，通过电转移等方法将其转印至固相介质（如 NC 膜）上，然后在固相膜上以酶免疫测定法进行分析检测。

IBT 的基本操作方法有 3 步。① SDS-PAGE：使检样中的蛋白质被分离到不同的区带；②电转移：选用低电压（100V）、大电流（1~2A），通电 45min 将已经分离的条带转印至 NC 膜上；③酶免疫定位：将印有蛋白质条带的 NC 膜（相当于包被了抗原的固相载体）依次与特异性抗体和酶标记抗抗体作用后加入能形成有色沉淀的底物，使区带染色。阳性反应的条带清晰可辨，还可根据电泳时加入的分子量标准，确定各组分的分子量。

免疫印迹法综合了 SDS-PAGE 的高分辨力和 ELISA 的高特异性与敏感性，在实践中广泛用于分析抗原组分及其免疫活性，也可用于疾病的诊断，如作为人类免疫缺陷病毒感染的确认试验。

3. 重组免疫结合试验　重组免疫结合试验（RIBA）与免疫印迹试验相似，不同之处是特异性抗原不通过电泳分离转印，而是直接分条加在固相膜上。RIBA 已用于血清抗丙型肝炎病毒（HCV）抗体分析。HCV 抗原成分复杂，包括有特异性的非结构区抗原、结构区抗原、核心抗原和非特异性的 G 抗原。试验中，将各种抗原成分以横线条形式分别吸附在 NC 膜上，置于特制的凹槽反应盘中与标本中的特异性抗体和酶标二抗温育、洗涤，最后加底物显色，显色条带提示血清中存在针对吸附抗原的特异性抗体。根据条带的粗细和深浅，还可粗略估计抗体的效价。而在 ELISA 法中，一般使用混合抗原包被，检测到的血清抗体是综合性抗体。

重组免疫结合试验适合于含复杂抗原成分的病原体抗体的分析，除抗 HCV 抗体外，也成功地用于抗 HIV 抗体和抗可提取性核抗原（ENA）抗体的测定。

四、生物素 - 亲和素系统酶联免疫吸附试验

生物素 - 亲和素系统酶联免疫吸附试验是生物素 - 亲和素（BAS）与 ELISA 组合的技术。BAS 是一对具有高度结合力的物质，结合迅速、专一、极其稳定，并具有多级放大效应。BAS 既可以偶联抗原、抗体等大分子物质，又可以被荧光素、酶、放射性核素等物质标记，因此把 BAS 和 ELISA 偶联起来，建立一种检测系统即 BAS-ELISA，可大大提高分析测定的敏感度，比普通的 ELISA 敏感 4~16 倍。

（一）生物素和亲和素

1. 生物素（biotin，B） 是一种小分子生长因子，又称维生素 H 或辅酶 R，广泛分布于动植物组织中，可从含量较高的卵黄和肝组织中提取。生物素分子有 2 个环状结构，其中咪唑酮环可与亲和素结合，四氢噻吩环可结合抗体和酶等生物大分子。经化学修饰后，生物素可成为带有多种活性基团的衍生物，称为活化生物素。活化生物素可以和各种蛋白质（如抗体、SPA、酶、激素）、多肽、多糖、核酸、荧光素、放射性核素、胶体金等结合。这些物质与活化生物素结合后称为生物素化。

2. 亲和素（avidin，A） 亦称抗生物素蛋白、卵白素，是从卵白蛋白中提取的一种由 4 个相同亚基组成的碱性糖蛋白，每个亲和素能结合 4 个分子的生物素，与生物素之间的亲和力极强，比抗原与抗体的亲和力至少高 1 万倍，并具有高度特异性和稳定性。

3. 链霉亲和素（streptavidin，SA） 是由链霉菌分泌的一种蛋白质，由 4 条序列相同的肽链组成，每条肽链都能结合 1 个分子生物素，因此与亲和素一样，每个链霉亲和素分子也能结合 4 个分子生物素，且在检测中发生非特异性结合远较亲和素低，因此逐渐取代了卵白亲和素。

BAS 在实际应用中具有巨大的优势，主要体现在四个方面。①高敏感性：每个亲和素分子可结合 4 个生物素分子，所以可以偶联更多生物素化大分子衍生物和标记物，产生多级放大作用，从而大大提高反应的灵敏度。②高特异性：亲和素与生物素之间的结合具有高度专一性，在产生放大作用时，并不增加非特异性干扰。③高稳定性：亲和素和生物素间的亲和常数比抗原 - 抗体反应高 1 万倍，二者结合后的解离常数很小，呈不可逆性反应，几乎不受酸、碱、变性剂、蛋白酶及有机溶剂的影响，可降低操作误差，提高测定的精确度。④实用性强：生物素和亲和素均可制成多种衍生

物,与酶、荧光素、放射性核素等各类标记物结合,还可制成多种通用试剂,且可高度稀释,用量少,成本低,广泛用于检测体液、组织或细胞中的抗原、抗体以及其他多种生物学反应体系。

（二）BAS-ELISA 的类型

BAS 在 ELISA 中的应用有多种形式,常用的有 3 种类型:BA-ELISA、BAB-ELISA 和 ABC-ELISA。这 3 种方式的生物素标记均可采用直接法和间接法,由于间接法增加了一级抗原 - 抗体反应,因而比直接法更敏感,应用范围更广。以 BAB-ELISA 为例,用双抗体夹心法测抗原时,用生物素化抗体代替酶标抗体,再通过亲和素搭桥与生物素化酶结合,形成固相抗体 - 抗原 - 生物素化抗体 - 亲和素 - 酶标生物素复合体,使反应信号放大,提高检测灵敏度(图 12-9)。

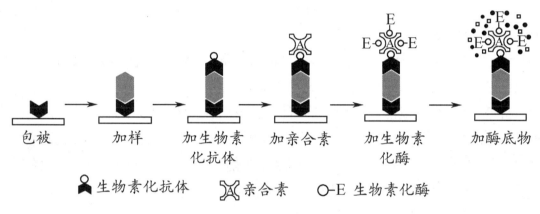

图 12-9　BAB-ELISA 夹心法测抗原示意图

第二节　荧光免疫技术

一、荧光免疫技术概述

荧光免疫技术是以荧光物质标记抗体或抗原后,进行抗原 - 抗体反应,利用荧光检测仪测定抗原 - 抗体复合物中的特异性荧光信号,从而对抗原或抗体进行定性、定位或定量分析检测的技术。

 导入案例

1941 年美国科学家 Coons 等首次用异硫氰酸荧光物质标记抗体,检测小鼠组织切片中的可溶性肺炎链球菌多糖抗原,从而创立了荧光标记技术。1958 年 Riggs 等合成性能更为优良的异硫氰酸荧光素,Marshall 等则进一步改进了对荧光抗体的标记方法,1960 年 Glodstein 改进了荧光抗体的纯化方法,较好地解决了非特异性染色的问题。随着技术的成熟,荧光免疫技术已在临床免疫诊断和科学研究中被广泛应用。

请思考:

1. 什么是荧光免疫技术?荧光物质有哪些?

2. 荧光免疫分析的方法有哪些?如何才能做到定性、定位和定量分析?

荧光免疫技术分为荧光抗体技术(FAT)和荧光免疫分析(FIA)两大类。传统的荧光抗体技术是用荧光抗体对细胞、组织切片或其他标本中的抗原进行定位染色,并借助荧光显微镜直接观察结果,故又称为荧光免疫显微技术。荧光免疫分析是在荧光抗体技术的基础上进一步发展起来的,用于液体标本中的抗原或抗体的自动化定量检测,现已广泛应用于临床检测和科学研究,极大地拓展了荧光免疫技术的应用范围。

(一)荧光物质

荧光是某些物质在吸收一定波长激发光的能量后,处于基态的电子跃迁到激发态,当恢复至基态时发射出的波长大于激发光波长的光。

荧光物质是指经激发能产生荧光的有机化合物,主要包括以下几种:

1. 荧光色素　指那些能产生明显荧光并可用作染料的有机化合物,也称为荧光染料。用作标记物的荧光色素应具备下列条件:①能与蛋白质分子牢固结合,且结合后不影响抗原或抗体的免疫活性;②荧光效率高,经激发光照射发出的荧光强度大;③荧光色泽易于观察;④安全无毒,不具有附加的抗原性。

常用的荧光色素有异硫氰酸荧光素(FITC,黄绿色荧光)、玫瑰红 B(RB200,橘红色荧光)、四甲基异硫氰酸罗丹明(TRITC,橙红色荧光),以及藻胆蛋白类,主要包括藻红蛋白(PE,红色荧光)、藻蓝蛋白(PC,紫色荧光)、别藻蓝蛋白(APC,红色荧光)3 类,以及藻红蛋白偶联荧光素,如藻红蛋白-德州红(ECD,橘红色荧光)、藻红蛋白-花青苷 5(PeCy5,红色荧光)等。

2. 其他荧光物质

(1)镧系螯合物:某些 3 价稀土镧系元素如铕、铽、铈等的螯合物经激发后也可发射特征性的荧光,其中以铕应用最广,铕螯合物的荧光衰变时间长,适用于时间分辨荧光免疫分析。

(2)酶作用后产生荧光的物质(荧光底物):有些化合物本身不产生荧光,但经酶作用后可产生强的荧光,可用于酶免疫荧光分析。

(二)荧光抗体的制备

荧光抗体是免疫荧光技术的关键试剂,是将荧光素(如 FITC)或镧系螯合物与特异性抗体以化学共价键的方式结合而成。

1. 荧光素对抗体的标记　常用的标记方法有搅拌法和透析法 2 种。搅拌法适用于标记体积较大、蛋白质含量较高的抗体溶液,优点是标记所需时间短,荧光素用量少，但影响因素多，若操作不当会引起较强的非特异性荧光染色。透析法适用于标记样品量少、蛋白质含量低的抗体溶液，此法标记比较均匀，非特异性染色也较低。标记完成后，还应对标记抗体进一步纯化以去除未结合的游离荧光素和过多结合荧光素的抗体。

2. 镧系元素对抗体的标记　镧系稀土元素不能直接与蛋白质结合，需要利用具有双功能基团的螯合剂将稀土元素与抗体或抗原分子的氨基偶联，形成镧系元素离子 - 螯合剂 - 抗原（或抗体）复合物，以便获得稳定的稀土元素标记物。螯合剂可先螯合铕，再连接蛋白质（一步法），或先连接蛋白质，再螯合铕（二步法）。

二、荧光免疫显微技术

荧光免疫显微技术又称荧光抗体技术，是一种将抗原 - 抗体结合反应与形态学检验相结合的方法。其基本原理：用荧光素标记的抗体或抗抗体与组织切片中的细胞抗原或血清中的抗体进行反应，洗涤除去游离的荧光抗体后，于荧光显微镜下观察，在黑暗背景上可见呈现特异性荧光的抗原 - 抗体复合物及其存在部位，借此对组织细胞抗原进行定性和定位检测，或对自身抗体进行定性和滴度测定。故此技术又称为荧光免疫组织化学技术。

荧光免疫显微技术的基本操作程序包括 3 个步骤。①制片：将含待测抗原的组织或细胞等标本固定在载片上；②加荧光抗体：荧光抗体与载片上组织或细胞中的待测抗原通过抗原 - 抗体反应结合而固定，洗涤除去游离的荧光抗体；③镜检：用荧光显微镜观察有无荧光现象来判定结果。根据不同的检测目的，可选用以下不同的方法。

1. 直接法　将特异性荧光抗体直接滴加于标本上，使之与待测抗原发生特异性结合，洗涤、干燥后在荧光显微镜下观察特异性荧光（图 12-10）。若标本中有相应待测抗原存在，则在荧光显微镜下可见发出荧光的抗原 - 抗体复合物。本法操作简便、快速，特异性高，受非特异性荧光的干扰少，但敏感性偏低，并且一种荧光抗体只能检测一种抗原。

2. 间接法　用特异性抗体与标本中相应抗原反应后，再用荧光素标记的抗免疫球蛋白抗体（针对特异性抗体的抗抗体）与形成的抗原 - 抗体复合物中的抗体结合，洗涤后在荧光显微镜下观察特异性荧光，以检测未知抗原或抗体（图 12-10）。本法比直接法敏感度高 5~10 倍，且一种荧光二抗可检测多种抗原抗体系统，缺点是易产生非特异性荧光，且操作时间较长。

3. 补体法　本法是利用补体结合试验的原理，在间接法的第一步抗原 - 抗体反应时加入补体（多用豚鼠补体），再用荧光标记的抗补体抗体进行示踪。本法敏感度高，且只需一种抗体，但易出现非特异性染色，加之补体不稳定，每次须采新鲜豚鼠血清，操作复杂，因此较少应用（图 12-10）。

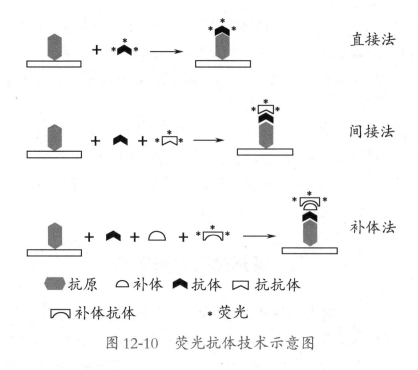

图 12-10　荧光抗体技术示意图

4. 双标记法　抗原 - 抗体反应的原理同直接法。采用 2 种颜色的荧光素分别标记 2 种不同的抗体,对同一标本进行荧光染色,洗涤后在荧光显微镜下观察特异性荧光,若标本中有 2 种相应的待测抗原存在,可显示 2 种颜色的荧光。本法可用于同时检测同一标本中的 2 种抗原的分布。

荧光免疫显微技术在医学检验中的应用:①各种微生物的快速鉴定,如细菌、病毒、梅毒螺旋体等;②流行病学调查和临床回顾诊断:多用荧光间接法测定患者血清中的抗体效价;③寄生虫感染的诊断:间接免疫荧光试验是当前公认的最有效的检测疟疾抗体的方法;④血清自身抗体的检测:可同时检测抗体和与抗体起特异性反应的组织成分,并能在同一组织中同时检查抗不同组织成分的抗体;⑤白细胞分化抗原的检测。

三、荧光免疫分析

荧光免疫分析(fluorescence immunoassay,FIA)是将抗原 - 抗体反应与荧光物质发光分析相结合,用荧光检测仪检测抗原 - 抗体复合物中特异性荧光强度,从而对标本中待检物质进行定量测定。FIA 包括时间分辨荧光免疫分析、荧光偏振免疫测定、流式细胞分析技术、荧光酶免疫分析等。

1. 时间分辨荧光免疫分析　时间分辨荧光免疫分析(TRFIA)是用镧系元素标记抗原或抗体,并与时间分辨技术相结合而建立的一种新型超微量物质分析方法,具有灵敏度高、特异性强、发光稳定、自然荧光干扰少、标准曲线范围宽等特点。其原理是各种组织、蛋白质或其他化合物,通常在激发光的照射下都能发出一定波长的自发荧光,这些荧光为非特异性荧光,可干扰荧光免疫分析的灵敏度和特异性,但它们的荧光寿命通常较短(1~10ns),最长不超过20ns。而TRFIA技术采用的荧光物质为镧系元素螯合物,其荧光寿命较长(10~1 000μs)。TRFIA利用这一时间差特性,待被测样品中短寿命背景荧光完全衰变后,再测定镧系元素螯合物的特异性荧光,可有效地降低背景荧光的干扰,故称时间分辨荧光免疫分析(图12-11)可用于多种激素(肽类激素、甲状腺激素、甾体激素等)、药物、肿瘤标志物、病毒抗原或抗体、蛋白质等物质的微量检测。

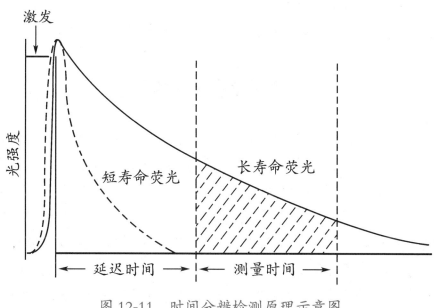

图12-11　时间分辨检测原理示意图

2. 荧光偏振免疫测定　荧光偏振免疫测定是利用抗原-抗体竞争反应的原理,根据荧光素标记抗原与其抗原-抗体复合物之间荧光偏振程度的差异,测定液体中小分子物质的含量。此方法样品用量少、检测速度快、易于自动化、重复性好、荧光素标记试剂稳定且使用时间长。荧光偏振免疫测定主要用于测定小分子抗原物质,是临床药物浓度测定的首选方法。目前已有多种药物、激素、毒品和常规生化项目可以用本方法进行分析。

第三节　放射免疫技术

放射免疫技术是以放射性核素为标记物的免疫标记技术,它是一种将放射性核素的高敏感性和抗原-抗体反应的高特异性相结合的一种体外超微量物质测定技术。

 导入案例

1959年Yalow和Berson利用放射性核素标记胰岛素并与传统的免疫反应相结合,创立了放射免疫分析（RIA）。该项技术具有灵敏度高（可测定 $10^{-15}\sim10^{-9}$g/L 水平的超微量物质）、特异性强、重复性好、样品及试剂用量少、操作简便且易于标准化等优点，为生物医学痕量分析开创了一个崭新的领域，极大地提高了临床试验医学的诊断水平。但放射性核素同时也给人体带来了伤害，对环境造成污染。这在很大程度上限制了它的发展和应用。

请思考：

1. 什么是放射免疫技术？其基本原理是什么？
2. 在同等检测水平上，有没有更安全可靠的免疫检测技术？

一、放射免疫技术的原理

放射免疫技术的基本原理是应用放射性核素标记抗原或抗体，使其与待测标本中的相应抗体或抗原结合，然后分别测定游离标记物和结合标记物的放射活性，即可计算出标本中待测物的含量。常用的放射性核素有 ^{125}I（放射 γ 射线）、^{3}H（放射 β 射线）等，分别用 γ 计数仪和液体闪烁计数仪测定其放射性。

放射免疫技术根据其方法学原理的不同主要有两种类型，即放射免疫分析和免疫放射分析。两类技术均具有灵敏度高、特异性强、重复性好、样品及试剂用量少、操作简便且易于标准化等优点，在各种微量蛋白质、激素、小分子药物及肿瘤标志物的定量检测等方面得到了广泛的应用。

二、放射免疫分析

放射免疫分析（radioimmunoassay，RIA）是放射免疫技术的经典方法，它是以放射性核素标记的抗原（Ag*）与未标记抗原（Ag）竞争结合特异性抗体（Ab），对待检样品中的抗原进行定量测定的一种技术。

1. **基本原理**　放射免疫分析的基本原理是用放射性核素标记抗原（Ag*），使其与待测标本中的非标记抗原（Ag）竞争结合有限量的特异性抗体（Ab），反应形成可溶性的抗原 - 抗体复合物（Ag-Ab）和标记抗原 - 抗体复合物（Ag*-Ab），直至达到平衡状态。由于 Ag* 与 Ab 的量是固定的，故 Ag*-Ab 形成的量就随着 Ag 的量而改变。Ag 量增加，相应地结合较多的 Ab，从而抑制 Ag* 对 Ab 的结合，使 Ag*-Ab 相应减少，游离的 Ag* 相应增加，亦即 Ag*-Ab 中的放射性强度与受检标本中的 Ag 浓度成反比（图 12-12）。若将 Ag*-Ab 与游离 Ag* 分开，分别测定其放射性强度，就可计算出结合态（Ag*-Ab）的标记抗原（用 B 表示）与游离态的（Ag*）标记抗原（用 F 表示）的比值（B/F），或算出其结合率[B/(B+F)]，这与标本中的抗原量呈函数关系。用一系列已知浓度的标准抗原进行试验，计算相应的 B/F，绘制出标准曲线（图 12-13）。受检标本在同样条件下进行测定,计算 B/F 值,则可在剂量反应标准曲线上查出标本中抗原的含量。

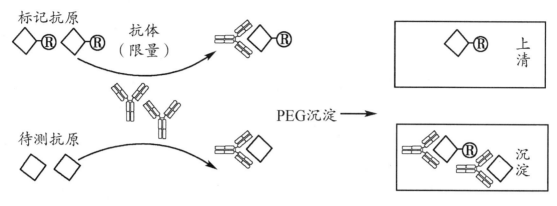

图 12-12 RIA 原理示意图

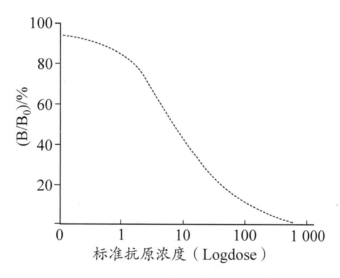

图 12-13 RIA 的剂量反应曲线

2. 测定步骤

（1）抗原 - 抗体反应：将抗原（标准品和待测标本）、标记抗原和抗血清按顺序定量加入小试管中,在一定的温度下进行一定时间的反应,使竞争抑制反应达到平衡。

（2）B、F 分离：在 RIA 反应中,标记抗原和特异性抗体的含量极微,形成的标记抗原 - 抗体复合物（B）不能自行沉淀,因此需用一种合适的沉淀剂使它彻底沉淀,以使其与游离标记抗原（F）分离。RIA 中常用的 B、F 分离技术有第二抗体沉淀法、聚乙二醇（PEG）沉淀法、活性炭吸附法等。

（3）放射性强度的测定：B、F 分离后,即可对其进行放射性强度测定,得到 B 和 F 值。每次测定以标准抗原的不同浓度为横坐标,以相应的 B/B+F 或 B/F 值为纵坐标做图,可获得标准曲线。以测定管的 B/B+F 或 B/F 值在标准曲线上查出相应的待测标本中抗原的浓度。

三、免疫放射分析

免疫放射分析（immunoradiometric assay，IRMA）是用放射性核素标记的抗体直接与待测抗原反应并用固相免疫吸附剂进行 B 和 F 的分离。IRMA 于 1968 年由 Mile 和 Hale 改进为双位点免疫结合，他们应用放射性核素标记抗胰岛素抗体检测牛血清中的胰岛素获得了成功，为了区别于经典的 RIA，将其命名为免疫放射分析。

1. 基本原理　免疫放射分析的基本原理是非竞争性免疫结合反应，将放射性核素标记在抗体上，并用过量的标记抗体（Ab*）与待测抗原（Ag）进行非竞争性结合反应，通过固相免疫吸附方式将 B 和 F 进行分离，去除剩余的游离标记抗体（Ab*）。标记抗原-抗体复合物（Ag-Ab*）的放射性强度与待测抗原的含量成正比，通过检测标记抗原-抗体复合物的放射性，从而得到待检样本中抗原的浓度。

2. 测定方法　IRMA 根据抗原反应位点主要有单位点 IRMA 法和双位点 IRMA 法。

（1）单位点 IRMA 法：只需要一个反应位点，用过量的标记抗体与待测抗原进行反应，平衡后用固相抗原结合反应液中剩余的标记抗体，取上清液测定抗原和标记抗体结合物的放射强度。该方法灵敏性和特异性均较差，应用较少。

（2）双位点 IRMA 法：又称双抗体夹心法，该方法共采用两种抗体，一种是与固相载体连接的固相抗体，另一种是标记放射性核素的标记抗体。将固相抗体与标记抗体结合到待测抗原的两个反应位点上，形成固相抗体-抗原-标记抗体复合物（图 12-14），再去除上清液中游离标记抗体，测定固相上的放射强度，其与待测抗原的浓度成正比，通过绘制标准曲线即可查出待测样本中抗原的含量。

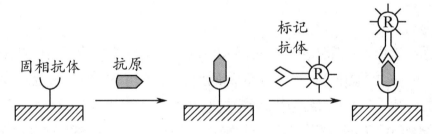

图 12-14　双位点 IRMA 原理示意图

RIA 和 IRMA 是放射免疫技术中的两种重要类型，各具特色。如 IRMA 的灵敏度和特异性均比 RIA 更好，且操作程序比较简单，缺点是应用抗体的量较大，抗体的纯化较难。另外，IRMA 的测定对象主要限于有两个以上抗原决定簇的肽类或蛋白质。相较于 IRMA 而言，RIA 测定所需标本量少，而且既可测定小分子量的物质，也可以测定大分子量的物质，在医学检验中应用极为广泛。IRMA 与 RIA 的区别见表 12-1。

表 12-1　RIA 与 IRMA 的比较

区别要点	RIA	IRMA
标记对象	抗原	抗体
抗体用量	限量	过量
反应方式	竞争性结合	直接结合
B、F 分离方法	第二抗体沉淀法等	固相抗体等

四、放射免疫技术的应用

放射免疫技术由于敏感度高、特异性强、精密度高,可测定小分子量和大分子量物质,常用于测定各种激素(如甲状腺激素、性激素、胰岛素等)、微量蛋白质、肿瘤标志物[如 AFP、CEA、糖类抗原(CA125、CA199)等]和药物(如苯巴比妥、氯丙嗪、庆大霉素等)等。但由于核素的放射性对人体有一定的危害性,必须加以防护,核素实验室的建设须经防疫部门监督,操作人员须经过特殊训练,因此从长远前景看,放射免疫技术有被取代的趋势。但在目前,从所需的设备和检测的费用上,放射免疫技术还有一定的优越性,还将在一定时期内被医学检验实验室所采用。

第四节　免疫胶体金技术

 导入案例

心血管疾病是成年人最大的潜在杀手,能否在短时间内检测胸痛患者是否患有致命的急性心肌梗死(AMI),不仅关系到 AMI 患者能否及时得到诊断和治疗,也关系到非 AMI 患者无须担惊受怕或承担额外的医药费和住院费,同时避免社会不必要的医疗资源占用,使医院能救治更多的患者。

请思考:

1. 如何让患者能及时、自我进行疾病检测?

2. 即时检验或床边检验有哪些方法和技术?

免疫胶体金技术是以胶体金作为示踪标志物应用于抗原抗体检测的一种免疫标记技术。这一技术在 20 世纪 70 年代初期由 Faulk 和 Taylor 始创,最初用于免疫电镜技术。在免疫测定中,金标记常与膜载体配合,形成特定的反应模式,经典的如免疫胶体金渗滤试验和免疫胶体金层析试验等,已是目前应用广泛、简便、快速的检验方法。

一、免疫胶体金技术的原理

胶体金也称为金溶胶，是氯金酸（$HAuCl_4$）在还原剂作用下形成的有一定大小、形态和颜色的金颗粒，金颗粒均匀、分散地悬浮在液体中，呈稳定的胶体状态，故称胶体金。在碱性环境中，胶体金颗粒表面带有较多的负电荷，可与带正电荷的抗体（或抗原）借静电牢固结合而形成金标记抗体（或抗原）。这种金标记抗体（或抗原）与相应的抗原（或抗体）反应后，通过观察胶体金的颜色等特性可对被检对象做出定性、定位分析。

知识拓展

胶体金颗粒的呈色性

不同大小的胶体金呈色有一定的差别。最小的胶体金（2~5nm）是橙黄色的，中等大小的胶体金（10~20nm）是酒红色的，较大颗粒的胶体金（30~80nm）则是紫红色的。根据这一特点，用肉眼观察胶体金的颜色可粗略估计金颗粒的大小。

二、斑点金免疫渗滤试验

斑点金免疫渗滤试验（DIGFA）是以硝酸纤维素膜为载体，利用微孔滤膜的可滤过性，依次滴加标本、免疫金和洗涤剂，使抗原-抗体反应和洗涤在一特殊的渗滤装置上以液体渗滤过膜的方式迅速完成。渗滤装置有塑料盒、吸水垫料和点加了已知抗原或抗体的 NC 膜片 3 部分组成。盒盖的中央有一直径 0.4~0.8cm 的小圆孔，盒内垫放吸水材料，NC 膜片安放在正对盒盖圆孔下，关闭盒盖，使 NC 膜片紧贴吸水垫料（图 12-15）。

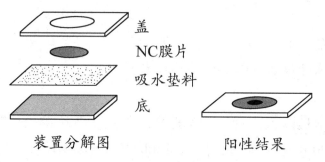

盖
NC膜片
吸水垫料
底

装置分解图　　　阳性结果

图 12-15　斑点金免疫渗滤试验装置及结果示意图

常用斑点金免疫渗滤试验有双抗体夹心法测抗原、间接法测抗体。以双抗体夹心法测抗原为例,其原理与方法如下:①将纯化的特异性抗体吸附于 NC 膜表面中央形成斑点;②滴加被测标本于 NC 膜上,标本液渗滤通过 NC 膜时,所含抗原被膜上抗体捕获,形成抗原 - 抗体复合物而固定于膜上;③滴加胶体金标记的抗体,经渗滤在膜上形成抗体 - 抗原 - 金标记抗体复合物,并在膜中央显示红色斑点,此即阳性反应。

 知识拓展

斑点免疫渗滤试验发展历史

斑点免疫渗滤试验最初是从斑点 ELISA 基础上发展起来的,应用的结合物是酶标记的,称为斑点酶免疫渗滤试验。1989 年推出了检测 HIV 抗体的免疫胶体金渗滤试验,该方法只需要试剂,不需要仪器。20 世纪 90 年代初该试验得到了迅速发展,用于检测各种传染病的抗体和肿瘤标志物等。目前临床中广泛使用的检测尿液 hCG 的早孕诊断试剂就是应用了该方法。

三、胶体金免疫层析试验

胶体金免疫层析试验是将胶体金标记技术和蛋白质层析技术相结合的快速固相膜免疫分析技术。该实验也是以 NC 膜作为载体,并利用微孔滤膜的毛细管作用,使加于膜条一端的液体标本向另一端移动,犹如层析一般,在移动过程中被分析物与固定体膜上某一区域的抗体或抗原结合而被固相化,无关物则越过该区域而被分离,然后通过胶体金的呈色条来判读实验结果。本法除层析条装置外,不需要任何仪器设备。

胶体金免疫层析试验的方法有双抗体夹心法、竞争法、双抗原夹心法和反向流动层析法。以双抗体夹心法为例,其原理与方法如下:试验所用多个试剂被组合在一狭长的试剂条上。试剂条的上端(A)和下端(B)附有吸水材料,胶体金标记的抗体粘贴在 B 附近的 C 处,紧接着为 NC 膜,膜上有两个反应区域,测试区(T)包被有特异性抗体(为小鼠 IgG),参照区(R)包被有抗小鼠 IgG 抗体(图 12-16)。测试时将试剂条下端浸入液体标本中,下端吸水材料吸取标本液向上移动,流经 C 处时,标本中的抗原与该处的金标记抗体结合成抗原 - 抗体复合物,并继续向上移至测试区,被此处的固相抗体捕获,形成抗体 - 抗原 - 金标记抗体复合物,并出现红色反应线条(T)。剩余的金标记抗体继续移至参照区,与抗小鼠 IgG 抗体结合而呈现红色质控线条(R)。试验结果以测试区和参照区都出现红色线条为阳性;若只出现红色质控线条则为阴性。

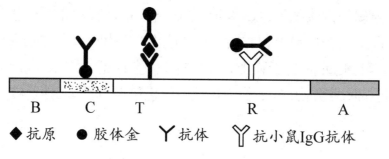

图 12-16 胶体金免疫层析试验原理示意图

◆ 抗原　● 胶体金　Y 抗体　Y 抗小鼠IgG抗体

免疫胶体金技术具有操作简便、快速以及操作人员不需要技术培训,除试剂外无须特殊仪器设备,且试剂稳定,便于保存等优点,因此特别适用于急诊检验;与酶免疫技术相比,胶体金本身为红色,不需要加入显色剂,省去了酶免疫技术中致癌性底物及终止液的步骤,对人体无害,且金标记物更稳定,实验结果可以长期保存而不褪色。但本法灵敏度不及酶标法和酶发光免疫测定技术,在临床应用中应引起重视;该技术不能准确定量,只能作为定性或者半定量试验。目前主要用于检测正常体液中不存在的物质(如诊断传染病中的抗原或抗体以及毒品类药物等)及正常含量极低而在特殊情况下升高的物质(如 hCG 等)。

第五节　化学发光免疫分析

化学发光免疫分析(CLIA)是将化学发光技术和免疫反应相结合,用于检测微量抗原或抗体的一种新型免疫标记技术。该方法继承了放射免疫的所有优点,同时克服了放射免疫和酶联免疫各自的缺点,兼有化学发光的高灵敏度和抗原-抗体反应的高特异性且无放射性危害等优点,是继放射免疫分析、酶免疫分析、荧光免疫技术之后发展起来的一项最新免疫测定技术。

根据反应原理及标记物的不同,化学发光免疫分析技术大体可分为直接化学发光免疫分析、化学发光酶免疫分析、电化学发光免疫分析、发光氧通道免疫分析 4 种类型。

 导入案例

20 世纪 70 年代中期 Arakawe 首先报道了化学发光免疫分析,发展至今已经成为一种成熟的、先进的超微量活性物质检测技术,是目前发展和推广应用最快的免疫分析方法,也是目前最先进的标记免疫测定技术,灵敏度和精确度比酶免法、荧光法高几个数量级,可以完全替代放射免疫分析,彻底淘汰酶联免疫分析。化学发光免疫分析主要具有灵敏度高、特异性强、试剂价格低廉、试剂稳定且有效期长(6~18 个月)、方法稳定快速、检测范围宽、自动化程度高等优点。

请思考：

1. 化学发光免疫分析比放射免疫分析更适合临床使用的优点是什么？

2. 常用的化学发光剂有哪些？

一、发光的基本知识

1. 发光　发光是指分子或原子中的电子吸收能量后，由基态（较低能级）跃迁到激发态（较高能级），然后再返回到基态，并释放光子的过程。根据形成激发态分子的能量来源不同可分为光照发光、生物发光、化学发光等。

（1）光照发光：指发光剂（荧光素）经能量较高的短波长入射光照射后，电子吸收能量跃迁到激发态，在其恢复至基态时，发射出能量较低的较长波长的可见光（荧光）的过程。

（2）生物发光：指发生在生物体内的发光现象，最常见的是萤火虫的发光，反应底物为萤火虫荧光素，在荧光素酶的催化下，利用 ATP 的能量，生成激发态氧化型荧光素，它在恢复到基态时多余的能量以光子的形式释放出来。实际上，生物发光就是发生在生物体内的一种化学发光。

（3）化学发光：指在常温下伴随化学反应过程所产生的光的发射现象。①直接化学发光：参加反应的物质（发光剂）直接吸收反应过程中所产生的化学能，使反应的产物分子或中间态分子激发到能发射光子的激发态，当分子从激发态恢复到基态时，以发射光子的形式释放出能量。②间接化学发光：参加反应的物质（发光剂）吸收反应过程中所产生的化学能后，将能量传递给另一个未参与反应的分子上，使分子激发到电子激发态，当分子从激发态恢复到基态时，以发射光子的形式释放出能量。

任何一个化学发光反应都包括两个关键步骤，即化学激发和发光。因此，一个化学反应要成为发光反应，必须满足两个条件：①反应必须提供足够的能量；②这些化学能必须能够被某种物质分子吸收而产生电子激发，并有足够的光量子产率。

2. 化学发光剂　在化学发光反应中参与能量转移并最终以发射光子的形式释放能量的化合物，称为化学发光剂或发光底物。能作为化学发光剂的有机化合物必须具备下列条件：①光量子产率高；②它的物理 - 化学特性要与被标记或测定的物质相匹配；③能与抗原或抗体形成稳定的偶联结合物；④其化学发光常是氧化反应的结果；⑤在所使用的浓度范围内对生物体没有毒性。

（1）直接化学发光剂：这类发光剂在发光免疫分析过程中不需酶的催化作用，直接参与发光反应，它们在化学结构上有产生发光的特有基团，可直接标记抗原或抗体来制备标记物。如吖啶酯类发光剂，这是一类很有前途的非放射性核酸探针标记物，用作发光探针，发光量子产率高，稳定性好，可以直接在碱性条件下被 H_2O_2 氧化时，发出波长为 470nm 的光，其激发态产物 N- 甲基吖啶酮是该发光反应体系的发光体。

（2）酶促反应发光剂：即利用标记酶（如辣根过氧化物酶、碱性磷酸酶等）的催化作用，使发光剂（底物）发光，这一类需酶催化后发光的发光剂称为酶促反应发光剂。酶促反应发光剂的主要优点是只要更换底物，其他与经典 ELISA 相同。目前化学发光酶免疫分析中常用的标记酶有辣根过氧化物酶（HRP）和碱性磷酸酶（ALP）。HRP 的发光底物为鲁米诺或其衍生物；ALP 的发光底物为 3-（2-'螺旋金刚烷）-4- 甲氧基 -4-（3″-磷酰氧基）苯 -1，2- 二氧杂环丁烷（AMPPD）。

（3）电化学发光剂：指通过在电极表面进行电化学反应而发光的发光剂。它不直接参与光化学反应，主要作为化学发光反应能量传递过程中的中间体。电化学发光剂主要是三联吡啶钌，它可直接标记抗原或抗体，反应快速，已广泛应用于电化学发光免疫分析系统中。

二、直接化学发光免疫分析

直接化学发光免疫分析是用化学发光剂（如吖啶酯）直接标记抗体 / 抗原，与待测标本中相应的抗原 / 抗体发生免疫反应后，形成固相包被抗体 - 待测抗原 - 吖啶酯标记抗体复合物，这时只需加入氧化剂（H$_2$O$_2$）和 pH 纠正液（NaOH）使其成为碱性环境，吖啶酯即可在不需要催化剂的情况下分解、发光，然后由集光器和光电倍增管接收，记录单位时间内所产生的光子能量，这部分光子能量与待测抗原的量成正比，可从标准曲线上计算出待测抗原的含量（图 12-17）。

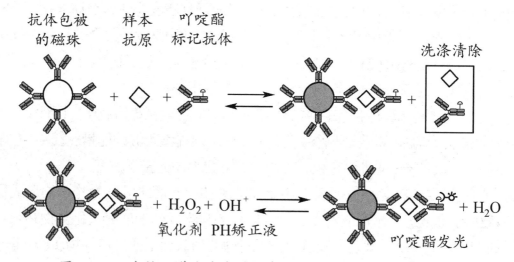

图 12-17　直接化学发光免疫分析双抗体夹心法原理示意图

吖啶酯化学发光的特点：①吖啶酯发光的氧化反应简单、快速，不需要催化剂，只要在碱性环境中即可进行；②反应体系中加入 H$_2$O$_2$ 和 NaOH 溶液后，发光迅速，背景噪声低，保证了测定的敏感性；③吖啶酯可直接标记抗原或抗体，结合稳定，不影响标记物的生物学活性和理化特性；④吖啶酯发光为瞬间发光，持续时间短，因此，对信号检测仪的灵敏度要求比较高。

三、化学发光酶免疫分析

化学发光酶免疫分析（CLEIA）是用参与催化某一化学发光反应的酶如辣根过氧化物酶（HRP）或碱性磷酸酶（ALP）来标记抗体（或抗原），与待测标本中相应的抗原（或抗体）发生免疫反应后，形成固相包被抗体 - 待测抗原 - 酶标记抗体复合物，经洗涤后加入底物（发光剂），酶催化和分解底物发光。由光量子阅读系统接收，光电倍增管将光信号转变为电信号并加以放大，再把它们传送至计算机数据处理系统，计算出测定物的浓度（图 12-18）。

化学发光酶免疫分析的特点：①化学发光酶免疫分析属酶免疫测定范畴，测定过程与 ELISA 相似，只是最后加入的是发光底物并检测其光信号进行定量分析；②酶标记抗原或抗体结合稳定，试剂有效期长；③酶催化鲁米诺、AMPPD 等发光剂发出的光稳定，持续时间长，便于记录和测定；④有全自动及半自动分析仪，半自动分析操作同 ELISA，其成本相对较低，但手工操作步骤多，误差相对较大，适合中小型医院使用。

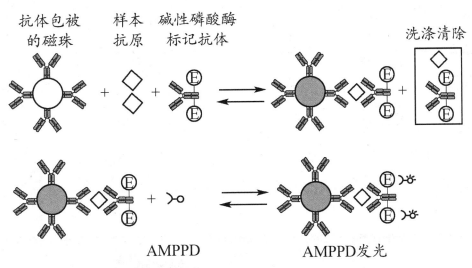

图 12-18　化学发光酶免疫分析双抗体夹心法原理示意图

四、电化学发光免疫分析

电化学发光免疫分析（ECLIA）是近年来发展起来的一种新型的分析方法，是化学发光、电化学、生物分析、微电子技术以及传感技术相结合的最新产物。

电化学发光免疫分析是以电化学发光剂三联吡啶钌标记抗体（或抗原），以三丙胺（TPA）为电子供体，在电场中因电子转移而发生特异性化学发光反应，它包括电化学和化学发光两个过程。在反应体系内待测标本与相应的抗体发生免疫反应，形成磁性微粒包被抗体 - 待测抗原 - 三联吡啶钌标记抗体复合物，复合物进入流动室，同时注入 TPA 缓冲液。当磁性微粒流经电极表面时,被安装在电极下面的电磁铁吸引住,而未结合的标记抗体和标本被缓冲液冲走。与此同时电极加压,启动电化学发光反应,使三联吡啶钌和TPA在电极表面进行电子转移,产生电化学发光(图12-19)。光信号由安装在流动室上方的光信号检测器检测,光的强度与待测抗原的浓度成正比。

电化学发光免疫分析的特点:①三联吡啶钌在电场中因不断得到三丙胺提供的电子,可周而复始地发光,持续时间长,信号强度高,易于测定和控制;②三联吡啶钌直接标记抗原或抗体,结合稳定,不影响标记物的理化特性;③试剂灵敏度高,稳定性好。

由于化学发光免疫分析技术无放射性污染,同时能够达到放射免疫测定的灵敏度,还具有快速准确、特异性强、标记物稳定(试剂有效期长)、自动化程度高、检测菜单齐全等优点,已广泛地用于抗原、抗体和半抗原的免疫测定,如各种激素、各类代谢标志物、肿瘤等各类疾病标志物、药物及其他微量元素的测定。同时其线性范围较宽,符合生物医学和食品安全快速检测的需要,为生物医学和食品安全提供了一种超痕量的非放射性核素免疫检测手段。

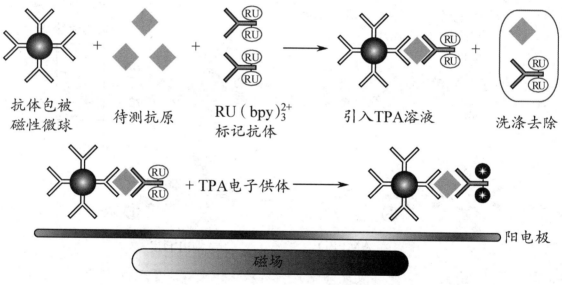

图 12-19 电化学发光免疫分析原理示意图

第六节 免疫组织化学技术

一、免疫组织化学技术的概念和分类

1. 概念 免疫组织化学技术(IHCT)是指在组织细胞原位通过抗原-抗体反应和组织化学的呈色反应,借助可见的标记物,对相应抗原或抗体进行定位、定性和定量检测的一种免疫检测方法。它把免疫反应的特异性、组织化学的可见性巧妙地结合,借助显微镜的显像和放大作用,在细胞或亚细胞水平检测各种抗原或抗体。

2. 分类

(1)根据标记物质的不同如荧光染料、放射性核素、酶(主要有辣根过氧化物酶和碱性磷酸酶)、铁蛋白、胶体金等,免疫组织化学技术可分为荧光免疫组织化学技术、酶免疫组织化学技术、亲和组织化学技术、免疫金/银组织化学技术、免疫电镜组织化学技术等。

(2)根据染色步骤的不同免疫组织化学技术可分为直接法(又称一步法)和间接法(二步、三步或多步法);与直接法相比,间接法的灵敏度提高了许多。

(3)根据结合方式可分为抗原-抗体结合,如过氧化物酶-抗过氧化物酶(PAP)法,以及亲和连接,如亲和素-生物素-过氧化物酶复合物法(ABC)、链霉菌亲和素-过氧化物酶连结(SP)法等,其中 SP 法是最常用的方法。

二、免疫组织化学技术的基本原理

根据抗原-抗体反应和化学显色原理,组织切片或细胞标本中的抗原先和第一抗体结合,再利用第一抗体与标记生物素、荧光素等的第二抗体进行反应,前者再用标记辣根过氧化物酶(HRP)或碱性磷酸酶(ALP)等的抗生物素(如链霉亲和素等)结合,最后通过呈色反应或荧光来显示细胞或组织中化学成分,在光学显微镜或荧光显微镜下可清晰看见细胞内发生的抗原-抗体反应产物,从而能够在细胞标本或组织切片上原位确定某些化学成分的分布和含量。组织或细胞中凡是能做抗原或半抗原的物质,如蛋白质、多肽、氨基酸、多糖、磷脂、受体、酶、激素、核酸及病原体等均可用相应的特异性抗体进行检测。

三、免疫组织化学技术的基本过程

免疫组织化学技术的基本过程包括:①抗原的提取与纯化;②免疫动物或细胞融合,制备特异性抗体;③抗体效价检测和提取;④将标记物与抗体结合形成标记抗体;⑤细胞和组织切片标本的制备;⑥免疫组织化学反应和显色反应。

(一)标本制作

标本制作是获得良好的免疫细胞组织化学分析的保障,良好的细胞和组织学结构将有助于抗原的准确显示和定位。因此,细胞和组织标本的采集、制备及保存在免疫组织化学技术中占有十分重要的位置。

1. 标本的主要来源　要保证检测的细胞或组织新鲜、形态结构完整、抗原物质的抗原性不被破坏,组织材料的来源对于免疫组织化学技术至关重要。

标本的来源主要有:①活体组织;②各种体液及穿刺液;③培养细胞等。对活检标本和手术切除标本,取材应在 2h 以内进行,超过 2h 的组织可能有不同程度的自溶,其抗原可能会变性消失，甚至会产生严重的弥散现象。取材的刀口必须锋利，以免组织受挤压；取材的范围包括主要病灶、病灶与正常组织交界区、远离病灶区的正常组织，必要时应先去除表面的坏死组织。

2. 标本的固定与保存

（1）组织材料的固定：为了充分保存组织的抗原性，不损伤细胞的形态，良好的固定是免疫组织化学结果可靠的重要保证。其目的在于：①防止组织细胞的死后变化，以保持其固有形态；②使细胞内的蛋白质等各种抗原成分转变成不溶性物质，以保持它原有的结构；③使组织中的各种物质沉淀和凝固起来而产生不同的折射率，以便染色后易于鉴别和观察；④固定剂兼有硬化作用，使组织硬化，便于制片；⑤防止细胞过度收缩或膨胀而失去其原有形态结构；⑥经过固定的组织能对染料产生不同的亲和力而着色清晰，便于辨认。

（2）固定剂的选择：用于免疫组织化学的固定剂种类较多，性能各异，在固定半稳定性抗原时，尤其应重视固定剂的选择。最佳固定剂的标准：①最好地保持细胞和组织的形态结构；②最大限度地保存抗原的免疫活性。蛋白质类抗原，可用乙醇或甲醛固定；微生物抗原可用丙酮或三氯化碳固定；类脂质丰富的组织进行蛋白、多糖抗原检测时，需用乙醚、丙酮等有机溶剂除去类脂。其中 10% 甲醛和 4% 多聚甲醛为多年来组织标本的常规固定剂。

3. 切片方法的选择　应用于光镜的免疫组织化学染色的切片厚度一般要求在 5μm 左右，用于神经组织研究的切片要求厚度在 20~100μm，以便追踪神经纤维的走行。

（1）冷冻切片：是免疫组织化学染色中最常用的一种切片方法。其最突出的优点是能够较完好地保存多种抗原的免疫活性，尤其是细胞表面抗原更应采用冷冻切片。新鲜的组织及已固定的组织均可做冷冻切片。冷冻时，组织中水分易形成冰晶，往往影响抗原定位。为减少冰晶的形成可采取下列措施：①速冻能使组织温度骤降，缩短 -30℃降至 -43℃的时间，减少冰晶的形成；②将组织置于 20%~30% 蔗糖溶液中 1~3d，利用高渗溶液吸收组织中的水分，减少组织含水量。

（2）石蜡切片：优点是组织结构保存良好，在病理研究和回顾性研究中有较大的实用价值，能切连续薄片，组织结构清晰，抗原定位准确。用于免疫组织化学技术的石蜡切片制备与常规制片略有不同：①脱水、透明等过程应在 4℃环境下进行，以尽量减少组织抗原的损失；②组织块大小应限于 1cm×1.5cm×0.2cm，使组织充分脱水、透明、浸蜡；③浸蜡、包埋过程中，石蜡应保持在 60℃以下，以熔点低的软蜡最好（即低温石蜡包埋）。

（二）抗原的处理

常规石蜡切片标本一般采用甲醛固定。经甲醛固定的部分组织细胞，免疫组织化学标记敏感性明显降低，因此，为提高免疫组织化学技术的敏感性，最大限度地显示待检抗原,多数抗原需要先进行抗原的暴露或修复。抗原修复原则上应选取阳性强度和阳性率最佳、抗原的定位准确、无非特异性染色的方法。常用的抗原修复方法有酶消化法和热抗原修复法。

1. 酶消化法　酶的种类很多,常用胃蛋白酶、胰蛋白酶、链霉蛋白酶、菠萝蛋白酶、无花果蛋白酶等消化能力不同的酶。一般胃蛋白酶和菠萝蛋白酶主要用于细胞间质抗原的检测,其余的酶均用于细胞内抗原的检测。弱消化用无花果蛋白酶,中度消化用胰蛋白酶,强消化用胃蛋白酶,但在日常工作中用胰蛋白酶消化即可。

2. 热抗原修复法　以高温、高压对常规固定石蜡切片进行抗原修复,可提高抗原抗体的阳性检出率。常用的方法有 4 种。①直接煮沸法:先将配制好的修复液在电炉上加热至沸腾,再将切片浸入修复液中,持续加热 15~20min,取出后自然冷却至室温。②微波处理法:先将配制好的修复液用微波高热档加温至95~100℃,再将切片移入修复液中,微波保持 20min,取出后自然冷却至室温。③压力锅法:将修复液置于压力锅内加温至煮沸,将切片置于修复液内,盖上锅盖不加阀,喷气后计时 2min,关闭气阀。冷却后取出切片,适用于大批切片的加热处理。④盐酸水解法:切片放于盐酸水解液中,60℃恒温孵育,取出后自然冷却至室温。

（三）抗体处理

抗体是免疫组织化学技术的首要试剂,目前国内外市场可提供多种特异性抗体,基本能满足日常工作的需要。若为自制的异种抗血清,可用特异性抗原进行亲和层析,去除非特异性抗体,或将抗体稀释处理。

1. 抗体的选择　应选用具有高度特异性和稳定性的优质抗体,还应根据具体情况决定采用单克隆抗体或多克隆抗体。多克隆抗体广泛应用于石蜡包埋的组织切片,其敏感性高,但特异性不如单克隆抗体。单克隆抗体特异性强,但敏感性不够高。

2. 抗体的稀释　抗原 - 抗体反应须有适当的比例,过量或不足均不能达到预期结果。实际操作中应进行预实验,摸索出抗体的最佳稀释度,以便达到最小背景染色下的最强特异性。

3. 抗体的合理保存　在保存抗体时,要特别注意保持抗体的生物活性。小剂量分装抗体进行低温冻存;如果抗体能在半年甚至一年用完的,4℃环境下存放即可,不会影响效果。稀释抗体时所用的吸器要洁净,防止霉变而影响抗体效价。

（四）结果判断

1. 对照染色设计　为了保证免疫组织化学染色的准确性,证明和肯定阳性结果的特异性,排除某些非特异性染色,通常需要针对第一抗体设立对照。

（1）阳性对照:用已知抗原阳性的切片与待检标本同时进行免疫组织化学染色。对照切片呈阳性结果,标为阳性对照。目的是证实所用免疫组织化学染色流程的有效性,排除假阴性的可能。

（2）阴性对照：用确证不含已知抗原的标本作对照，应呈阴性结果，称阴性对照。目的是排除假阳性。

（3）阴性试剂对照：是指用于证实在免疫组织化学染色中所用试剂（尤其是特异性抗体试剂的有效性和可靠性）而设立的同步免疫染色对照，包括有空白对照、替代对照、吸收试验和抑制试验等。目的在于排除假阳性，证实所用免疫组织化学试剂及其技术方法的有效性和待检实验切片免疫标记阳性结果的可靠性。

（4）自身对照：是指在同一标记切片上的自身组织成分的阴性背景对照，即与靶抗原阳性反应细胞或成分相邻的阴性背景结构的显色，结果应为阴性或着色较浅，需与阳性着色成分呈鲜明对比。目的在于排除内源性干扰产生的假阳性和因抗原弥散移位造成的错误结果。

2. 阳性结果　阳性细胞的显色可位于细胞膜、细胞质和细胞核。免疫组织化学标记具有一定的形态特点，包括定性、定位和定量3方面。免疫显色强度和阳性细胞密度是定性、定量指标，阳性细胞的着色形态（如细胞膜型、细胞核型、细胞质型等）及组织分布特点（如局灶型、弥漫型、片块型等）主要是定位指标。阳性表达有强弱、多少之分，哪怕只有少数细胞阳性（只要是抗原所在部位）也应视为阳性表达。

3. 阴性结果　阴性结果不能简单视为抗原不表达，由于染色方法灵敏度有高低之分，有时可因灵敏度不够，而导致阴性结果。

4. 特异性显色和非特异性显色的鉴别

（1）分布位置：特异性反应必须分布于特定抗原部位，如细胞质、细胞核和细胞表面，具有结构性。如淋巴细胞中白细胞共同抗原（leukocyte common antigen，LCA）应定位在细胞膜上；前列腺特异性抗原（PSA）、癌胚抗原（CEA）应定位在细胞质内；增殖细胞核抗原（PCNA）及p53蛋白应定位在细胞核内等。非特异性反应无一定的分布规律，常为坏死及切片刀痕和界面边缘细胞区域，常为成片均匀着色。

（2）显色强度：特异性反应由于细胞内抗原含量不同，显色强度不一。阳性细胞的染色常定位于细胞，并与阴性细胞间有明显间隔；而非特异性染色常不限于单个细胞，常为成片的细胞，细胞之间显色强度相同或者细胞着色和周围组织无明显区别。

（3）其他：过大的组织块，中心固定不良也会导致非特异性显色，有时可见特异性显色和非特异性显色并存，过强的非特异性显色背景可影响结果判断。

对免疫组织化学标记结果的意义不能绝对化，应结合临床资料、X线等影像学资料、实验结果综合分析。

（五）质量控制

质量控制是免疫组织化学检验技术取得满意结果的必要条件。

1. 试剂质量控制　抗体的质量是免疫组织化学染色成功的关键。不同厂家生产的同一种抗体的特异性和敏感性存在差异，所用检测试剂盒的特异性和灵敏度也各异，因此在使用前应了解抗体的特异性和敏感性，并且通过预实验观察已知阳性和阴性的标本实验结果与实际情况符合与否。试剂的质量控制还包括合适的稀释度、稀释液、孵育温度和孵育时间的摸索等。此外，还应包括对试剂的复溶及试剂的有效性进行质量控制。

2. 操作过程质量控制

（1）实验操作：需严格按照标准化操作步骤进行，关注日间和操作人员间的变化情况。建立标准操作规范文件（SOP 文件），由熟悉 SOP 文件、有资质的人员进行操作；建立规范、合理的工作流程。

（2）标本的质量控制：标本的采集、留取、保存、固定和处理对免疫组织化学染色至关重要。用于质量控制的标本应包括阴性、阳性或自身组织对照 3 种类型。质控品的设置可有助于监控标本制备、操作过程、染色步骤、试剂质量等问题引起的误差。有时还需要对标本进行预处理以消除内源性过氧化物酶对组织化学染色结果的干扰。

（3）仪器设备和器具的质量控制：免疫组织化学染色的相关设备、仪器和器具都需要定期校准。操作所用的吸管、试管、移液器等需进行严格地处理和消毒，以减少污染机会。

本章小结　免疫标记技术分为酶免疫技术、荧光免疫技术、放射免疫技术、免疫胶体金技术、化学发光免疫分析、生物素 - 亲和素免疫技术等。本章学习重点是常用免疫标记技术的类型、方法及其原理。学习难点是实验的原理。酶免疫技术中的 ELISA 应用最为广泛，主要类型包括间接法、夹心法、双位点一步法、竞争法及捕获法等。荧光免疫技术主要包括 FAT（定性、定位）和 FIA（定量）。放射免疫技术主要类型有 RIA 和 IRMA。免疫胶体金技术常用类型有斑点金免疫渗滤试验和胶体金免疫层析试验，适合"床边检验"。化学发光免疫分析是一种新型免疫标记技术，分为直接化学发光免疫分析、化学发光酶免疫分析、电化学发光免疫分析等。免疫组织化学技术可对相应抗原或抗体进行定位、定性和定量检测，可分为荧光免疫组织化学技术、酶免疫组织化学技术、亲和组织化学技术、免疫金 / 银组织化学技术、免疫电镜组织化学技术等。

（李　卓　刘　雪）

 思考与练习

一、名词解释

1. 免疫标记技术　2.BAS　3. 时间分辨荧光免疫分析　4. 免疫胶体金技术　5. 化学

发光免疫分析技术　6.化学发光剂　7.免疫组织化学技术

二、填空题

1. 在 ELISA 中应用最广泛的酶是_____。

2. ELISA 方法类型主要有_____、_____、_____、_____和_____。

3. 荧光免疫技术分为_____和_____两大类。

4. 放射免疫分析中常用的放射性核素有_____、_____。

三、简答题

1. 免疫标记技术的类型有哪些？有何优点？

2. 简述 ELISA 的原理。

3. 简述荧光显微技术的原理与方法。

4. 比较 RIA 和 IRMA。

5. 简述免疫胶体金技术的特点及临床应用。

6. 三联吡啶钌发光的原理和特点是什么？

7. 简述免疫组织化学技术的基本过程。

四、案例分析题

某患者近 2 周来出现皮肤发黄、恶心、呕吐、乏力、食欲缺乏等症状，到医院就诊，血清学检测显示 HBsAg(＋)、HBeAg(＋)。诊断为乙型肝炎病毒感染。请思考：

（1）乙型肝炎病毒血清学检测常用什么方法？

（2）急性感染诊断中的 IgM 型抗体的测定常用什么方法？

第十三章 | 流式细胞术

13章 数字资源

 导入案例

各种血细胞系统都有其独特的抗原,当形态学检查难以区别时,免疫表型参数对各种急性白血病的诊断和鉴别诊断有决定性作用。例如干细胞表达 CD34,髓系表达 CD13、CD14,B 细胞系表达 CD10、CD19、CD20 等,T 细胞系表达 CD2、CD3、CD5、CD7。利用各种手段测定出血细胞表达各种抗原的水平,可协助临床诊断。

请思考:

自动化测定急性白血病免疫表型的方法是什么?

流式细胞仪是将光学、化学、流体力学、自动化控制、光电测量、细胞生物学、分子生物学、免疫学和计算机技术等综合于一体的新型分析仪器。流式细胞术(flow cytometry,FCM)是以流式细胞仪为检测手段的一项能快速、精确地对单个细胞理化特性进行多参数定量分析和分选的新技术。其最大的特点是在保持细胞及细胞器或微粒的结构及功能不被破坏的状态下,通过荧光探针的协助,从分子水平上获取多种信号,对细胞进行定量分析或纯化分选。

第一节　流式细胞术的检测原理

一、流式细胞仪工作原理及特点

1. 流式细胞仪结构　流式细胞仪由液流系统、光学系统、信号检测及光电转换系统、计算机系统和分选系统等组成(图13-1)。

2. 细胞分析原理　流式细胞仪采用激光作为激发光源,以保证激发光源具有更好的单色性与激发效率;利用荧光染料与单克隆抗体技术结合的标记技术,保证检测的灵敏度和特异性;用计算机系统对流动的单细胞悬液中单个细胞的多个参数信号进行数据处理分析,保证了检测速度与统计分析的精确性。因而,流式细胞仪能同时从一个细胞上获取多种参数资料,保证对该细胞进行详细的分析。一台好的流式细胞仪每秒可检测15 000个细胞,测定1 000个含荧光染料的粒子。

3. 细胞分选原理　流式细胞仪的分选是从细胞群体中分离出需进一步培养和研究的细胞,需用带有分选装置的流式细胞仪才能进行分选工作。

目前应用最多的细胞分选方式是电荷式分选。当单细胞悬液形成液柱通过流动室时,液柱被分隔成一连串均匀的液滴,根据设定的被分选细胞的某个参数,由逻辑电路判断是否被分选,而后由充电电路对选定的细胞液滴充电,使其带正电荷或负电荷;未被设定分选参数的细胞液滴则不带电荷。带电细胞液滴通过静电场而发生偏转,落入收集器中,其他液体则被当作废液抽吸掉,完成细胞分选。

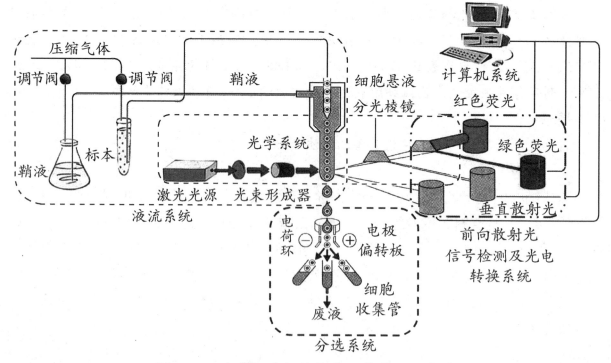

图 13-1　流式细胞仪结构及工作原理示意图

4. 流式细胞术的技术特点　流式细胞术与其他细胞分析技术相比,具有以下优点:

(1)速度快:可以对单细胞或生物颗粒进行快速、逐个检测,检测速度可达每秒数千至上万个细胞。

(2)灵敏度高:每个细胞上只需带有 1 000 个荧光分子就能检测出来。

(3)可进行多参数分析:多色荧光染色能同时分析单个细胞或生物颗粒的物理、化学、生物多项特性。

(4)精确度高:在细胞悬液中检测细胞,能保持细胞或生物颗粒结构功能不被破坏,比其他技术变异系数小,分辨率更高。

(5)分选细胞的纯度高:在进行细胞特征分析的同时可把指定特征的细胞分离出来,分选细胞的纯度可达 99% 以上。

(6)在适宜条件下能保持细胞、细胞器和微粒结构及功能不被破坏,可对细胞进行无损性定性或定量分析及分选。不足之处是对单细胞悬液的制备要求严格,仪器昂贵,操作复杂,技术水平要求高。

二、检测数据的显示与分析

流式细胞仪收集细胞产生的各种电信号,最终以数字及图形形式表示。

1. 参数

(1)前向散射(forward scattering, FSC):是指激光束照射细胞时,光以相对轴较小的角度(0.5°~10°)向前方散射信号,又称小角散射(图 13-2),由位于激光束正前方的前向散射光检测器收集。对于同一细胞群体,FSC 信号的强弱与细胞大小成正比,因此 FSC 主要用于检测细胞或其他颗粒的表面属性。

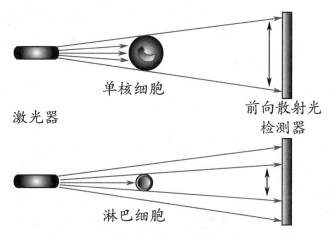

图 13-2　前向散射光信号分析示意图

(2)侧向散射(side scattering, SSC):是指激光束照射细胞时,光以 90° 散射信号(图 13-3),由与激光束成垂直方向的侧向散射检测器收集。由于 SSC 对细胞膜、细胞质和核膜的折射更为敏感,所以 SSC 主要用于检测细胞内部结构属性。SSC 信号的强弱与细胞或颗粒内部结构的复杂程度成正比,细胞内颗粒结构越复杂,SSC 越大,反之则越小。

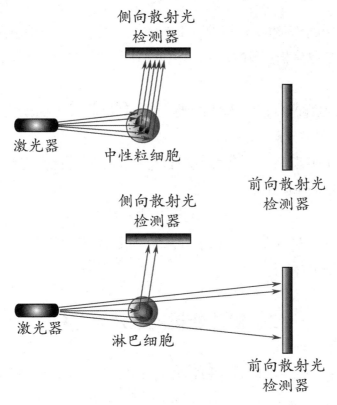

图 13-3　侧向散射光信号分析示意图

（3）荧光信号：由待检细胞上标记的特异性荧光染料受激光激发后产生。荧光染料受特定波长的激发光激发,产生特定波长的荧光。激发光波长与荧光波长不同,通过滤光片,可将不同波长的激发光、荧光信号区分开,并由荧光检测器检测特定波长的荧光。通过检测荧光信号的强弱就可以了解细胞或颗粒的某些特征。例如特异性荧光染料与单克隆抗体结合后,与细胞膜或细胞内的靶抗原结合,通过检测荧光信号的强弱就可以了解抗原表达量的多少,获取细胞分子水平的特征。选择不同的单克隆抗体与荧光染料,可以同时检测一个细胞的多个分子信号。

2. 数据显示方式

（1）单参数直方图：是单参数资料中用得最多的图形,由单一参数（荧光或散射光）与颗粒计数构成,反映同样荧光强度的颗粒数量的多少,可用于定性、定量资料的分析。细胞的每一个参数数据用直方图来显示。

（2）双参数散点图：是一种细胞数与双测量参数的图形,纵坐标与横坐标分别代表被测细胞的 2 个测量参数,根据这 2 个测量参数,就可确定细胞在双参数散点图上的表达位置。

（3）三参数直方图：是一种以点图为显示方式的立体图,可全方位旋转以便仔细观察。其三维坐标均为参数（散射光或荧光）而非细胞数。

（4）流式细胞仪的多参数分析：是标记了多色荧光的细胞在流式细胞仪上被激光激发后所得到的荧光信号和散射光信号，可以根据需要进行组合分析获得所需的信息。

第二节　流式细胞分析的关键技术

一、单细胞悬液制备

单细胞悬液制备是进行流式细胞分析最关键的一步。

1. 外周血单细胞悬液的制备　参见第十四章外周血单个核细胞的分离。

2. 培养细胞单细胞悬液的制备　培养细胞一般是以悬浮或贴壁的方式生长，对贴壁生长的细胞先加蛋白酶消化后用机械吹打的方法促使细胞脱落，然后低速离心去除碎片，沉淀细胞，加少量磷酸盐缓冲液（PBS）或生理盐水反复漂洗、重悬后可获得单细胞悬液；如培养细胞是悬浮生长，则不用胰蛋白酶消化处理，可直接吹打、离心重悬后获得单细胞悬液。

3. 新鲜实体组织单细胞悬液的制备　最常用的方法有 4 种。①机械法：主要采用剪碎、网搓、研磨等方法使细胞从组织间释放出来。缺点：细胞损害大，碎片多，成活细胞少，主要适用脾、淋巴结等质地脆弱的器官。②酶处理法：常用胰蛋白酶、胶原酶、胃蛋白酶等水解组织而分离出单细胞。③化学试剂处理法：主要采用胰蛋白酶和螯合剂如乙二胺四乙酸（EDTA）加入组织而分离出单细胞。④表面活性剂处理法：主要破坏细胞膜结构，使细胞核被释放而制备单个细胞核成分悬液。无论用哪种方法，对细胞的表面膜结构、细胞活性与功能、细胞 DNA 的完整性等都会有不同程度的损伤，故要获得足够上机检测的细胞含量，需一定量的组织块。

4. 活检标本单细胞悬液的制备　淋巴结、肿瘤组织等活检标本及各种内镜取材标本也可制备成单细胞悬液，制备方法与新鲜实体组织基本相同，但因标本量少，至少需取材3块。

5. 脱落细胞的单细胞悬液制备　如宫颈癌脱落细胞、胸 / 腹水脱落细胞、食管拉网脱落细胞，主要通过反复清洗、低速离心和重悬去除取材伴随的杂质来制备。

二、荧光标记染色

免疫荧光标记常用的荧光染料有异硫氰酸荧光素（FITC）、藻胆蛋白、德州红和异硫氰酸基罗丹明 X 等。在进行流式细胞分析前，应将已调好细胞比例的悬液进行免疫荧光标记染色，这是保证荧光信号产生的关键步骤。通常应用的标记染色方法为直接免疫荧光染色和间接免疫荧光染色两种。

1. 直接免疫荧光染色法 是最基本、最简单的方法，多用于细胞表面标志的染色分析。此方法简便快速、特异性强，荧光标记干扰因素少，但需购买多种荧光标记抗体。

2. 间接免疫荧光染色法 先用已知未标记的特异性单抗（一抗）与抗原结合后，再用针对一抗的荧光标记抗体（二抗）进行标记染色，形成抗原-抗体-荧光抗体复合物后上机检测。间接免疫荧光染色法应用较广，特别适合一些新的未知抗原的研究分析。

3. 多参数分析时荧光抗体的组合标记 临床检验中越来越倾向多参数同时分析，除直接从厂家购买多色标记抗体外，更多时候需要工作人员根据实验需要自己组合荧光标记抗体，组合选择很复杂，需分别考虑荧光染料与激发光源及荧光染料之间的相互匹配和影响。

第三节 流式细胞分析的临床应用

1. 淋巴细胞及其亚群的分析

（1）T 淋巴细胞及亚群分析：外周血全部的成熟 T 细胞表面均具有的特征性标志是 TCR 和 CD3。临床上检测 T 细胞亚群时，主要通过测定 CD3，再根据 CD4 和 CD8 分子表达的不同分为 2 大亚群：①Th 细胞，主要表达 $CD3^+$、$CD4^+$、$CD8^-$；②细胞毒性 T 细胞（简称 Tc 细胞，CTL），主要表达 $CD3^+$、$CD4^-$、$CD8^+$。

（2）B 淋巴细胞及亚群分析：其特有的重要标志为 BCR（SmIg）。成熟的 B 细胞主要表达 CD19、CD20、CD21、CD22，同时检测 CD5 分子，可进一步将 B 细胞分为 B1（$CD5^+$）细胞和 B2（$CD5^-$）细胞。

（3）NK 细胞分析：主要的表面标志包括 CD16、CD56 等。目前临床上常用三色荧光抗体标记将表达 $CD3^-$、$CD16^+$、$CD56^+$ 的淋巴细胞确定为 NK 细胞。

2. 白血病和淋巴瘤的分型 目前流式细胞术可检测、分析白血病和淋巴瘤标本的细胞表面抗原、髓过氧化物酶等蛋白抗原、细胞内 DNA 含量、细胞周期和胞内免疫球蛋白类别等。在淋巴瘤及血液病的发病机制、诊断分型、治疗和预后判断方面都具有重要的价值。

3. 艾滋病检测中的应用 流式细胞术是艾滋病免疫功能检测的最重要手段，常用流式细胞术中的三参数荧光标记计数对获得性免疫缺陷综合征（AIDS）患者的 T 淋巴细胞及亚群进行动态监测和分析，以观察其免疫功能变化，判断治疗时机，并对 HIV 感染者或 AIDS 发病者进行鉴别。

4. 自身免疫病相关人类白细胞抗原分析 自身免疫病患者某些 HLA 抗原的检出率较正常人群高。最典型的疾病是强直性脊柱炎，强直性脊柱炎患者外周血中 HLA-B27 的表达及表达程度与疾病的发生有很高的相关性。应用 FCM 检测 HLA-B27，无须分离淋巴细胞，操作简单、快速，特异性、敏感性、重复性好。

5. 移植免疫中的应用 移植术前的交叉配型、抗体检测和移植术后免疫状况的监测对于移植患者有重要的临床意义。目前在移植免疫中，FCM主要的应用包括流式细胞术的交叉配型（FCXM）等的检测。

本章小结

　　流式细胞术是一种在保证细胞及其细胞器或微粒完整情况下，通过荧光探针精确、快速地对单细胞进行分子水平的多参数定量分析或纯化分选的高科技新技术。FCM广泛应用于免疫学基础、临床诊断和研究。本章学习重点是流式细胞术可收集细胞产生的各种电信号，主要通过3类参数反映：前向散射信号，主要反映细胞大小；侧向散射信号，主要反映细胞内颗粒的复杂程度；荧光信号，主要反映细胞内外分子抗原信息。单细胞悬液的制备是流式细胞术的关键一步，不同标本制备办法各异。学习难点是FCM的检测原理，包括细胞分析和细胞分选两部分原理。细胞分析是根据细胞流经光照区时的电压信号（检测的光信号转换而成）强弱来检测和分析细胞。细胞分选是根据所测定的各种参数从细胞群体中分离出目标细胞，分选的方式应用最多的是电荷式分选。

（石文静）

思考与练习

一、名词解释
1. 流式细胞术　2. 流式细胞仪

二、填空题
1. 流式细胞仪分析的散射光信号有 ＿＿＿＿＿＿ 和 ＿＿＿＿＿＿。
2. 流式细胞术最关键的第一步是制作 ＿＿＿＿＿＿。

三、简答题
1. 流式细胞仪的基本结构有哪些？
2. 流式细胞仪测量的参数有哪些？它们分别反映被分析细胞的什么信息？

第十四章 免疫细胞及其功能检验技术

14章 数字资源

临床上患者出现如感染、自身免疫病、免疫缺陷病、肿瘤等疾病以及移植术后的免疫抑制状态时，均可出现不同免疫细胞或其亚群的数量和功能的变化。因此运用一定的方法将免疫细胞从血液或组织中分离出来，在体外测定其数量和功能活性变化对判断机体的免疫功能状态、诊断疾病、评估疗效、判断预后和预防疾病等具有重要意义。

 导入案例

用来检测血常规的血长时间静置，管子里面的血液标本会分层。

请思考：

1. 为什么放置久了的抗凝血会出现分层现象？
2. 每一层里面主要有哪些成分？正常情况下该如何分离这些成分？

第一节 免疫细胞的分离及纯化

一、外周血单个核细胞的分离

外周血单个核细胞（peripheral blood mononuclear cell，PBMC）主要指淋巴细胞和单

核细胞,是免疫学实验最常用的细胞群,也是进行 T 细胞和 B 细胞分离纯化的细胞来源。外周血中单个核细胞的大小与相对密度与其他细胞不同(表 14-1),利用近乎等渗的不同密度的分离液做密度梯度离心,可使各种血细胞按相应的密度梯度分层,从而得到 PBMC。常用的分层液有聚蔗糖 - 泛影葡胺(Ficoll)分层液和经聚乙烯吡咯烷酮处理的硅胶颗粒混悬液(Percoll 分层液),其中以 Ficoll 液最为理想。

表 14-1 人外周血中各类血细胞相对密度

细胞种类	相对密度
红细胞	1.093
白细胞	1.092
血小板	1.030~1.035
单个核细胞	1.075~1.090

1. Ficoll 分层液法　Ficoll 分层液法是分离外周血单个核细胞最常用的一种单次密度梯度离心分离法。聚蔗糖 - 泛影葡胺是一种较理想的 Ficoll 分层液,也称 Ficoll-Hypaque 分层液。聚蔗糖分子量为 40kD,具有高密度、低渗透压和无毒性的特点。常用的聚蔗糖溶液的浓度为 6%,密度为 1.020。泛影葡胺用来增加密度,在聚蔗糖溶液中加入适量比重为 1.200、浓度为 34% 的泛影葡胺,即可配制成密度合适的分层液。分离人外周血淋巴细胞以密度为 1.077 ± 0.001 的分层液为最佳。

Ficoll 分离法的步骤是先将 Ficoll 分层液加入刻度离心管中,然后将肝素抗凝全血以磷酸盐缓冲液(PBS)或 Hanks 平衡盐溶液等体积混合稀释后,用吸管沿管壁缓缓加入刻度离心管中,使稀释的血液轻轻叠加在等量的分层液上面,使两者之间形成一个清晰的界面。水平离心机 2 000r/min 离心 20min 后,从离心管底部到液面依次为红细胞沉淀层、粒细胞层、分层液层、白膜单个核细胞层、血浆层(含血小板和破碎细胞)(图 14-1)。红细胞密度大且因遇 Ficoll 液而凝集呈串钱状,沉积于试管最底层;粒细胞密度大于分层液,处于红细胞层与分层液之间;中间层为分层液;单个核细胞与分层液密度相当,故而聚集在分层液和血浆层的交界处,呈白雾状;血小板密度小,悬浮于最上层的血浆中。将吸管插入白膜层,沿管壁轻轻吸取单个核细胞加入另一试管,经洗涤、离心、加入台盼蓝染液,进行计数,观察细胞活力。台盼蓝染色时,活细胞不着色,死细胞呈蓝色,通常检查 200 个细胞,活细胞率在 95% 以上者为佳。

2. Percoll 分层液法　Percoll 分层液法是一种连续密度梯度离心分离法。Percoll 是一种无细胞毒性的经聚乙烯吡咯烷酮处理的硅胶颗粒混悬液,用 Percoll 原液(相对密度为 1.135)与约等量磷酸盐缓冲液均匀混合,由于 Percoll 的硅胶颗粒大小不一,经高速离心后,可使分层液形成一个从管底到液面密度逐渐递减的连续密度梯度,再将已制备的单个核细胞悬液轻轻叠加在液面上,低速离心后,便得到 4 个细胞层(图 14-2)。表层为死细胞残片和血小板,底层为粒细胞和红细胞,中间有 2 层,上层富含单核细胞(纯度为 78%),下层富含淋巴细胞(纯度为 98%)。

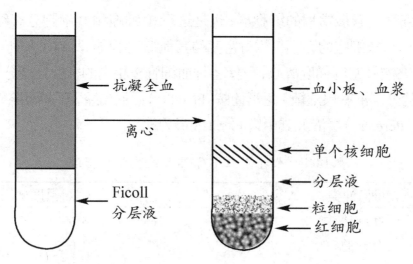

图 14-1 Ficoll 分层液分离单个核细胞示意图

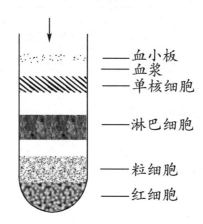

图 14-2 Percoll 分层液分离单个核细胞示意图

二、淋巴细胞的纯化与分离

（一）淋巴细胞的纯化

PBMC 液中含有红细胞、血小板和单核及多核白细胞，需要将这些细胞去除才能得到纯的淋巴细胞。

1. 红细胞的去除　可用低渗裂解法或氯化铵裂解法去除红细胞。

2. 血小板的去除　一般情况下，将 PBMC 悬液离心洗涤 2~3 次就能去除混杂的大部分血小板。患某种疾病导致外周血血小板异常增多时，需用胎牛血清梯度离心法去除。

3. 单核细胞的去除　通常利用单核细胞在 37℃和 Ca^{2+} 存在条件下，能主动黏附在玻璃、塑料、尼龙毛、棉花纤维或葡聚糖凝胶上的特性，将单个核细胞悬液中的单核细胞去除。

（1）黏附贴壁法：将已制备的单个核细胞悬液倾倒于玻璃或塑料平皿中，37℃温箱静置 1h,单核细胞和粒细胞均黏附于平皿壁上,未贴壁的细胞几乎全为纯淋巴细胞,轻轻吸出悬液便可得到淋巴细胞。如用橡皮棒刮下贴壁的细胞,可得单核细胞群。但因 B 细胞也有贴壁现象,采用本法分离得到的淋巴细胞群中 B 细胞会有所损失。

（2）吸附柱过滤法:同样利用单核细胞具有贴壁生长的特点,将单个核细胞悬液注入装有玻璃纤维或葡聚糖凝胶的柱层中,凡有黏附能力的细胞绝大部分被吸附黏滞在柱层中,从柱上洗脱下来的细胞主要是淋巴细胞。

（3）磁铁吸引法:利用单核细胞和粒细胞具有吞噬能力的特性,在单个核细胞悬液中加入羧基铁颗粒,置于 37℃温箱内不时旋转摇动,待单核细胞充分吞噬羧基铁颗粒后,用磁铁将吞噬细胞吸引至管底,上层液中即为较纯的淋巴细胞。

（4）苯丙氨酸甲酯去除法:苯丙氨酸甲酯具有亲溶酶体性质,在溶酶体内可被水解为氨基酸,导致溶酶体渗透压升高而破裂,破裂的溶酶体释放出的酶可引起自身细胞溶解。故用该法可溶解清除含溶酶体的细胞,如单核细胞、粒细胞、NK 细胞和细胞毒性 T 细胞等,B 细胞和大多数 T 细胞则不受影响。该法去除单核细胞后,悬液中约 99% 的单个核细胞为淋巴细胞,活性达 95% 以上。

（二）淋巴细胞亚群的分离

PBMC 悬液通过去除红细胞、血小板、单核细胞和粒细胞后,获得了高纯度的淋巴细胞群。淋巴细胞占外周血白细胞总数的 20%~40%,包括许多形态相似而表面标志和功能各异的细胞群,如 T 细胞、B 细胞及 NK 细胞等。为了深入研究 T 细胞、B 细胞及 NK 细胞的生物学特性和功能,实际工作中还需进一步分离纯化淋巴细胞亚群。目前,主要根据淋巴细胞亚群的表面标志或功能进行分离纯化。

1. E 花环沉降法　成熟 T 细胞表面表达 CD2（又称 E 受体）,可与绵羊红细胞（SRBC）发生结合,形成玫瑰花环样细胞团（E 花环）（图 14-3）。该法的原理是将 PBMC 悬液与一定比例的 SRBC 混合离心,形成 E 花环的 T 细胞因密度增大而沉积于试管底部,未形成花环的 B 细胞和单核细胞则分布于分层液界面,从而实现 T 细胞、B 细胞的分离。将沉降于管底的 E 花环用低渗液处理即可裂解 SRBC,得到纯化的 T 细胞。

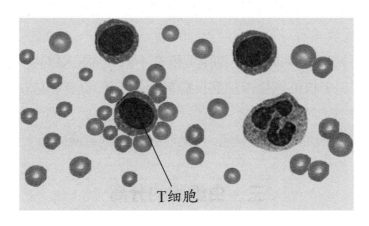

T细胞

图 14-3　显微镜下 T 淋巴细胞与绵羊红细胞形成的 E 花环

将淋巴细胞与一定比例的SRBC混合，待T淋巴细胞形成E花环后，经聚蔗糖-泛影葡胺分层液密度梯度离心，E花环因密度大而沉积于管底，再用低渗法裂解花环中的SRBC，即可获得纯化的T细胞，悬浮在分层液界面的细胞群富含B细胞。该方法简便易行，获得T细胞的纯度可达95%~99%，可同时获得B细胞。缺点是E花环形成后可能使T细胞活化。

2. 尼龙棉分离法　将淋巴细胞悬液加入尼龙棉柱内，B细胞易黏附于尼龙棉纤维（聚酰胺纤维）表面，而T细胞则不易黏附，由此可将T细胞和B细胞分离。该法简便易行，不需特殊仪器，也不影响淋巴细胞活性，所获T细胞纯度可达90%以上，B细胞纯度可达80%。

3. 免疫磁珠分离法　该法是利用抗原-抗体反应的特异性与磁珠特有的磁响应原理达到分离细胞目的的一种技术，为目前分离淋巴细胞亚群的常用技术。将某种特异性单克隆抗体与磁珠结合形成免疫磁珠（immunomagnetic bead，IMB）。当IMB与表达相应抗原的靶细胞结合后，利用外加磁场，可将与IMB结合的细胞与其他细胞分离，从而达到分离浓缩、纯化细胞的目的。

免疫磁珠分离法按结合的目标不同分为阴性选择和阳性选择。阴性选择是指与IMB结合的细胞为不需要的细胞，而留在上清液中的未结合细胞为目标细胞。阳性选择是指与IMB结合的细胞即为目的细胞。

该法的优点是操作简便，分离纯度高，可达93%~99%；重复性好；可与流式细胞仪联用；细胞获得率高，达90%以上。缺点是想要获得均匀性好、超顺磁性、粒度适中、易于结合蛋白质的磁珠很难。该法分离效果可与流式细胞仪媲美，但比后者操作简便、快速，且无特殊设备要求。

4. 流式细胞术分离法　用流式细胞仪可自动化地对单个细胞进行多参数定量测定分析，从而可分选出特异性荧光抗体标记的阳性细胞。

散射光信号和荧光信号，依据光信号转化为电信号的强弱来分析和分选细胞。该法分离细胞准确快速，纯度高，回收率高，能保持细胞活力。随着流式细胞术的不断改进和提高，其应用范围也越来越广泛。各种血细胞具有独特的抗原，通过对不同的细胞表面抗原成分进行标记，进行多参数设置，可正确地判断出该细胞的属性，这对临床上诊断白血病具有重要作用。

5. 亲和板结合分离法　利用淋巴细胞亚群有不同表面抗原的特点，先将相应抗体结合于反应板上，再将单个核细胞悬液加到反应板上，孵育，具有相应抗原的细胞便与抗体结合而被吸附。用洗脱液洗脱反应板可获得具有相应抗原标志的细胞。如需从待分离细胞悬液中去除具有某种抗原标志的细胞，收集非吸附细胞悬液即可。

三、白细胞的分离

免疫细胞的样本来源主要有外周血、脾、淋巴结、胸腺、骨髓等。在人外周血中红细胞和白细胞的比例为（600~1 000）∶1，两类细胞的密度不同，其沉降速度也不同，通常用以下两种方法加以分离。

1. 自然沉降法　取外周静脉血，用肝素抗凝。将含抗凝剂的血的试管直立静置，置于室温下 30~60min，血液分成明显的 3 层，上层为淡黄色血浆，底层为红细胞，紧贴红细胞层上面的灰白层为白细胞和血小板。用滴管或者微量移液管轻轻吸取灰白层，加入 PBS 进行洗涤、离心后，再加入少量蒸馏水或 0.83% 氯化铵轻轻振荡混匀，离心洗涤后加入少量蒸馏水，经短时间的低渗处理，使红细胞裂解，经过反复洗涤即可得纯度较高的白细胞悬液。

2. 高分子聚合物沉降法　此法采用明胶、右旋糖酐、聚乙烯吡咯烷酮（polyvinylpyrrolidone，PVP）和甲基纤维素等高分子聚合物使红细胞凝集呈串钱状，导致红细胞沉降速度加快，从而实现白细胞与红细胞的快速分离。该法的操作要点是取经抗凝处理的静脉血与等量 6% 右旋糖酐或 3% 明胶溶液混匀，置于室温或 37℃ 环境下，将试管垂直静置 30min，使红细胞自然沉降，乳白色细胞层为白细胞聚集层，将毛细吸管沿试管壁边缘轻轻插入到乳白色的白细胞聚集层，吸取该层细胞，经洗涤离心后即可获得白细胞悬液。本法的细胞获得率比自然沉降法高。

四、吞噬细胞的分离

吞噬细胞主要包括两类：一类是小吞噬细胞，即中性粒细胞；另一类是大吞噬细胞，即单核吞噬细胞系统（包括血液中的单核细胞以及组织器官中的巨噬细胞）。吞噬细胞的分离主要根据其表面标志和生物学特性，将吞噬细胞从外周血中分离出来，但不同吞噬细胞的分离方法存在差异。

1. 单核细胞的分离　从 PBMC 中分离单核细胞的方法主要有：① Percoll 密度梯度分离法；②流式细胞术分离法；③免疫磁珠分离法；④黏附法。因黏附法会影响单核细胞的功能甚至损伤单核细胞，不适用于单核细胞生物学活性的研究试验，适用于去除单核细胞。前 3 种方法均不影响单核细胞活性，Percoll 密度梯度分离法获取细胞数量较少，用血量大，但流式细胞术分离法技术设备要求较高，目前较常用的为免疫磁珠分离法。

免疫磁珠分离法分离单核细胞主要是利用单核细胞表面特异性表达 CD14 的特征，用 CD14 免疫磁珠与待分离的 PBMC 悬液反应，加入磁场，直接分选 CD14$^+$ 细胞，实现单核细胞与其他细胞的分离。

2. 巨噬细胞的分离　人巨噬细胞的分离采用斑蝥敷贴法。该法的基本原理是中药斑蝥乙醇浸液可刺激皮肤并在局部诱发无菌性炎症，导致巨噬细胞渗出。该法的操作要点是将经 10% 斑蝥乙醇浸液浸泡后的滤纸贴敷在试者前臂内侧皮肤表面，4~5h 后取下，可见皮肤局部充血，48h 后则出现水疱，吸取其中的渗出液（渗出液内细胞主要为巨噬细胞），离心洗涤后即可。此法操作简便，可直接获取较纯的巨噬细胞，不需做进一步体外分离，且细胞损失较少，但对受试者皮肤有一定损伤，有时可引起局部感染，应慎用。

3. 中性粒细胞的分离　由于红细胞、白细胞相对密度不同,两者的沉降速度也存在差异。右旋糖酐能将红细胞凝聚成串,使其快速沉降,白细胞则不受其影响,从而实现外周血中白细胞的分离。

操作要点是首先将经抗凝的静脉血与 6% 右旋糖酐溶液按一定比例混合,置于室温下垂直静置一段时间后,红细胞在右旋糖酐作用下凝集成串而快速沉降,白细胞沉降速度慢而位于上层。取上层白细胞,加入适量 0.83% 氯化铵溶液裂解红细胞,离心后取沉淀的细胞,采用 Ficoll 分离液分离即可获得中性粒细胞。

4. 自然杀伤细胞的分离　自然杀伤细胞的分离方法主要有磁珠分离法和流式细胞仪分离法等。

第二节　淋巴细胞数量及功能检测

人体内的 T 淋巴细胞和 B 淋巴细胞在光学显微镜下难以区别,需依靠对其表面标志(CD 分子)的检测,建立相应的细胞计数方法。淋巴细胞功能测定可分为体内试验和体外试验。体外试验主要包括淋巴细胞增殖试验、细胞毒试验,以及激活的淋巴细胞具有分泌细胞因子或抗体能力的相关试验。体内试验可通过皮肤试验间接反映 T 细胞的功能状态。通过对机体淋巴细胞及其亚群的数量和功能测定,可为疾病的诊断、治疗、疗效评估等提供重要依据。

一、T 细胞数量及功能检测

(一) T 细胞数量检测

根据 T 细胞的免疫效应功能和表面表达的 CD 分子至少可将 T 细胞分为辅助性 T 细胞($CD3^+$、$CD4^+$、$CD8^-$)、细胞毒性 T 细胞($CD3^+$、$CD4^-$、$CD8^+$)和调节性 T 细胞($CD4^+$、$CD25^+$、$Foxp3^+$)3 类。辅助性 T 细胞主要有 Th1 和 Th2 两类,其中 Th1 主要分泌 IL-2、IFN-γ 或 TNF-β 等细胞因子,Th2 主要分泌 IL-4、IL-5、IL-6 或 IL-10 等细胞因子。临床实际工作中可利用免疫荧光法、酶免疫组织化学法、流式细胞术等方法进行 T 细胞的表面标志及细胞因子受体的检测,判定 T 细胞的亚群并进行计数。

(二) T 细胞功能检测

T 细胞在特异性抗原的刺激作用下,活化、增殖、分化为效应 T 细胞,效应 T 细胞通过分泌细胞因子或细胞毒作用杀伤靶细胞,介导炎症反应,发挥细胞免疫效应。因此,针对上述环节建立了一系列检测 T 细胞功能的试验。

1. T 细胞增殖试验　常用 T 细胞转化试验反映 T 细胞功能。T 细胞在丝裂原或抗原刺激下可发生增殖。体外引起 T 细胞转化的刺激物主要有植物凝集素(PHA)、伴刀豆球蛋白 A(ConA)、美洲商陆丝裂原等以及破伤风类毒素、纯化蛋白衍生物(PPD)和白念珠菌等抗原刺激物。通常应用最多的刺激物是 PHA。淋巴细胞转化情况的观察判定有形态学检查法、放射性核素法和四氮唑（MTT）比色法。

（1）形态学检查法：根据淋巴母细胞转化的形态特征，借助光学显微镜鉴别计数。形态法简便易行，但受主观因素影响较大，因此重复性较差。

将外周血或 PBMC 与适量的 PHA 混合，在 37℃条件下培养 72h 取培养细胞做涂片染色，油镜下镜检。根据细胞的大小、核质比、胞质的染色性、核结构以及有无核仁等特征分别计数未转化的淋巴细胞、转化的细胞（包括过渡型母细胞和淋巴母细胞）。每个样本计数 200 个细胞，按如下公式计算淋巴细胞转化率。转化率可在一定程度上反映机体的细胞免疫功能状态，正常人 T 细胞转化率为 60%~80%，小于 50% 可视为降低。

$$淋巴细胞转化率 = \frac{转化的淋巴细胞数}{转化的淋巴细胞数 + 未转化的淋巴细胞数} \times 100\%$$

（2）放射性核素法：敏感性高，重复性好，但对设备有一定要求，有发生放射性核素污染的可能性。

用氚（^{3}H）标记胸腺嘧啶核苷（^{3}H-TdR）作为 DNA 合成的前体，当 T 细胞受到丝裂原或特异性抗原刺激后，向淋巴母细胞转化时可出现含有 ^{3}H-TdR 的 DNA，通过测定细胞放射性强度可了解细胞的增殖状况。

（3）MTT 比色法：灵敏度不及放射性核素法，但操作简单，无放射性污染，应用广泛。当细胞受到刺激发生增殖时，活细胞可摄入可溶性黄色染料噻唑蓝溴化四唑（MTT），MTT 可被细胞内的脱氢酶还原为不溶水的蓝色甲臜颗粒，并沉积于细胞中。甲臜颗粒的形成量与细胞增殖程度成正比。用酶标仪测得的细胞培养物的吸光度值，可间接反映淋巴细胞的增殖程度。

2. T 细胞介导的细胞毒试验　淋巴细胞介导的细胞毒性是细胞毒性 T 细胞（CTL）的特性。检测 CTL 的细胞毒性是评价机体细胞免疫功能的一种常见指标，特别是检测肿瘤患者 CTL 杀伤肿瘤细胞的能力，常作为临床判断预后和观察疗效的指标之一，一般采用 ^{51}Cr 释放法。

3. MHC- 抗原肽四聚体技术　这是一种新近发展起来的用于研究抗原特异性 T 细胞的技术。该方法的优点是直接、灵敏和迅速，主要通过 TCR 与 MHC- 抗原肽的结合来检测抗原特异性 T 细胞，以此反映机体的细胞免疫状况。除此之外，还有 T 细胞分泌功能测定和体内试验（包括特异性抗原皮肤试验、PHA 皮肤试验）等方法。

二、B 细胞数量及功能检测

（一）B 细胞数量检测

B 细胞表面有 CD19、CD20、CD21、CD22 和 CD29 等分化抗原，其中有些是 B 细胞所共有的标志,而有些仅是活化 B 细胞所特有的。成熟的 B 细胞均表达 CD19,结合 CD5 可将 B 细胞分为 B1(CD19$^+$CD5$^+$)和 B2(CD19$^+$CD5$^-$)两个亚群,B2 细胞主要是外周的成熟 B 细胞,是执行体液免疫的主要细胞;B1 细胞在个体发育、表型和分布等方面与 B2 细胞有明显差异,与免疫调节、自身免疫病及 B 细胞源性肿瘤密切相关。据此可用单克隆抗体,通过间接荧光抗体法、酶免疫组织化学法或流式细胞术对 B 细胞表面标志及受体进行检测,判定 B 细胞的亚群并进行计数。

(二)B 细胞功能检测

1. B 细胞增殖试验　某些分裂原和特异性抗原可刺激 B 细胞发生增殖。人 B 细胞采用含 SPA 的金黄色葡萄球菌菌体或抗 IgM 抗体,用 ^{3}H-TdR 法反映 B 细胞增殖能力。

2. B 细胞产生抗体的能力　一般通过检测血清中各类抗体的水平来判断 B 细胞的功能。由于检测抗体的方法相对方便、成熟,故临床上很少有针对 B 细胞分泌抗体功能的检查。必要时可采用酶联免疫斑点试验观察 B 细胞分泌抗体的功能。

酶联免疫斑点试验采用特异性抗原包被固相载体,加入待检的抗体产生细胞,即可诱导抗体的分泌。分泌的抗体与包被抗原结合,在抗体分泌细胞周围形成抗原 - 抗体复合物,加入酶标记的第二抗体与抗体结合,通过底物显色反应的深浅可测定出生成的抗体量,并可在光学显微镜下计数着色的斑点形成细胞。该方法既可检测抗体分泌细胞,又可检测抗体分泌量。

三、自然杀伤细胞功能检测

NK 细胞具有细胞毒作用,能直接杀伤肿瘤细胞和病毒感染的靶细胞。若将肿瘤细胞作为靶细胞和 NK 细胞共同培养,肿瘤细胞的存活率即可反映 NK 细胞的活性,存活率低,NK 细胞的活性则高。体外检测 NK 细胞活性的方法有形态学法、酶释法、荧光法、放射性核素释放法和流式细胞术等。

第三节　吞噬细胞功能检测

一、中性粒细胞功能检测

1. 趋化功能检测　中性粒细胞可在趋化因子如细菌产物、补体活性片段 C5a、某些细胞因子等作用下做定向移动,运动强度反映细胞的趋化能力。测定方法有体内试验和体外试验。

2. 吞噬功能检测　常用显微镜检查法检测中性粒细胞的吞噬率,判断细胞的吞噬功能。正常人中性粒细胞吞噬率为 61%~64%,有报道癌症患者中性粒细胞吞噬率皆在 45% 以下。

3. 杀伤功能检测

（1）溶菌法：将制备的白细胞悬液与经新鲜人血清调理过的金黄色葡萄球菌或大肠杆菌按一定比例混合、孵育，每间隔半小时取培养物接种于固体平板培养基内，在 37℃ 环境下培养 18h 后计算杀菌率。

（2）硝基蓝四氮唑（NBT）还原试验：中性粒细胞在吞噬杀菌时代谢活跃，可产生大量单体氢。中性粒细胞吞噬的 NBT 可以与单体氢结合，从淡黄色被还原成蓝黑色的甲䐀颗粒，沉积于细胞质中。计数 100~200 个中性粒细胞中的 NBT 阳性细胞，即可反映中性粒细胞的杀菌功能。

二、巨噬细胞功能检测

人体巨噬细胞待检标本很难获得，必要时采用斑蝥敷贴法收集人巨噬细胞，但该法对人体局部有一定损害，不易被人们所接受。

> **本章小结**
>
> 免疫细胞主要包括淋巴细胞（如 T 细胞、B 细胞、NK 细胞等）、单核巨噬细胞、树突状细胞、中性粒细胞、嗜酸性粒细胞、嗜碱性粒细胞和肥大细胞等。学习重点是外周血单个核细胞的分离方法，包括 Ficoll 分层液法和 Percoll 分层液法。外周血淋巴细胞纯化，主要包括去除红细胞、血小板和单核细胞。淋巴细胞亚群的分离可采用 E 花环沉降法、尼龙棉分离法、免疫磁珠分离法、亲和板结合分离法和流式细胞术分离法等方法。学习难点是 T 细胞及其亚群功能测定试验，主要包括 T 细胞增殖试验、T 细胞介导的细胞毒试验、MHC- 抗原肽四聚体技术等；B 细胞功能测定主要开展 B 细胞增殖试验、酶联免疫斑点试验等。

（石文静）

思考与练习

一、名词解释

1. PBMC　2.免疫磁珠分离法

二、填空题

1. 白细胞分离方法有 _____ 和 _____。

2. 去除红细胞常用方法是 _____。

三、简答题

1. 为何常用相对密度为 1.077±0.001 的 Ficoll 分层液分离外周血单个核细胞？

2. 简述 PBMC 分离的方法。

第十五章 ｜ 免疫分子检验技术

15章 数字资源

第一节　细胞因子检测

细胞因子是由免疫细胞及组织细胞合成分泌的一类具有广泛生物学活性的小分子蛋白质或多肽。细胞因子检测对阐明机体免疫应答及其调节机制，免疫相关疾病的发生、发展规律和指导临床治疗均具有重要意义。

一、细胞因子检测方法

目前，细胞因子的检测方法主要有生物活性检测、免疫学检测和分子生物学检测等。生物活性检测和免疫学检测主要在蛋白质水平上检测细胞因子，而分子生物学检测则是利用基因探针检测特定细胞因子的基因表达，可能比上述两类方法更早发现变化。

1. 生物活性检测　细胞因子生物活性检测是根据细胞因子某一特定的生物学作用

所设计的检测方法，通过应用相应的指示系统反映待测样品中某种细胞因子的活性水平，一般用活性单位来表示。如 IL-2 可促进 T 细胞增殖，TNF-β 可增强巨噬细胞、NK 细胞的吞噬杀伤功能等。筛选出依赖性细胞株（简称依赖株）作为指示系统，加入特定细胞因子，观察靶细胞的反应，在一定条件下这些细胞的增殖与加入的细胞因子浓度成正比。主要生物活性检测技术有细胞增殖法、靶细胞杀伤法、抗病毒活性测定法、趋化活性测定法、细胞因子诱导的产物分析法等。生物活性检测方法灵敏度高，可达皮克（pg）水平，但特异性低、分析范围狭窄、耗时长、干扰因素多。

2. 免疫学检测　免疫学检测是目前使用最为广泛的方法，主要利用细胞因子蛋白或多肽的抗原性，获得其特异性抗血清或单克隆抗体，根据抗原抗体特异性反应，对细胞因子进行定量检测及免疫学分析。常用方法有 ELISA、RIA 和免疫印迹法。此外，还可通过酶或荧光标记的细胞因子单克隆抗体对细胞因子在细胞内的分布及合成情况进行原位检测，常用方法有细胞内染色法和酶联免疫斑点试验等。免疫学检测可直接检测待测样品中细胞因子的含量，为临床大规模检测提供了方便。但由于免疫学检测的是细胞因子的含量，并非等同其生物学活性，因此要了解细胞因子的生物学效应，还需结合生物活性检测最终确定细胞因子的生物学活性。

3. 分子生物学检测　分子生物学检测的是细胞因子的基因，细胞因子的表达、分泌与其基因的表达完全相关，当细胞因子的基因因某种原因发生缺失或突变，则可能会导致其表达减少或不表达，进而引起疾病的发生。故细胞因子的基因检测具有独特的应用价值。

细胞因子的基因检测包括其 mRNA 表达水平和 DNA 的检测，检测特定细胞因子 mRNA 表达水平有助于判断待测细胞中该细胞因子的表达水平。mRNA 检测方法主要有 Northern 印迹法、斑点杂交、反转录聚合酶链反应（RT-PCR），细胞原位杂交或原位杂交组织化学法等；DNA 的检测方法则主要有 Southern 印迹法、斑点印迹、聚合酶链反应（PCR）、原位杂交、RT-PCR 和基因芯片等。分子生物学方法只能检测基因的表达情况，不能反映该细胞因子的含量、表达及活性，多用于机制研究。

二、细胞因子检测的临床应用

细胞因子在机体免疫应答、抑制肿瘤及炎症反应等方面发挥重要作用，在一定条件下参与多种疾病的发生与发展，为此，评估患者体内相应的细胞因子水平对相关临床疾病的诊断、治疗及预后判断有重要意义，主要用于：①临床疾病预防；②评估机体的免疫状态；③特定疾病的辅助诊断；④临床疾病的治疗应用；⑤临床疾病疗效监测和预后判断。

第二节　补体的检测

补体是存在于正常人和动物血清、组织液和细胞膜表面的一组不耐热、经活化后具有酶活性的蛋白质。补体并非单一分子，而是由30多种蛋白质成分组成的，又称为补体系统。各成分均以无活性的酶原形式存在于血清中，需活化后才能发挥相应的生物学作用。补体广泛分布于血浆中，具有溶解靶细胞、促进吞噬、参与炎症反应等功能，同时补体还在免疫调节、清除免疫复合物、稳定机体内环境、参与超敏反应及自身免疫病中发挥关键作用。总补体活性和单个补体成分含量的变化对某些疾病的诊断和疗效观察具有重要意义。

一、血清总补体活性测定

总补体活性测定是检测补体活化后的最终效应，反映了补体的整体功能。目前已建立的补体总活性测定的方法是补体50%溶血试验，该试验是临床总补体活性测定的常规检测项目。

1. 补体50%溶血试验的检测原理　红细胞与特异性抗体结合后可激活补体，使红细胞发生溶血。溶血程度与补体的活性相关，但非线性关系。溶血程度对补体的剂量依赖呈一特殊的S形曲线（图15-1）。以溶血百分率为纵坐标，相应血清量为横坐标，可见S形曲线在30%~70%之间几乎呈直线，即此阶段溶血程度对补体含量的变化非常敏感。故试验常以50%溶血作为终点指标，这一方法称为补体50%溶血试验，即CH50。

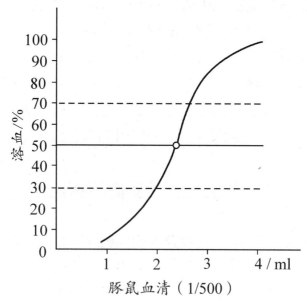

图15-1　溶血程度与补体含量的关系

2. 方法评价　CH50测定是一种补体的功能试验，能较准确地测定总补体活性，既可作为发现补体成分缺失的筛选试验，又可对一些免疫复合物病进行辅助诊断或作为判断疾病转归的一种辅助方法。该方法简便、快速，但敏感性低，主要检测的是补体经典途径的溶血活性,所得结果反映补体 C1~C9 9 种成分活性的综合水平。如果 CH50 测定值过低或者完全无活性,应考虑补体成分缺陷;可再通过 C4、C2、C3 和 C5 等单个补体成分的检测,区别是否因某一成分缺乏所致,以便作出确切的实验室诊断。

3. 临床意义　总补体活性生理性增高见于妊娠后期,病理性增高见于各种急性炎症、组织损伤及某些恶性肿瘤,如皮肌炎、心肌梗死、伤寒、多发性骨髓瘤等。总补体活性降低更有意义,主要见于急、慢性肾小球肾炎,各种自身免疫病(如自身免疫性溶血性贫血、系统性红斑狼疮、类风湿关节炎等),亚急性细菌性心内膜炎,急性乙型病毒性肝炎,慢性肝病和获得性 C1 抑制因子缺乏症等。

二、单个补体成分的测定

根据各补体成分不同的生物学特性设计的测定方法,有免疫溶血法和免疫化学法,前者用来检测单个补体成分的活性,后者可对单个补体成分进行定量检测。

1. 免疫溶血法　抗原、抗体特异性结合形成免疫复合物,可激活补体的经典途径,最终可导致靶细胞溶解。该方法中抗原为绵羊红细胞(SRBC),抗体为兔或马抗 SRBC 的抗体,即溶血素。将 SRBC 与溶血素组合作为指示系统参与反应。试验中有两组补体参与,一组是作为实验反应系统的补体,此类试剂可选用先天缺乏某单一补体成分的人或动物血清,如某些人可天然缺乏 C2、豚鼠缺乏 C5、家兔缺乏 C6;也可利用化学试剂人为灭活正常血清中的某种补体成分制备缺乏该成分的补体试剂,加入致敏 SRBC(经典途径补体成分检测)或兔红细胞(旁路途径补体成分检测)指示系统后,此时由于缺乏某种补体成分,不能使补体系统连续激活,而不发生溶血。另一组为待测血清中的补体,当加入待测血清,使原来缺乏的补体成分得到补充,补体系统连续激活,产生溶血。溶血程度与待测血清中该补体成分活性有关,仍以 50% 溶血为判定终点。

免疫溶血法不需要特定的仪器设备,方法简单、快速,但敏感性较低,影响因素多。该法检测的是某补体成分的活性,并非具体含量,在某些需了解该成分活性情况下,本检测方法适用,可辅助诊断因某补体成分缺失引起的先天性补体缺陷病。

2. 免疫化学法　免疫化学法分为单向免疫扩散、火箭免疫电泳、透射比浊法和散射比浊法。前两种方法已逐渐趋于淘汰,后两种方法通过仪器对 C3、C4、B 因子等单个补体成分进行测定。经适当稀释,待测血清标本的 C3、C4 成分与其相应抗体结合形成免疫复合物,反应介质中的聚乙二醇(PEG)可使该复合物沉淀,通过免疫比浊分析技术对散射光或透射光信号进行自动检测,对待测补体成分进行定量检测。

自动免疫化学法检测单个补体成分方法简单,特异性和重复性好,可反映所测补体成分的绝对值,并能进行标准化流程管理和质控,是目前国内外临床免疫检测补体组分的主要方法。

三、补体结合试验

1. 试验原理　补体结合试验是将免疫溶血作为指示系统来检测抗原、抗体间有无特异性结合的一类试验。该方法并非用于补体的检测，而是利用补体的溶细胞作用进行各种物理状态的抗原、抗体的测定。

补体结合试验中有 5 种成分参与反应，分属 3 个系统——反应系统、补体系统和指示系统。其中反应系统（抗原与抗体）与指示系统（SRBC 与溶血素）争夺补体系统。如先加入反应系统和补体，给其以优先结合补体的机会，如果反应系统中存在待测的抗体（或抗原），则抗原、抗体发生反应后可结合补体，再加入指示系统（SRBC 与相应溶血素），由于反应中无游离的补体而不出现溶血，为补体结合试验阳性。反之，为补体结合试验阴性。因此，补体结合试验可用已知抗原来检测相应抗体，或用已知抗体来检测相应抗原。

2. 临床应用和评价　补体结合试验主要应用在以下几方面：①传染病诊断，如病原性抗原及相应抗体的检测；②其他抗原的检测，如肿瘤相关抗原的检测、血液中的蛋白质鉴定、HLA 分型等；③自身抗体检测。

补体结合试验的优点为灵敏度高、特异性强、应用面广、易于普及。缺点为试验参与反应的成分多，影响因素复杂，操作步骤烦琐，并且要求十分严格，容易出现错误。

第三节　免疫球蛋白的检测

免疫球蛋白是一类具有抗体活性或化学结构与抗体相似的球蛋白，可分为抗体免疫球蛋白和膜免疫球蛋白。血清中 5 种免疫球蛋白的含量各不相同，IgG、IgA、IgM 的含量为 g/L 水平，而 IgD、IgE 和体液中的 IgG、IgA、IgM 含量仅为 mg/L 水平。临床试验中常选用敏感度不一的方法对免疫球蛋白进行定量检测。免疫球蛋白测定对免疫功能评估、免疫缺陷病、自身免疫病、结缔组织病、感染性疾病和免疫增殖性疾病等的诊断和治疗具有重要参考价值。

一、IgG、IgM、IgA 的检测

（一）检测方法

血清 IgG、IgM、IgA 的测定方法有单向免疫扩散试验、酶联免疫吸附试验（ELISA）、放射免疫分析（RIA）、免疫固定电泳（IFE）、免疫比浊法等。目前国内大多数实验室普遍采用免疫比浊法来测定免疫球蛋白含量。

（二）临床意义

1. 血清免疫球蛋白的定量检测
（1）高免疫球蛋白血症
1）多克隆性免疫球蛋白增高：肝脏疾病患者血清中可见 3 类免疫球蛋白均升高；慢性细菌感染时，血清 IgG 可升高；宫内感染时，脐带血或出生后的新生儿血清中 IgM 增高；自身免疫病时，免疫球蛋白均可升高，如系统性红斑狼疮患者以 IgG、IgA 升高较多见，类风湿关节炎患者以 IgM 升高为主。

2）单克隆性免疫球蛋白增高：某一类免疫球蛋白含量显著增多，多在 30g/L 以上，其理化性质十分一致，称为单克隆蛋白，即 M 蛋白。由 M 蛋白所致的疾病称为免疫增殖病，如多发性骨髓瘤、巨球蛋白血症等。

（2）低免疫球蛋白血症：低免疫球蛋白血症有先天性和获得性两种。先天性低免疫球蛋白血症主要见于体液免疫缺陷病和联合免疫缺陷病。获得性低免疫球蛋白血症患者血清中 IgG 常小于 5g/L，引起的原因较多，如大量蛋白质流失、淋巴系统肿瘤、感染性疾病及长期使用免疫抑制剂等。

2. 尿液免疫球蛋白定量检测　中等大小的可溶性免疫复合物能长期存在于血液循环中，当随血液循环到达肾脏时，可沉积在肾小球基底膜并激活补体，导致肾小球基底膜受损，引起球蛋白及其他大分子漏出增多。不同肾脏疾病尿液 IgG、IgM、IgA 增高程度不同，可根据尿液增高的免疫球蛋白的类型来鉴别诊断肾小球疾病的类型。

3. 脑脊液免疫球蛋白定量检测　在生理情况下，血液中免疫球蛋白通过血脑屏障进入脑脊液（CSF）内。IgG 较易通过血脑屏障，而 IgM 难以通过血脑屏障。IgG、IgA、IgM 在 CSF 中的浓度依次递减。当脑组织或脑膜有病变时，导致血脑屏障发生破坏，通透性增加，使脑脊液组分发生改变。脑脊液免疫球蛋白检测常用免疫比浊法、放射免疫法、ELISA 和免疫胶乳比浊法等。脑脊液免疫球蛋白定量检测，对某些中枢神经系统疾病的诊断、疗效观察和预后判断具有重要意义。

二、IgE 和 IgD 的检测

（一）IgE 检测

1. 检测方法　血清总 IgE 的测定方法有化学发光免疫分析、放射免疫分析、乳胶颗粒免疫比浊法及 ELISA 等。在临床上用化学发光免疫分析和 ELISA 较为常见；特异性 IgE 检测方法主要有免疫斑点法和 ELISA。

2. 临床意义　血清总 IgE 含量升高多见于 I 型超敏反应性疾病如特发性哮喘、过敏性鼻炎等，非超敏反应性疾病如 IgE 型多发性骨髓瘤、感染性疾病（寄生虫感染、急性或慢性肝炎）、高免疫球蛋白 E 综合征、嗜酸性粒细胞增多症、系统性红斑狼疮、类风湿关节炎等；针对某种特异性变应原过敏可导致相应的 IgE 增高。IgE 降低见于原发性无丙种球蛋白血症、肿瘤及化疗药物应用后。

（二）IgD检测

1. 检测方法　IgD的测定常用放射免疫测定、乳胶颗粒免疫比浊法和ELISA。IgD的生物功能未完全阐明，正常人血液中IgD的含量波动较大，因此各实验室最好使用固定的试剂盒，建立自己的参考值范围。

2. 临床意义　血清IgD增高主要见于妊娠末期、IgD型多发性骨髓瘤、甲状腺炎和大量吸烟者。IgD降低见于原发性无丙种球蛋白血症、硅沉着病和细胞毒性药物治疗后。

三、冷球蛋白的测定

冷球蛋白是血清中一种特殊蛋白质，多数为IgM，在低温时（0~4℃）自然沉淀，37℃环境下又溶解，它能固定补体产生炎症反应，类似免疫复合物引起的疾病。已证实，大多数冷球蛋白是免疫复合物，除血液外，关节液、尿液、腹腔积液中也可存在冷球蛋白。

1. 冷球蛋白测定方法　将患者的外周血分离出血清，然后置于4℃冰箱中，一般在24~72h出现沉淀，若1周仍不出现沉淀，可判断为阴性；如形成沉淀，再置于37℃环境中温育使其复溶，也可将冷沉淀物离心洗涤后做定性与定量分析。

2. 冷球蛋白检测的临床意义　冷球蛋白可分为Ⅰ型、Ⅱ型、Ⅲ型，各型具有不同的临床意义。

Ⅰ型为单克隆冷球蛋白，由IgM、IgG、IgA或本周蛋白组成，临床见于多发性骨髓瘤、巨球蛋白血症、淋巴瘤、慢性淋巴细胞白血病等。

Ⅱ型为单克隆混合冷球蛋白，多是免疫复合物，由单克隆免疫球蛋白和自身IgG组成，分为IgM-IgG、IgG-IgG、IgA-IgG，临床见于类风湿关节炎、系统性红斑狼疮、血管炎等。

Ⅲ型为多克隆混合冷球蛋白，由两类或两类以上的多克隆免疫球蛋白组成，即抗原和抗体都是多克隆的，临床见于传染性单核细胞增多症、急性病毒性肝炎、急性链球菌感染后肾小球肾炎等。

第四节　循环免疫复合物的检测

 导入案例

患者，男性，16岁，颜面部水肿，下肢轻度水肿来诊。体温36.5℃，脉搏78次/min，呼吸18次/min，血压150/100mmHg。视诊：无皮疹、瘀点及瘀斑；触诊：浅表淋巴结未触及。无贫血貌，无颈静脉怒张，心肺无异常，腹软，肝、脾未触及。叩诊：移动性浊音阴性，肾区无叩痛。

请思考：

该患者需要做哪些检查？

循环免疫复合物（circulating immunocomplex，CIC）是一类在抗原量稍过剩时，形成中等大小的可溶性免疫复合物（沉降系数为 8.8~19S），可长时间游离于血液和其他体液中，当血管壁通透性增加时，此类免疫复合物可随血流沉积在某些部位的毛细血管壁或嵌合在肾小球基底膜上，激活补体，对组织造成损伤，形成免疫复合物病，如系统性红斑狼疮、急性肾小球肾炎、类风湿关节炎等。因而循环免疫复合物的检测有助于这些疾病的临床诊断、发病机制的研究、病情观察、疗效判断及预后转归评估。

循环免疫复合物的检测技术可分为抗原特异性检测技术和抗原非特异性检测技术两类。前者选择性测定含有某种特定抗原的免疫复合物；后者是根据免疫球蛋白分子在结合抗原以后发生的物理学和生物学特性的改变进行检测，反映免疫复合物的总量。目前，形成免疫复合物的多数抗原性质不清晰，且不同性质的免疫复合物可引起相同或相似的病理生理改变，导致疾病发生。因此，临床上除特定检查（如乙肝"两对半"的检测）外，最常采用的是抗原非特异性检测技术。

一、循环免疫复合物抗原非特异性检测

根据检测原理不同，将循环免疫复合物抗原非特异性检测技术大致归纳为物理法、补体参与技术、抗球蛋白法和细胞受体法等。

1. 物理法　根据免疫复合物分子量大小、表面电荷和溶解度等特性而设计。例如聚乙二醇（PEG）比浊法、冷沉淀法、选择性超滤、超速离心法等。

2. 补体参与技术　根据 C1q 能与免疫球蛋白分子 Fc 片段上的补体结合点结合，设计了 C1q 结合试验。IgG 类抗体与抗原特异性结合，暴露出其补体结合位点，与 C1q 结合，形成 C1q-CIC 复合物，再加入酶标记的抗人 IgG 抗体，形成 C1q-CIC-酶标记抗人IgG 复合物，加入显色底物，通过酶标仪对 CIC 进行定量检测。

3. 抗球蛋白法（单克隆类风湿因子凝胶扩散试验）　IgG 或 IgM 类自身抗体与 CIC 中 IgG 的 Fc 片段结合，其中单克隆类风湿因子（mRF）与 CIC 亲和力较强。mRF 凝胶扩散试验是将 mRF 和 CIC 在琼脂凝胶中扩散，结合形成沉淀，进行 CIC 定性或定量检测。

4. 细胞受体法　根据某些细胞上具有补体受体或 Fc 受体能与 IC 结合的原理设计。如 Raji 细胞法，该细胞表面有 C1q、C3b 等补体受体，且不易脱落，能吸附已结合相应补体的 IC，加入荧光标记的抗人 IgG 抗体即可测定 IC 的含量。

二、循环免疫复合物检测方法的应用评价

CIC 检测易受非特异性干扰，可控性、重复性差；每种方法只能检测一类或某一范围的 IC，检测结果缺乏相关性。在临床应用中，IC 总量变化可作为自身免疫病病程中连续追踪观察或辅助诊断的指标，但并非诊断疾病或观察病情的指标。

三、循环免疫复合物检测的临床意义

CIC检测对系统性红斑狼疮、类风湿关节炎、部分肾小球肾炎和血管炎等免疫复合物病仍是一种辅助诊断指标，对判断疾病活动和治疗效果也有一定意义。另外，患有恶性肿瘤时CIC检出率也增高。

本章小结

本章的主要内容有细胞因子的生物活性检测、免疫学检测和分子生物学检测、补体总活性和单个补体成分的测定、免疫球蛋白定量检测和循环免疫复合物的检测。学习重点是CH50的检测原理；单个补体成分活性的检测方法；IgG、IgM、IgA、IgE的测定方法。学习难点是补体结合试验的原理、免疫球蛋白定量检测和循环免疫复合物检测的临床意义。在学习过程中，注意结合前面所学的细胞因子、补体、免疫球蛋白在机体中的免疫作用，分析各项检测的临床意义。

（胡培培）

❓ 思考与练习

一、名词解释
1. 补体结合试验　2.CIC

二、填空题
1. 细胞因子的检测方法主要有_____、_____和_____等。

2. 生物活性检测方法主要有_____、_____、_____、_____和_____等。

3. 单个补体成分的测定常用_____和_____两类方法。

4. 临床补体总活性的常规检测项目是_____。

5. 临床上血液 IgG、IgM、IgA 的测定方法有_____、_____、_____、_____和_____等。

三、简答题
1. 简述细胞因子检测的临床应用。
2. 简述循环免疫复合物检测的临床意义。

第十六章 | 临床免疫疾病检验

16章 数字资源

1. 树立科学的世界观和辩证思维,养成生物安全防范意识及严谨、求真的专业素养。

2. 掌握I型超敏反应的体外检测项目、方法和抗血细胞抗体的检测方法,常见感染性疾病的常用免疫检验项目,常见自身免疫病的自身抗体,免疫缺陷病的概念、分类,免疫增殖病、免疫球蛋白增殖病、M蛋白、本周蛋白等的概念,移植的概念、类型,肿瘤抗原、肿瘤标志物的概念及常见肿瘤的主要标志物。

3. 熟悉各型超敏反应常见疾病,常见感染性疾病常用免疫检验项目的临床意义,免疫缺陷病的主要特点及获得性免疫缺陷综合征的主要免疫学特征及其检验,常见免疫球蛋白增殖病的类型、检验方法,排斥反应的概念、类型,常见肿瘤标志物联合检测的应用。

4. 了解各型超敏反应的发生机制,IV型超敏反应皮试原理及结果判断,真菌、寄生虫等病原体感染的常用免疫检验,常见自身免疫病的发病机制、基本特征,继发性免疫缺陷病的常见原因,常见免疫球蛋白增殖病的病因、主要特征,移植的常用组织配型方法,排斥反应的免疫学检验,肿瘤抗原及肿瘤标志物的分类、检测技术。

5. 学会检测各类常见临床免疫疾病常用的免疫检验项目。

第一节 超敏反应及其免疫检测

超敏反应(hypersensitivity)又称变态反应,是指机体初次接触某种抗原致敏后，再次接受相同抗原刺激时发生的以生理功能紊乱或组织细胞损伤为主的超强免疫应答。引起超敏反应的抗原称为变应原，通过检测变应原有助于诊断超敏反应性疾病。

超敏反应根据发生机制不同分为4种，其中Ⅰ型、Ⅱ型和Ⅲ型超敏反应是由抗体介导的体液免疫，而Ⅳ型超敏反应是由T细胞介导的细胞免疫。

 导入案例

患儿，男性，3岁，因支气管肺炎入院。治疗措施中，一项医嘱为青霉素40万U肌内注射，2次/d。用药前医务人员向家长询问患儿病史，家长诉患儿既往体健，无青霉素应用史。医务人员在患儿右前臂内侧皮内注射青霉素皮试液，20min后观察结果，患儿注射部位出现明显红晕、皮疹，直径1.8cm，确定为皮试结果阳性。

请思考：

1. 患儿还能使用青霉素治疗吗？
2. 患儿初次接触青霉素，皮试为何表现为阳性？

一、Ⅰ型超敏反应及临床检测

Ⅰ型超敏反应又称速发型超敏反应，其特点是：①发生快，几秒至几分钟内可出现明显的临床症状，但是消退也快；②具有明显个体差异和遗传倾向；③主要由IgE介导；④以生理功能紊乱为主，一般不发生组织细胞损伤。

（一）发生机制

Ⅰ型超敏反应的发生过程可分为3个阶段：致敏阶段、发敏阶段和效应阶段。

1. 致敏阶段　是指变应原初次进入机体，刺激B细胞产生IgE，IgE以Fc片段与肥大细胞或嗜碱性粒细胞表面的Fc受体结合，使机体处于致敏状态，此致敏状态可维持数月、数年或更长时间。

2. 发敏阶段　指相同变应原再次进入机体，与致敏细胞上的IgE特异性结合，促使细胞脱颗粒，释放多种生物活性介质如组织胺、激肽释放酶、白三烯、前列腺素和血小板活化因子等。

3. 效应阶段　指生物活性介质作用于效应器官，引起毛细血管扩张、通透性增加，血浆渗出，平滑肌收缩和腺体分泌增加，机体出现一系列临床症状，如组织水肿、荨麻疹、呼吸困难、哮喘、腹痛、腹泻，严重者血压下降甚至休克（图16-1）。

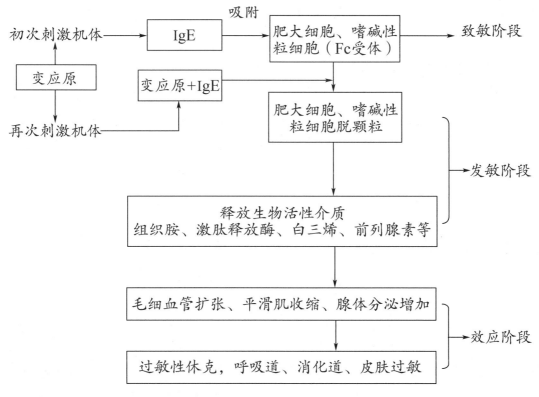

图16-1 I型超敏反应发生机制

（二）常见疾病

1. 过敏性休克　过敏性休克是 I 型超敏反应中最严重的全身过敏症状。

（1）药物过敏性休克：以青霉素引起的最多见，此外头孢菌素、链霉素、普鲁卡因、有机碘等也可引起。患者可在接触药物后数分钟内发病，常表现为烦躁不安、胸闷气急、呼吸困难、血压下降等，严重者抢救不及时可导致死亡。

青霉素为小分子半抗原，但其降解产物青霉噻唑醛酸或青霉烯酸可与机体组织蛋白结合成完全抗原，刺激机体产生 IgE，再次接触青霉素时即可发生超敏反应。少数人在初次注射青霉素时即发生过敏反应，可能与其曾接触过青霉素有关。

（2）血清过敏性休克：系应用动物免疫血清如破伤风抗毒素或白喉抗毒素所致。

2. 呼吸道过敏反应　常因吸入植物花粉、尘螨等变应原引起过敏性鼻炎或哮喘。

3. 消化道过敏反应　少数人在食入鱼、虾、蟹、贝等食物后可出现恶心、呕吐、腹痛、腹泻等过敏性胃肠炎症状。

4. 皮肤过敏反应　由药物、食物、花粉、肠道寄生虫、冷热刺激等引起，主要表现为荨麻疹、湿疹和血管神经性水肿。

（三）防治原则

1. 查明变应原，避免接触　通过询问过敏史和皮肤试验查明变应原，避免与变应原接触是预防 I 型超敏反应最有效的方法。

2. 脱敏疗法或减敏疗法　①异种免疫血清脱敏疗法：适用于抗毒素皮试阳性但必须

使用者,采取小剂量、短间隔、多次注射的方法,使机体暂时处于脱敏状态。②减敏疗法:适用于已查明但又难以避免接触的变应原,如花粉、尘螨等。方法是小剂量、长间隔、多次注射,常用于治疗哮喘和荨麻疹。

3. **药物治疗** ①抑制生物活性介质合成和释放的药物:阿司匹林、色甘酸钠、肾上腺素、异丙肾上腺素、麻黄碱等;②拮抗生物活性介质的药物:苯海拉明、氯苯那敏、异丙嗪等;③改善效应器官反应性的药物:肾上腺素、葡萄糖酸钙、氯化钙、维生素 C 等。

4. **免疫生物疗法** 用抗 IgE 的单克隆抗体抑制生物活性介质释放,可用于治疗哮喘。

 知识拓展

导致过敏的因素是什么?

每年 8 月的第 2 周,是我国过敏防治周。世界变态反应组织发布的报告指出,全世界有 30%~40% 的人被过敏问题困扰,全球仅过敏性鼻炎患者就有 6 亿。过敏不仅"难缠",还可能会"要命"。引起过敏的常见因素有遗传因素和环境因素。人类基因组有多个位点相关的编码基因与过敏有关。如果父母双方都患过敏性疾病,那么其子女发生过敏的概率大于 70%;如果父母一方过敏,那么其子女有 45%~50% 的机会过敏,过敏性疾病的易感性可能在婴幼儿时已经出现并持续存在。

(四)免疫学检验

1. 皮肤试验(皮试)

(1)原理方法:皮肤试验为体内检测试验,主要分为皮内试验和皮肤点刺试验。用少量变应原经皮内注射或皮肤点刺等方式注入受试者皮肤,通过观察局部皮肤反应进行判断。在 20~30min 内局部皮肤出现红晕、红斑、风团及瘙痒,数小时后消失。若出现上述现象者判断为皮试阳性,提示对该变应原过敏;未出现上述现象者判断为阴性,对该变应原不过敏。

(2)临床意义:①用于查找变应原;②预防药物或疫苗过敏。

2. 血清总 IgE(tIgE)检测

(1)原理方法:血清总 IgE 检测是体外检测试验。血清总 IgE 指血清中各种特异性 IgE 的总和,正常人含量极少(3×10^{-4}g/L)。临床检测方法主要有 3 种。①酶联免疫测定法:常用双抗体夹心 ELISA,操作简单,无环境污染。②化学发光免疫分析(CLIA):用化学发光物质标记抗 IgE,与血清中的 IgE 反应后,通过化学发光分析,计算出血清总 IgE 含量。此法灵敏度和特异性高。③免疫比浊法:可用特定蛋白分析仪(散射比浊)检测,也可用生化分析仪(透射比浊)检测。

(2)临床意义:血清总 IgE 增高常见于超敏反应性疾病(如哮喘、花粉症、荨麻疹、湿疹）、寄生虫感染、真菌感染和多发性骨髓瘤等。

3. 特异 IgE（sIgE）检测

（1）原理方法：特异 IgE 检测是体外检测试验。用纯化的特异性变应原检测体内有无相应的特异性 IgE 抗体及含量，主要方法有 3 种。①放射变应原吸附试验（RAST）：特异性强、灵敏度高，但有放射性危害，设备昂贵，检测效率低，使应用受限。②免疫印迹技术：无污染，操作简单，能一次性测定多种变应原，故应用广泛。③酶联免疫吸附试验：其中的荧光酶标法应用较多。

（2）临床意义：sIgE 的增高对 I 型超敏反应疾病的诊断有重要价值，但 sIgE 检测的敏感度比皮试低，检测费用高，耗时长，多用于不能做皮试或皮试结果难以确定者。

二、II 型超敏反应及临床检测

II 型超敏反应又称细胞溶解型超敏反应，是靶细胞表面抗原与相应抗体（IgG 或 IgM）结合后，在补体、吞噬细胞和 NK 细胞参与下，引起细胞溶解和组织损伤为主的病理反应。

（一）发生机制

1. 靶细胞表面抗原　①靶细胞的膜抗原：如血型抗原、HLA 抗原、血小板抗原等；②外来抗原：指吸附在组织细胞上的外来抗原或半抗原，包括药物（如青霉素）、细菌成分、病毒蛋白等；③修饰或变性的自身抗原：经感染、理化因素等修饰或改变的自身组织；④嗜异性抗原。

2. 表面抗原与抗体结合　通过激活补体、调理吞噬和 ADCC，溶解破坏靶细胞（图 16-2）。

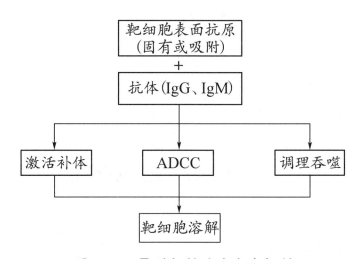

图 16-2　II 型超敏反应发生机制

（二）常见疾病

1. 溶血性输血反应　多发生于 ABO 血型不合的输血。供血者的血型抗原与受血者血清中的天然血型抗体（IgM）结合，通过激活补体导致血细胞溶解。

2. 新生儿溶血症　因母子间 Rh 血型或 ABO 血型不合引起。血型为 Rh⁻ 的母亲由于输血、妊娠后流产或分娩时胎儿的 Rh⁺ 红细胞进入体内，刺激母亲机体产生抗 Rh 抗体（IgG）。当母亲再次妊娠而胎儿血型仍为 Rh⁺，则母体内的抗 Rh 抗体可通过胎盘进入胎儿体内，与胎儿 Rh⁺ 红细胞结合，通过激活补体等方式，使胎儿红细胞溶解破坏，引起流产或新生儿溶血症。母子间 ABO 血型不合也可引起新生儿溶血症，但症状较轻。

3. 自身免疫性溶血性贫血　由于感染或某些药物引起红细胞表面成分改变，形成自身抗原，诱导机体产生针对自身红细胞的抗体，抗体与红细胞表面抗原结合，通过 Ⅱ 型超敏反应导致红细胞溶解。

4. 药物过敏性血细胞减少症　某些药物如青霉素、磺胺等半抗原，与血细胞结合后成为完全抗原，刺激机体产生相应抗体，与血细胞表面抗原结合后通过 Ⅱ 型超敏反应，造成血细胞损伤。表现为溶血性贫血、粒细胞减少症、血小板减少性紫癜。

5. 链球菌感染后肾小球肾炎　因 A 群链球菌细胞壁上的 M 蛋白与肾小球基底膜存在嗜异性抗原，抗链球菌的抗体与肾小球基底膜上的嗜异性抗原结合，通过 Ⅱ 型超敏反应使肾小球基底膜溶解破坏。

6. 其他　有毒性弥漫性甲状腺肿（Graves' disease，GD）、肺出血肾炎综合征（Goodpasture syndrome）等。

（三）免疫学检验

1. 抗血细胞抗体检测　抗血细胞抗体多属于不完全抗体，与相应抗原结合后不出现凝集现象。不同的血细胞抗体检测方法基本相同。

（1）抗球蛋白试验：即 Coombs 试验，包括直接 Coombs 试验和间接 Coombs 试验。

（2）酶介质法：可用于 Rh 抗体检测。因 Rh 抗体多为不完全抗体，与相应红细胞抗原结合后无法形成肉眼可见的凝集现象，而酶介质可促使反应出现凝集现象。

（3）微柱凝胶法：在载体（微柱）中装入凝胶，凝胶间隙仅游离红细胞可通过。当致敏了 IgG 抗体的红细胞与抗人球蛋白试剂反应后，凝集的红细胞被凝胶阻挡，试验结果为阳性；而未凝集的红细胞经离心后沉入微柱底部，试验结果为阴性。

2. 自身抗体的检测　常用方法为间接免疫荧光试验。

三、Ⅲ型超敏反应及临床检测

Ⅲ型超敏反应又称免疫复合物型超敏反应。其发生机制是可溶性抗原与相应抗体（IgG、IgM）结合，形成中等大小免疫复合物，沉积于毛细血管基底膜后，通过激活补体，吸引中性粒细胞、肥大细胞、嗜碱性粒细胞和血小板的聚集参与，引起以中性粒细胞浸润为主的炎症反应（图 16-3）。

（一）发生机制

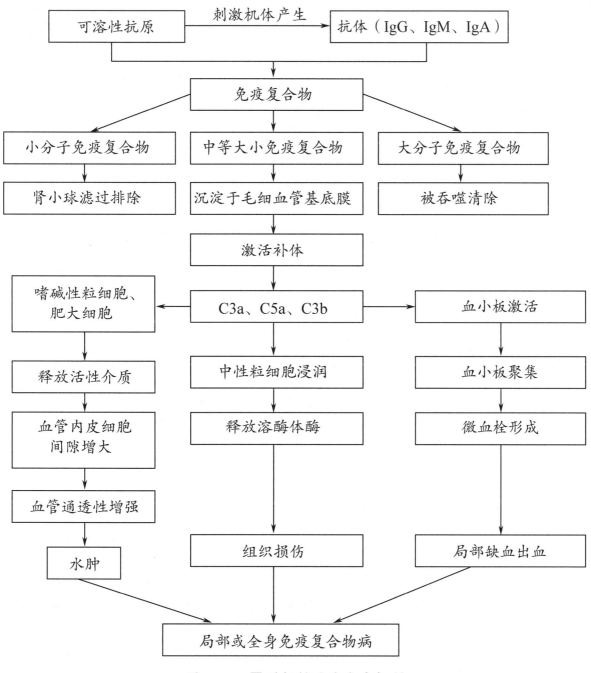

图 16-3　Ⅲ型超敏反应发生机制

1. 中等大小可溶性免疫复合物的形成　大分子免疫复合物易被吞噬清除，小分子免疫复合物可被肾脏滤过清除，而中等大小的免疫复合物既不易被吞噬细胞吞噬，又不能被肾小球滤过排出，能在血流中长时间存留，易在局部沉积。

2. 中等大小可溶性免疫复合物的沉积　①免疫复合物通过激活补体，产生 C3a、C5a 片段，使肥大细胞或嗜碱性粒细胞释放血管活性胺，导致血管内皮细胞收缩，细胞间隙增大，从而使中等大小的免疫复合物嵌入细胞间隙，沉积于血管基底膜。②沉积部位多为血流缓慢、易产生涡流、毛细血管内压较高的区域，如肾小球、心肌、关节滑膜、皮肤等处的毛细血管壁。

3. 免疫复合物沉积后引起的组织损伤　主要由补体、中性粒细胞和血小板引起。①补体作用：免疫复合物激活补体后产生 C3a、C5a 等过敏毒素和趋化因子，使嗜碱性粒细胞和肥大细胞脱颗粒，释放组胺等炎症介质，造成毛细血管通透性增加，导致渗出和水肿，并且吸引中性粒细胞在炎症部位聚集、浸润。②中性粒细胞作用：中性粒细胞在吞噬过程中释放溶酶体酶，使血管基底膜和周围组织损伤。③血小板作用：补体 C3b 可使血小板活化，释放血管活性胺，加重充血和水肿；同时激活凝血机制形成微血栓，造成局部组织缺血，进而导致出血、坏死。

（二）常见疾病

1. 局部免疫复合物病　①阿蒂斯（Arthus）反应：Arthus 发现家兔反复皮下注射马血清 5~6 次后，皮肤出现质硬、肿胀甚至坏死，称为 Arthus 反应；②类 Arthus 反应：1 型糖尿病患者，在局部反复注射胰岛素后可在注射局部出现红肿、出血和坏死等类 Arthus 局部炎症反应。

2. 全身免疫复合物病

（1）血清病：初次注射大剂量抗毒素血清（马血清）后 7~14d，注射局部出现红肿，临床表现为发热、皮疹、关节痛、淋巴结肿大、一过性蛋白尿等，称为血清病。

（2）链球菌感染后的肾小球肾炎：常发生于 A 群溶血性链球菌感染后 2~3 周，体内产生的抗链球菌抗体与链球菌抗原形成免疫复合物，沉积于肾小球基底膜引起肾小球肾炎。

（3）类风湿关节炎：因患者自身 IgG 变性，刺激机体产生抗 IgG 的抗体（IgM 为主），称为类风湿因子（RF）；自身变性 IgG 与类风湿因子结合形成免疫复合物，反复沉积于小关节滑膜，引起类风湿关节炎。

（4）系统性红斑狼疮：患者体内的抗核抗体与循环中的核抗原形成免疫复合物，反复沉积于肾小球、关节、皮肤等部位的毛细血管壁，引起肾小球肾炎、关节炎、皮肤红斑等多脏器损害。

（三）免疫学检验

1. 检测方法　①抗原特异性免疫复合物的检测：因多数免疫复合物中的抗原性质不易确认，故临床不常用。②抗原非特异性免疫复合物的检测：因不需要考虑形成免疫复合物的抗原性质，临床易采用。循环免疫复合物的检测方法有物理法（如 PEG 比浊法）、补体法（如 C1q 固相法）、抗球蛋白法和细胞法，多种方法联合应用可提高检测的准确性和特异性。

2. 临床意义　免疫复合物阳性或浓度升高主要见于感染性疾病和自身免疫病，可用于急性肾小球肾炎、类风湿关节炎、系统性红斑狼疮、血管炎等疾病的诊断、疗效观察和预后判断。

四、Ⅳ型超敏反应及临床检测

Ⅳ型超敏反应又称迟发型超敏反应。其特点为：①反应迟缓，机体再次接触相同变应原后24~72h发生；②由T细胞介导，与抗体和补体无关；③病变特征是以单核细胞浸润和组织损伤为主的炎症反应。

（一）发生机制

Ⅳ型超敏反应是细胞免疫反应过强而造成的病理损伤，其发生机制与细胞免疫相同（图16-4），参与反应的效应T细胞有效应Th1细胞和效应CTL细胞。

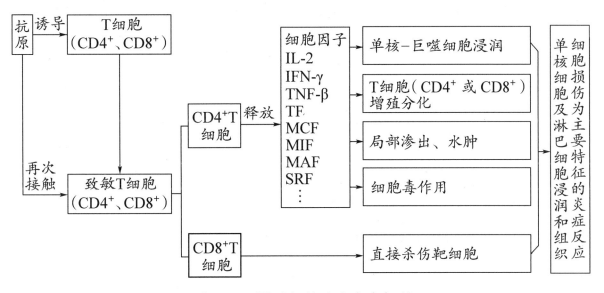

图16-4　Ⅳ型超敏反应发生机制

1. 效应Th1细胞介导的炎症反应和组织损伤　效应Th1细胞再次接触相同抗原后，可释放趋化因子、IFN-γ、TNF-β、IL-2等多种细胞因子，使巨噬细胞活化，产生以单核细胞和淋巴细胞浸润及组织损伤为主要特征的炎症反应。

2. 效应CTL细胞介导的细胞毒作用　效应CTL细胞与靶细胞结合，通过释放穿孔素和颗粒酶，导致靶细胞溶解破坏；也可诱导靶细胞表达凋亡分子Fas，与效应CTL细胞表达的Fas配体（FasL）结合，导致靶细胞凋亡。

（二）常见疾病

1. 传染性超敏反应　胞内寄生菌（如结核分枝杆菌等）和某些病毒、寄生虫、真菌感染可使机体发生Ⅳ型超敏反应。因反应是在传染过程中发生的，故称传染性超敏反应，如结核分枝杆菌继发感染出现的干酪样坏死、液化及空洞等。

2. 接触性皮炎　某些个体在皮肤接触某些化学物质（如药物、化妆品、染料、油漆等）时，可刺激机体形成效应T细胞，当再次接触相同抗原24h后，局部皮肤可出现红肿、硬结、水疱等病变，重者可发生剥脱性皮炎。

3. 排斥反应　同种异型器官移植时,由于移植物的 HLA 刺激并活化受者 T 细胞,发生Ⅳ型超敏反应,使移植物被排斥,于 2~3 周后可出现移植物坏死、脱落。

(三)免疫学检验

1. 检测方法　常用Ⅳ型超敏反应皮肤试验。

(1)结核菌素皮肤试验:是检测Ⅳ型超敏反应的典型项目。用一定浓度的旧结核菌素(OT)或结核分枝杆菌纯蛋白衍生物(PPD)作为抗原,于前臂内侧皮内注射,48~72h 后观察局部是否出现红肿和硬结,按照红肿和硬结程度判断结果。

(2)斑贴试验:用于寻找接触性皮炎的变应原。将适当浓度的可疑变应原试液敷贴于皮肤上固定,48h 后取下,以 48h 和 72h 皮肤表现判读结果,阳性表现为红肿和水疱。

2. 临床意义　①寻找变应原;②某些传染病的诊断(如布鲁氏菌病、某些病毒感染等);③通过结核菌素试验判断机体对结核分枝杆菌的免疫力及接种卡介苗后的免疫效果,排除结核分枝杆菌感染,了解机体细胞免疫功能状态。

4 种类型超敏反应常用的免疫学检测项目见表 16-1,各型超敏反应特点的比较见表 16-2。

表 16-1　4 类超敏反应常用的免疫学检测项目

超敏反应类型	常用检测项目
Ⅰ型超敏反应	皮肤试验、血清总 IgE 测定、特异性 IgE 测定
Ⅱ型超敏反应	抗血细胞抗体的检测、抗自身抗体检测
Ⅲ型超敏反应	抗原特异性免疫复合物的检测、抗原非特异性免疫复合物的检测
Ⅳ型超敏反应	结核菌素皮肤试验、斑贴试验

表 16-2　各型超敏反应特点比较

型别(同义名称)	介导成分	参与成分	病理特点	常见疾病
Ⅰ型(速发型)	IgE	肥大细胞、嗜碱性粒细胞、嗜酸性粒细胞	功能紊乱,无组织损伤	过敏性休克、支气管哮喘、过敏性胃肠炎、荨麻疹等
Ⅱ型(细胞毒型)	IgG、IgM	补体、吞噬细胞、NK 细胞	细胞溶解	溶血性输血反应、新生儿溶血症、药物过敏性血细胞减少症、毒性弥漫性甲状腺肿

型别（同义名称）	介导成分	参与成分	病理特点	常见疾病
Ⅲ型（免疫复合物型）	IgG、IgM	补体、中性粒细胞、血小板	血管炎	局部免疫复合物病、血清病、链球菌感染后肾小球肾炎、类风湿关节炎、系统性红斑狼疮
Ⅳ型（迟发型）	Th1和Tc	细胞因子、巨噬细胞等	单核细胞、淋巴细胞浸润为主的炎症	传染性超敏反应、接触性皮炎、排斥反应

第二节　感染性疾病的免疫检验

一、感染性疾病概述

感染性疾病是指由细菌、病毒、衣原体、支原体、立克次体、螺旋体、真菌、寄生虫等病原体侵入机体所致疾病的总称。

上述病原体及其某些代谢产物对于机体而言，属异种抗原，可致机体产生细胞免疫及体液免疫，因此对感染性疾病进行免疫检验可作为临床诊断的重要依据。针对感染性疾病诊断、治疗、预后的免疫检验，临床上最常采用的是检测病原体抗原及宿主血清抗体。检测抗体时，IgM 类抗体出现早、消失快，常作为感染的早期诊断指标；IgG 类抗体出现相对晚、维持时间长，是对感染性疾病治疗、预后判断及流行病学调查的重要依据。此外通过检验急性时相反应蛋白（APRP），如血清淀粉样蛋白 A（SSA）、C 反应蛋白（CRP）、降钙素原（PCT）等，可以了解机体的感染情况，辅助诊断感染性疾病。感染性疾病的免疫检验方法主要有凝集反应、沉淀反应、免疫电泳、免疫印迹、酶联免疫吸附试验、化学发光免疫检测等。

 导入案例

患者，男性，45 岁，因发热、食欲减退、恶心、右上腹部不适入院检查。患者皮肤浅黄、巩膜黄染，肝区轻压痛及叩击痛，肝功能异常，乙型肝炎表面抗原（HBsAg）、乙型肝炎e 抗原（HBeAg）均为阳性。诊断为乙型肝炎。

请思考：

1. 用于诊断乙型肝炎病毒感染的免疫检验项目有哪几项？

2. 当乙型肝炎病毒复制活跃，哪几项标志物会出现阳性？

二、常见感染性疾病的免疫检验

（一）急性时相反应蛋白

急性时相反应蛋白是伴随感染与炎症、组织损伤、局部缺血等应激源而出现浓度变化的一组血浆蛋白。其中常用于辅助诊断细菌感染性疾病的免疫检验项目有血清淀粉样蛋白 A（SSA）、C 反应蛋白（CRP）、降钙素原（PCT）等（表 16-3）。

1. 血清淀粉样蛋白 A　SSA 在感染性疾病中，由肝脏组织中被激活的巨噬细胞和成纤维细胞合成。感染性疾病患者血清或血浆中的 SSA 是早期炎症的敏感指标。

2. C 反应蛋白　CRP 是一种由肝脏合成并能与肺炎链球菌多糖起反应的 APRP。CRP 通过与凋亡及坏死的细胞或入侵的细菌、真菌、寄生虫等结合，激活补体和单核吞噬细胞系统，将病原体或被感染的细胞清除。当机体发生感染、组织损伤和炎症性疾病时，CRP 迅速升高；疾病治愈后，其含量急速下降。

3. 降钙素原　PCT 由多种器官的不同类型细胞在促炎物质刺激下分泌。PCT 在细菌、真菌、寄生虫等所致的感染中水平显著增高，增高的程度与感染性炎症的严重程度及预后相关；在病毒感染中，PCT 水平不增高或轻度变化。

表 16-3　常用急性时相反应蛋白的免疫检验及主要临床意义

检验项目	常用检验方法	主要临床意义
血清淀粉样蛋白 A	ELISA 双抗体夹心法等	感染性疾病早期炎症的敏感指标
C 反应蛋白	免疫透射比浊法、免疫散射比浊法等	肺炎、肾炎、结核等；鉴别细菌、病毒感染
降钙素原	双抗体夹心免疫化学发光法、放射免疫分析等	全身性细菌感染和脓毒血症；鉴别细菌、病毒感染

（二）常见细菌感染性疾病的免疫检验（表 16-4）

1. 化脓性链球菌　链球菌溶血素 O 是化脓性链球菌入侵人体后的代谢产物，可刺激机体产生抗链球菌溶血素 O（ASO）。检测 ASO 对诊断风湿性心肌炎、风湿性关节炎、急性肾小球肾炎等疾病有重要价值。

2. 伤寒（副伤寒）沙门菌　伤寒菌体（O）抗原、鞭毛（H）抗原及副伤寒 H 抗原等可刺激机体产生抗体。用已知抗原检测抗体的肥达反应，常用于辅助诊断沙门菌感染。

3. 结核分枝杆菌　通过检测结核分枝杆菌（MTB）感染机体后诱导产生的致敏淋巴细胞、抗体，可辅助诊断 MTB 引起的感染性疾病。

表 16-4　常见细菌感染性疾病的病原体及其免疫检验

病原体	免疫检验项目
化脓性链球菌	抗链球菌溶血素 O（ASO）
伤寒（副伤寒）沙门菌	肥达反应等
结核分枝杆菌	结核菌素试验、结核分枝杆菌抗体检测、外周血干扰素检测等

（三）常见病毒感染性疾病的免疫检验

病毒具有较强的免疫原性，入侵后能诱导机体产生免疫应答。抗病毒机制中，机体除有细胞免疫作用外，还能对病毒的多种抗原成分产生特异性抗体。在诊断病毒感染性疾病时，检验患者血液中存在的病毒抗体及抗原，具有不可替代的临床价值（表 16-5）。

表 16-5　常见病毒感染性疾病的免疫检验

病原体	常用免疫检验项目
流行性感冒病毒	血凝抑制试验、中和试验、斑点酶联免疫吸附试验、胶体金免疫层析试验等，检验抗原、抗体
甲型肝炎病毒	酶联免疫吸附试验、化学发光法等，检验抗体
乙型肝炎病毒（HBV）	主要有酶联免疫吸附试验、化学发光法等，检验乙肝五项*及 HBV 的核心抗体 -IgM（HBcAb-IgM）、前 S1 抗原（pre-S1）和前 S2 抗原（pre-S2）等标志物
丙型肝炎病毒（HCV）	酶联免疫吸附试验、化学发光法等，检验抗原、抗体
丁型肝炎病毒（HDV）	酶联免疫吸附试验等，检验抗体
戊型肝炎病毒（HEV）	酶联免疫吸附试验等，检测抗体
严重急性呼吸综合征冠状病毒（SARS-CoV）	酶联免疫吸附试验、间接免疫荧光法等，检验抗体
轮状病毒（RV）	酶联免疫吸附试验、胶体金免疫层析试验等，检验抗体
EB 病毒（EBV）	酶联免疫吸附试验等，检验抗体

注：*乙型肝炎病毒标志物的常用免疫检测结果及临床意义见表 16-6。

表 16-6　乙型肝炎病毒标志物的常用免疫检测结果及临床意义

HBsAg	HBsAb	HBeAg	乙型肝炎 e 抗体（HBeAb）	HBcAb	临床意义
+	-	+	-	-	潜伏期或急性乙型肝炎早期

HBV 免疫检验标志物					临床意义
HBsAg	HBsAb	HBeAg	乙型肝炎 e 抗体（HBeAb）	HBcAb	
+	−	+	−	+	急性或慢性感染，以 HBcAb-IgM 鉴别；病毒复制活跃
+	−	−	+	+	急性 HBV 感染趋向恢复；慢性乙型肝炎（HBV 携带者）
−	+	−	+	+	急性乙型肝炎病毒感染后恢复期，有免疫力
−	+	−	−	+	乙型肝炎恢复期，已有免疫力
−	−	−	−	+	既往感染但无法检出 HBsAg；低滴度 HBV 感染者；无症状携带者
−	+	−	−	−	HBV 感染后恢复或成功接种乙肝疫苗，有免疫力

注："+"为阳性；"−"为阴性。

（四）常见性传播疾病的免疫检验

性传播疾病（sexually transmitted disease，STD）是指可通过性接触而感染、传播的一组传染病，常见病原体有人类免疫缺陷病毒（HIV）、梅毒螺旋体（TP）、人乳头瘤病毒（HPV）、淋球菌等，免疫检验主要有抗原、抗体检验及免疫组织学检查（表 16-7）。

表 16-7 常见 STD 病原体及其免疫检验项目

病原体	免疫检验项目
人类免疫缺陷病毒	酶联免疫吸附试验、乳胶凝集试验等筛查抗体；CD4$^+$ 淋巴细胞计数；免疫印迹等作为确证试验
梅毒螺旋体	性病研究实验室试验（VDRL test）、甲苯胺红不加热血清试验（TRUST）等用于筛查；荧光密螺旋体抗体吸收试验（FTA-ABS）、密螺旋体颗粒凝集试验（TPPA）、金标记免疫层析法等用于确证
人乳头瘤病毒	酶联免疫吸附试验用以检验 HPV 衣壳蛋白抗体；免疫组织学检查
淋球菌	酶联免疫吸附试验、单克隆抗体荧光免疫法等检测抗原

（五）先天性感染的免疫检验

先天性感染是指胎儿在母体内受到的感染。弓形虫（TOX）、巨细胞病毒（HCMV）、风疹病毒（RUV）、单纯疱疹病毒（HSV）等是常见先天性感染的病原体。这些病原体感染母体时，可致胎儿流产和畸形、死胎，或出现婴儿智力低下、视听障碍等后果。临床将上述引起胎儿先天性感染的病原微生物统称为TORCH，并将其列为产前检查的重点检测项目。先天性感染的实验室检查，主要依赖针对抗原及抗体的免疫检验（表16-8）。

表16-8　常见先天性感染的病原体及其免疫检验

病原体	免疫检验项目
弓形虫	酶联免疫吸附试验等用以检验循环抗原；染色试验、直接凝集试验、间接荧光抗体技术、酶联免疫吸附试验等用以检验抗虫体表膜的抗体
风疹病毒	酶联免疫吸附试验、血凝抑制试验、补体结合试验等用以检验抗体
巨细胞病毒	免疫荧光试验等用以检验抗原；补体结合试验、免疫荧光试验、酶联免疫吸附试验等用以检验抗体
单纯疱疹病毒	免疫荧光试验、酶联免疫吸附试验等用以检验抗原、抗体

（六）其他常见病原体的免疫检验

应用免疫检验辅助诊断的其他常见病原体：真菌如念珠菌、新型隐球菌等，寄生虫如疟原虫、血吸虫、丝虫、华支睾吸虫等。其他常见病原体的免疫检验见表16-9。

表16-9　其他常见病原体的免疫检验

病原体	常用免疫检验
真菌（念珠菌、新型隐球菌）	酶联免疫吸附试验、乳胶凝集试验等检测循环抗原、抗体
疟原虫	酶联免疫吸附试验检测抗原，间接荧光抗体法、酶联免疫吸附试验等检测抗体
血吸虫	环卵沉淀试验（COPT）、乳胶凝集试验、酶联免疫吸附试验等检测血清抗体，酶联免疫吸附试验检测抗原
华支睾吸虫	斑点-酶联免疫吸附试验检测抗体
丝虫	酶联免疫吸附试验检测抗体

第三节　自身免疫病及检验

正常生理条件下，机体免疫系统不对自身组织细胞产生免疫应答的现象为免疫耐受。当某些诱因破坏或削弱自身免疫耐受时,机体免疫系统就会对自身组织细胞产生免疫应答的现象称为自身免疫。

机体受某些因素影响对自身抗原(器官、组织、细胞等)发生免疫反应而导致自身组织损害及器官功能障碍所引起的疾病,即为自身免疫病(autoimmune disease,AID)。自身免疫病有以下基本特征:①机体体液中存在高滴度的自身抗体和/或与自身组织成分起反应的致敏淋巴细胞;②患病器官的损伤范围与自身抗体或自身应答性T淋巴细胞所针对的抗原分布相对应;③多数为自发性或特发性,病程较长且反复发作和慢性迁延;④有遗传倾向,女性多于男性,老年多于青少年。

 导入案例

患者,女性,18岁,因食欲不佳、腹胀、恶心,出现鼻梁、双颧部蝶形红斑及明显脱发,双踝关节、双手掌指关节肿痛2个月而入院。实验室检查:Hb 78g/L,尿蛋白5g/L,红细胞沉降率(ESR)98mm/h,抗核抗体(ANA)1:640,抗双链DNA(dsDNA)抗体(+)。临床诊断:系统性红斑狼疮(SLE)。

请思考:

1. SLE的自身抗原主要有哪些?

2. 检验哪些自身抗体有助于诊断SLE?

一、常见自身免疫病

根据受累组织的范围,可将自身免疫病分为器官特异性和非器官特异性两大类。前者自身抗原为某一器官的特定成分,病变常局限于该器官,可检出针对该器官组织成分的特异性自身抗体;后者自身抗原是非器官组织特异性抗原,是多器官组织的共有成分,可检出针对多种器官组织成分的自身抗体。自身免疫病及其抗原见表16-10。

表16-10 常见自身免疫病及其抗原

类别	病名	自身抗原
器官特异性	桥本甲状腺炎	甲状腺球蛋白和甲状腺微粒体
	甲状腺功能亢进	促甲状腺激素受体
	晶状体过敏性眼炎	眼晶状体蛋白
	1型糖尿病(DM1)	胰岛β细胞
	萎缩性胃炎	胃壁细胞
	溃疡性结肠炎	结肠上皮细胞

类别	病名	自身抗原
	原发性胆汁性肝硬化	胆小管细胞、线粒体等
	自身免疫性溶血性贫血（AIHA）	红细胞
	免疫性血小板减少性紫癜（ITP）	血小板
	艾迪生（Addison）病	肾上腺细胞
非器官特异性	系统性红斑狼疮（SLE）	细胞核成分（DNA、DNP、RNP、Sm 等）
	类风湿关节炎（RA）	变性 IgG、类风湿相关的核抗原
	干燥综合征（SS）	细胞核（SSA、SSB）、唾液腺管等
	混合性结缔组织病（MCTD）	核糖核蛋白（RNP）等

二、自身免疫病的发病机制

导致自身免疫病的因素多且机制复杂，主要涉及自身抗原的形成。

1. 自身抗原

（1）隐蔽抗原的释放：隐蔽抗原是指正常情况下从未与免疫细胞接触过的体内某些组织成分如精子、脑、眼内容物等。当手术、外伤、感染等使这些物质释放入血或淋巴液，免疫系统视其为"异物"，即可引发自身免疫应答而致自身免疫病。如眼外伤时，伤侧眼内容物可致健侧眼球发生炎症反应。

（2）自身成分的改变：受理化、生物等因素作用并发生抗原性改变的自身成分，可刺激机体免疫系统产生自身免疫应答。如变性 IgG 可致机体产生抗变性 IgG 抗体［类风湿因子（RF）］等。

（3）共同抗原引发的交叉反应：与正常人体某种组织有类似抗原决定簇的细菌、病毒感染机体时，可诱发自身免疫病。如 A 群链球菌所致的风湿性心脏病和急性肾小球肾炎。

2. 其他　自身免疫病的产生还与自身免疫调节异常、遗传因素等有关。

 知识拓展

系统性红斑狼疮与类风湿关节炎

系统性红斑狼疮（SLE）是一种较为常见的累及全身多器官、多系统的炎症性结缔组织病,育龄期女性多见。其发病机制不明,临床表现复杂多样,可出现发热、皮疹、关节痛、肾损害、心血管病变、胸膜炎、贫血、精神症状等;病程反复迁延,预后不良。用间接免疫荧光法常可检出以抗核抗体为主的多种自身抗体。

类风湿关节炎(RA)是一种以慢性进行性的关节病变为特征的全身性自身免疫病,多发于青壮年,女性多于男性。其发病机制尚未完全清楚,临床以对称性的多关节炎常见,亦可有关节外的表现,引发血管炎、胸膜炎、心肌炎等。在患者血清及滑膜液中可检出类风湿因子、抗角蛋白抗体、抗环瓜氨酸肽抗体等。

三、自身免疫病的检测

(一)自身抗体的检测

患者体内存在的自身抗体,是自身免疫病的特点之一,也是临床诊断、治疗自身免疫病的重要依据。每种自身免疫病都有特征性自身抗体谱,常见自身抗体的免疫检验及相关疾病见表16-11。

1. 抗核抗体 抗核抗体(ANA)是抗细胞核各成分的自身抗体总称,主要为IgG。ANA主要存在于患者血清中,也可在滑膜液、胸腔积液、尿液等中检出。

(1)抗DNA抗体:抗双链DNA(dsDNA)抗体、抗单链DNA(ssDNA)抗体。前者是SLE的特征性标志抗体,常与SLE活动程度有关。

(2)抗核蛋白(DNP)抗体:核蛋白由DNA和组蛋白组成,针对其可有抗不溶性DNP抗体(狼疮细胞因子)、抗可溶性DNP抗体。

(3)抗可提取性核抗原(ENA)抗体:抗核糖核蛋白(RNP)抗体,抗Sm抗体(首次发现于姓Smith的患者而得名),抗SSA抗体和抗SSB抗体(分别针对干燥综合征A抗原和B抗原的抗体)。抗Sm抗体是SLE的特异性标志。

(4)抗组蛋白抗体:抗组蛋白抗体(AHA)常见于系统性红斑狼疮。

2. 类风湿因子 类风湿因子(RF)是抗变性IgG的自身抗体,主要为IgM,可在类风湿关节炎患者的血清、滑膜液中检出。

3. 其他自身抗体 如抗甲状腺球蛋白抗体、抗胰岛β细胞抗体、抗精子抗体等。

表16-11 常见自身抗体的免疫检测及相关疾病

自身抗体的类型	检测方法	相关疾病
抗核抗体	间接免疫荧光法、ELISA等	SLE、RA、原发性干燥综合征(PSS)等
类风湿因子	胶乳凝集法、ELISA等	RA、SLE、SS、PSS、冷球蛋白血症
抗甲状腺球蛋白抗体	荧光免疫法、ELISA等	桥本甲状腺炎

自身抗体的类型	检测方法	相关疾病
抗甲状腺过氧化物酶抗体	ELISA 等	桥本甲状腺炎
抗平滑肌抗体	荧光免疫法、ELISA 等	原发性胆汁性肝硬化、慢性活动性肝炎等
抗心肌抗体	荧光免疫法等	风湿性心脏病
抗胰岛 β 细胞抗体	ELISA 等	1 型糖尿病
抗精子抗体	荧光免疫法、ELISA 等	不育症、不孕症
抗心磷脂抗体	ELISA 等	SLE、自发性流产等
抗中性粒细胞胞质抗体	荧光免疫法、ELISA 等	SLE、RA 等
抗胃壁细胞抗体	荧光免疫法等	恶性贫血、萎缩性胃炎等
抗肾小球基底膜抗体	荧光免疫法等	狼疮肾炎、增殖性肾炎等
抗红细胞抗体	凝集试验、Coombs 试验等	新生儿溶血症、AIHA、ITP 等
抗线粒体抗体	荧光免疫法、ELISA 等	原发性胆汁性肝硬化、慢性活动性肝炎等

（二）其他检测

自身免疫病的诊断除检测自身抗体外，还可以进行淋巴细胞检测、狼疮细胞试验、免疫复合物和补体的检测及细胞因子检测，以辅助诊断。

第四节　免疫缺陷病及检验

免疫缺陷病（immunodeficiency disease，IDD）是指机体免疫系统先天发育不全或后天因素造成免疫系统中任一成分的缺失或功能不全而导致免疫功能障碍所引起的疾病。其特点是：①机体对感染的易感性及反复发作；②易发生恶性肿瘤；③高度伴发自身免疫病；④有遗传倾向；⑤临床表现和病理损伤复杂多样。

按病因可将免疫缺陷病分为原发性免疫缺陷病（PIDD）和继发性免疫缺陷病（SIDD）。

 导入案例

患者，男性，出生 9d，近 3d 来反复抽搐，呼吸急促，胸部 X 线检查示新生儿肺炎，未见胸腺影,诊断为胸腺发育不全。抽搐的原因考虑甲状旁腺功能低下致低钙血症。

请思考:

1. 该患儿的胸腺发育不全会引起什么免疫细胞数量减少?导致什么免疫功能缺陷?

2. 针对临床常见的免疫功能缺陷病,应该如何进行免疫学检测?

一、原发性免疫缺陷病

原发性免疫缺陷病是指由遗传缺陷或免疫系统先天性发育不全而造成免疫功能障碍所致的疾病。原发性免疫缺陷病是一组与遗传相关的少见病,可依据累及成分如淋巴细胞、吞噬细胞和补体等进行分类(表16-12)。

表16-12 原发性免疫缺陷病分类及免疫学特征

原发性免疫缺陷病分类		免疫学特征
原发性T细胞缺陷病	先天性胸腺发育不全综合征	T细胞数量减少、功能缺陷
	TCR活化和功能缺陷病	T细胞活化及功能缺陷
原发性B细胞缺陷病	无丙种球蛋白血症	各类免疫球蛋白含量明显减低
	选择性IgA缺陷	血清IgA水平异常低下,SIgA缺乏
	X连锁高IgM综合征	血清IgM升高而IgG、IgA等水平低下
原发性联合免疫缺陷病(CID)	X连锁重症联合免疫缺陷病(XSCID)	T细胞缺乏或显著减少,B细胞数量正常但功能异常
	腺苷脱氨酶缺乏症(ADA)	T、B细胞减少,血清Ig减少
原发性吞噬细胞缺陷病	慢性肉芽肿	中性粒细胞减少,杀菌能力减弱
	白细胞异常色素减退综合征(Chediak-Higashi syndrome)	中性粒细胞减少,趋化和杀菌能力减弱
	白细胞黏附缺陷症	白细胞黏附功能降低,CTL及NK细胞杀伤功能减弱
原发性补体成分缺陷	补体固有成分缺陷	血清补体含量减低
	补体受体缺陷	CD35、CD11、CD21缺陷,免疫复合物增加
	调节因子缺陷	补体调节蛋白降低,C1、C2、C4缺陷

二、继发性免疫缺陷病

继发性免疫缺陷病是后天多种因素造成的,继发于某些疾病或使用某些药物后所致的免疫系统暂时或持久损害的一类免疫缺陷性疾病。

1. 引起继发性免疫缺陷病的常见原因

(1)感染:病毒(如人类免疫缺陷病毒、麻疹病毒、风疹病毒、巨细胞病毒)、细菌(如结核分枝杆菌、麻风分枝杆菌)、寄生虫等的感染。

(2)肿瘤:多见于淋巴组织的恶性肿瘤。

(3)营养不良:营养成分摄入不足会影响免疫细胞发育和成熟,是 SIDD 最常见的致病因素。

(4)药物:长期使用免疫抑制剂及抗肿瘤药物可破坏淋巴细胞。

(5)其他:电离辐射、外科手术、创伤、烧伤和脾切除等可导致免疫功能低下。

2. 获得性免疫缺陷综合征　获得性免疫缺陷综合征即艾滋病,是由 HIV 感染所致,传播途径有性接触、血液传播、母婴传播等。HIV 通过直接或间接途径损伤 CD4$^+$ 细胞(CD4$^+$T 细胞及其他表达 CD4 的细胞如巨噬细胞等)。

(1)HIV 感染的主要免疫学特征:CD4$^+$T 细胞显著减少是 AIDS 的主要特征;Th1 细胞与 Th2 细胞平衡失调;抗原提呈细胞功能减低;B 细胞功能异常。

(2)HIV 感染的主要临床特点:机会性感染是 AIDS 患者死亡的主要原因;易发生恶性肿瘤;神经系统损害。

三、免疫缺陷病的检验

免疫缺陷病的病因及临床表现、免疫学特征呈多样化,检验项目主要涉及体液免疫、细胞免疫、补体及吞噬细胞等(表 16-13)。

表 16-13　免疫缺陷病的常用免疫检验项目

免疫缺陷病类型	常用检验项目
原发性 T 细胞缺陷	E 花环试验、淋巴细胞转化试验、皮肤试验(迟发型超敏反应)
原发性 B 细胞缺陷	血清免疫球蛋白定量测定、mIg 检测、SIgA 测定、抗 IgA 抗体测定等
原发性吞噬细胞缺陷	硝基四氮唑蓝(NBT)还原试验、吞噬和杀伤试验
原发性补体系统缺陷	CH50 测定,C3、C1q、C4、B 因子含量测定
获得性免疫缺陷	HIV 抗原及抗体检测(ELISA 法初筛、免疫印迹法确证)、T 淋巴细胞亚群(CD4$^+$、CD8$^+$)检测

第五节　免疫增殖性疾病及检验

一、免疫增殖性疾病概述

免疫增殖性疾病是指免疫器官、免疫组织或免疫细胞发生异常增生所致的一组疾病，属血液学范畴。依据异常增殖细胞表达的不同表面标志可将免疫增殖性疾病分为淋巴细胞白血病、淋巴瘤和浆细胞白血病。免疫球蛋白的数量和功能异常及其所致的机体免疫功能异常，是免疫增殖性疾病的主要临床表现。检验异常免疫球蛋白是临床诊断免疫增殖性疾病的重要手段。

 导入案例

患者，男性，48岁，因乏力、背痛及骨骼疼痛等入院检查。体格检查：皮肤苍白、肝脾大、局部骨骼压痛等。辅助检查异常：血红蛋白68g/L、红细胞呈缗钱状排列；红细胞沉降率（ESR）46mm/h；骨髓检查可见骨髓瘤细胞；骨X线及CT扫描可见溶骨性病变。诊断：多发性骨髓瘤（MM）。

请思考：

1. 什么是多发性骨髓瘤？

2. 多发性骨髓瘤的免疫检验项目有哪些？

二、常见免疫球蛋白增殖病

因异常增殖的B细胞或浆细胞产生数量和功能异常的免疫球蛋白而引起机体病理损伤的免疫增殖病称为免疫球蛋白增殖病，包括良性增生和恶性增生两类。

根据异常免疫球蛋白的类型，又可将疫球蛋白增殖病分为多克隆免疫球蛋白增殖病和单克隆免疫球蛋白增殖病。前者由各类免疫球蛋白产生细胞全面增殖所致，多为良性或继发于某一疾病（如肝病、结缔组织病、急性感染等）；后者由单个细胞于某一分化阶段发生急剧增殖并表达单一免疫球蛋白引起。这些单一的异常单克隆免疫球蛋白，理化性质均一且无免疫活性，又名M蛋白。轻链型M蛋白的分子量小，易随尿液排出，于1847年由Bence-Jones发现，故名为本周蛋白。

1. 多发性骨髓瘤　多发性骨髓瘤是由浆细胞恶性增殖所引起，也称浆细胞瘤。患者常伴有弥散性骨质疏松或散在的溶骨性病变及贫血、肾功能损害和免疫功能障碍等临床表现。外周血和尿中出现M蛋白，血清中正常Ig明显降低，骨髓中浆细胞异常增生。

2. 原发性巨球蛋白血症　原发性巨球蛋白血症是由淋巴细胞和分泌 IgM 的浆细胞恶性增殖所致的疾病。主要表现为五聚体的 IgM 异常增高,常伴有高黏滞综合征。

3. 重链病　重链病(HCD)是由发生突变和异常增殖的浆细胞产生大量免疫球蛋白的重链而引起的疾病。其特征为血清和尿中出现大量游离的无免疫功能的免疫球蛋白重链。目前已发现有 α、γ、μ、δ 4 种重链病。

4. 轻链病　轻链病(LCD)是由发生突变和异常增生的浆细胞产生大量免疫球蛋白的轻链所致的疾病。其特征为过多的轻链从肾脏排泄,部分过多的轻链蛋白沉积于肾脏和其他内脏组织,是引起淀粉样变性的主要原因,故又称轻链沉积症(LCDD)。血清中免疫球蛋白明显降低或处于正常低限,但异常轻链升高,血清和尿中均可检出本周蛋白。

5. 良性单克隆丙球蛋白病　良性单克隆丙球蛋白病(benign monoclonal gammopathy)指患者血清或尿液出现高免疫球蛋白水平和 M 蛋白(低水平 IgG 常见),不呈进行性增加,不伴有浆细胞恶性增殖的疾病,但大量蛋白尿者可出现肾病综合征,多数患者有不同程度的肾功能障碍。良性单克隆丙球蛋白病也可转变为恶性单克隆丙球蛋白病,如多发性骨髓瘤、原发性淀粉样变性及原发性巨球蛋白血症等。

三、常见免疫增殖性疾病的检测

检测异常免疫球蛋白是临床早期发现免疫增殖性疾病并对其进行病情监控、预后判断的重要手段之一,宜用两种以上检测方法相互验证。对有临床表现者,可先进行血清蛋白电泳、免疫球蛋白及轻链定量或尿本周蛋白定性等筛查实验;阳性者应进行免疫固定电泳等确证实验。

1. 本周蛋白检测　常用检测方法有加热沉淀法、对甲苯磺酸法、免疫电泳分析及免疫散射浊度法。加热沉淀法用于筛查尿本周蛋白,阳性者应再做进一步检查。本周蛋白具有热凝溶特性,在 pH 5.0 条件下,加热至 40~60℃时出现沉淀,继续加热至 90~100℃时沉淀又重新溶解(沉淀消失),故又称为凝溶蛋白。本周蛋白检测对轻链病的诊断是必不可少的项目,亦对多发性骨髓瘤、原发性巨球蛋白血症、重链病等的鉴别诊断和预后判断有一定的帮助。

2. 血清蛋白区带电泳　血清(或尿液)标本中不同性质的蛋白质经区带电泳可明显分开形成不同的区带。与正常的电泳谱进行比较分析,即可发现患者电泳图谱有一条狭窄而浓缩的集中带,即 M 区带。

3. 免疫球蛋白定量测定　目前以免疫比浊分析法为主,可以对轻链进行定量测定,已成为诊断疾病、判断病情和观察治疗效果的重要手段。

4. 免疫固定电泳　先将血清标本电泳分成区带,继而用特异性抗血清直接加在(或将浸有抗血清的滤纸贴在)蛋白电泳区带,阳性抗原成分(M 蛋白)与抗血清发生沉淀反应,呈现界限明确的区带。该法可将 M 蛋白定性为 IgG、IgA 或 IgM 异常及轻链(κ 或λ)异常的类型,常用于确证 M 蛋白。图 16-5 和图 16-6 分别为多发性骨髓瘤的 IgG/λ

型和IgA/λ型免疫固定电泳图谱。

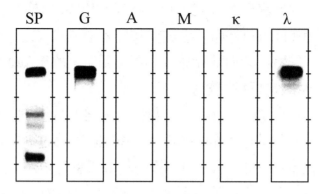

图 16-5　IgG/λ型多发性骨髓瘤的免疫固定电泳图谱

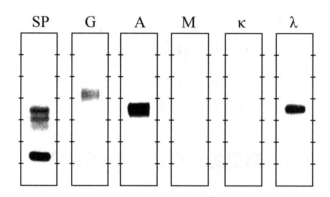

图 16-6　IgA/λ型多发性骨髓瘤的免疫固定电泳图谱

第六节　器官移植及免疫学检验

 导入案例

　　患者，女性，39岁，因慢性肾炎多年，没得到及时治疗而出现肾衰竭，3个月前行同种异体肾脏移植术，近日出现体温升高，肾移植侧胀痛，尿量减少。入院初步诊断：急性肾移植排斥反应。

　　请思考：

　　1. 患者出现排斥反应的原因是什么？

　　2. 如何对排斥反应进行免疫学检测？

一、器官移植的基本知识

　　1. 移植的概念　　移植是指用自体或异体正常器官、组织或细胞置换病变、功能缺损的器官、组织或细胞,以替代或补偿机体所丧失的结构和/或功能的现代治疗方法。提供移植物的个体称为供者,接受移植物的个体称为受者或宿主。

2. 移植的类型　根据移植物(健康器官、组织或细胞)来源及其遗传背景,可将移植分为4类。①自体移植:移植物取自于受者自身的移植,如烧伤后植皮;②同系移植:基因型完全或基本相同的个体间的移植,如同卵双生者之间的移植;③同种异体移植:遗传基因不同的同种个体间的移植,是临床常用的移植类型;④异种移植:不同种属个体间的移植。

3. 排斥反应　排斥反应是指受者的免疫系统针对移植物抗原或移植物中的免疫细胞识别受者的抗原而产生免疫应答,导致移植物功能丧失或受者机体损害的过程。抗原诱导的免疫应答是排斥反应的本质,其中起重要作用的是主要组织相容性抗原,此外有次要组织相容性抗原、ABO血型抗原和组织特异性抗原(一类特异性地表达于各种器官、组织、细胞上的抗原系统)。4种类型的移植是否会发生排斥反应,是存在差别的:自体移植及同系移植不会发生;同种异体移植常发生;异种移植则会发生强烈的排斥反应。

排斥反应可分为宿主抗移植物反应(HVGR)和移植物抗宿主反应(GVHR)。宿主抗移植物反应是指受者免疫系统识别移植物而发生的排斥反应,可分为超急性、急性和慢性3种类型;移植物抗宿主反应指移植物中的淋巴细胞识别宿主抗原而发生的排斥反应,一般分为急性和慢性两类。

二、组织配型及配型方法

1. 组织配型　供者、受者间的组织相容性是移植成败的关键,两者组织相容性越好,移植成功率越高。因此,移植前针对供者、受者的主要组织相容性抗原、血型抗原等进行组织配型,选择合适的供者,减少排斥反应的产生,是延长移植物存活时间的重要措施。移植中常用的组织配型有HLA配型、血型抗原配型、交叉配型。

2. 配型方法

(1)HLA配型:HLA是诱导排斥反应的主要成分,移植手术前必须对受者、供者的HLA进行分型检测,选择HLA型别相近的供体。HLA分型检测技术主要有血清学分型如补体依赖的细胞毒性(CDC)试验,细胞学分型如混合淋巴细胞培养(MLC),以PCR技术为基础的基因分型方法等。其中血清学及细胞学分型是传统的HLA分型技术,基因分型的灵敏度及精确度最好。

(2)血型抗原配型:ABO血型不合会导致超急性排斥反应。移植前应检测供者与受者的血型,符合输血原则。

(3)交叉配型:受者血清可能存在的抗供者淋巴细胞的毒性抗体(预存抗体),会导致移植失败,移植前须用HLA交叉配型来检测受者体内的预存抗体。HLA交叉配型的常用方法有外周血淋巴细胞(PBL)交叉配型、T细胞细胞毒性交叉配型、B细胞细胞毒性交叉配型、流式细胞术交叉配型、自身交叉配型等。

三、移植排斥的免疫学检验

如果发生排斥反应，受者体内的细胞免疫及体液免疫均会发生变化，术后检测受者的免疫状态，有助于早发现及诊断排斥反应。移植排斥的免疫学检验主要有：细胞免疫检测如 T 细胞亚群及功能检测、NK 细胞活性检测等；体液免疫检测如检验血清抗体、血清补体等；检验免疫分子如细胞因子及其受体检测、黏附分子检测、其他分子（CRP、β_2-微球蛋白）检测等。

第七节　肿瘤标志物检验

 导入案例

患者，男性，38 岁，有乙型肝炎病史 10 年，某日突发高热，对症治疗无效，后出现黄疸症状，入院检查诊断为原发性肝癌。

请思考：

1. 原发性肝癌需做什么免疫检测？

2. 列举常见肿瘤的主要标志物。

一、肿瘤标志物概述

1. 肿瘤抗原　肿瘤抗原是指细胞癌变过程中新出现或异常表达的抗原物质。肿瘤抗原分类的常用依据：肿瘤抗原特异性、肿瘤抗原产生机制。

（1）根据肿瘤抗原特异性分类：可分为肿瘤特异性抗原（TSA）和肿瘤相关抗原（TAA）。

（2）根据肿瘤抗原产生的机制分类：可分为理化因素诱发的肿瘤抗原、病毒诱发的肿瘤抗原、自发肿瘤抗原、正常细胞成分的异常表达等。

2. 肿瘤标志物　肿瘤标志物（TM）是指肿瘤发生和增殖过程中，由肿瘤细胞合成释放或机体对肿瘤细胞反应而产生的一类物质。肿瘤抗原可以作为肿瘤标志物，但肿瘤标志物不一定是肿瘤抗原。理想的肿瘤标志物应具有特异性强、灵敏度高、量或血清浓度与肿瘤恶性程度及大小呈正相关等特点。肿瘤标志物可存在于肿瘤细胞、组织、血液及其他体液中，有胚胎抗原、糖类抗原（CA）、酶、激素、蛋白质等常见类型（表 16-14）。

表 16-14　常见肿瘤标志物及相关肿瘤或疾病

常见肿瘤标志物		相关肿瘤
类型	名称	
胚胎抗原类	甲胎蛋白（AFP）	肝细胞癌
	癌胚抗原（CEA）	结肠癌、直肠癌、乳腺癌、肺癌、胰腺癌
	胰癌抗原（POA）	胰腺癌
糖类抗原（CA）类	CA12-5	卵巢癌
	CA15-3	卵巢癌、乳腺癌
	CA19-9	胰腺癌、结肠癌、肝癌
	CA549	卵巢癌、乳腺癌
	CA72-4	胃癌、结肠癌、卵巢癌、乳腺癌
酶类	前列腺特异性抗原（PSA）	前列腺癌
	神经元特异性烯醇化酶（NSE）	肺癌、神经母细胞瘤
	碱性磷酸酶（ALP）	骨癌、肝癌、白血病
	淀粉酶（AMY）	胰腺癌
激素类	人绒毛膜促性腺激素（hCG）	绒毛膜上皮细胞癌、恶性葡萄胎
	促肾上腺皮质激素（ACTH）	库欣综合征、肺（小细胞）癌
蛋白类	β_2-微球蛋白（β_2M）	多发性骨髓瘤、B淋巴细胞瘤
	本周蛋白	多发性骨髓瘤、轻链病

二、常见肿瘤标志物的检测

1. 常见肿瘤标志物的联合检测　一种肿瘤可产生多种标志物，不同肿瘤或组织类型不同的同种肿瘤可有相同标志物，不同肿瘤患者检出的肿瘤标志物存在质和量的差异。单一肿瘤标志物的检测往往无法满足高危人群筛查、肿瘤的鉴别和临床分期、肿瘤的复发监测及预后判断等临床需求，选择 3~5 个性质不同、灵敏度高、特异性强的肿瘤标志物进行联合检测，有利于提高肿瘤的检出率和诊断的准确性。常见肿瘤标志物联合检测见表 16-15。

表 16-15　常见肿瘤标志物联合检测

常见肿瘤	主要标志物	其他标志物
原发性肝癌	AFP	AFP 异质体（AFP-L3）、去饱和 -γ- 羧基 - 凝血酶原（DCP）
乳腺癌	CA15-3	CA549、雌激素受体（ER）、孕激素受体（PR）
前列腺癌	PSA	ALP、游离 PSA（f-PSA）
肺癌	NSE	胃泌素释放肽前体（ProGRP）、鳞癌相关抗原（SCC）
卵巢癌	CA12-5	β-hCG、人附睾蛋白 4（HE-4）
胰腺癌	CA19-9	CA50、淀粉酶
结直肠癌	CEA	CA242
淋巴瘤	β₂- 微球蛋白	脂类唾液酸（LASA）、乳酸脱氢酶（LDH）
胃癌	CA72-4	胃蛋白酶原（PG）、CA19-9、CEA

2. 肿瘤标志物检测技术　肿瘤标志物可用多种方法进行检测，血清中肿瘤标志物常用免疫学检测和生物化学法，肿瘤细胞表面的标志物可用免疫组织化学法、流式细胞术。免疫学检测是目前常见肿瘤标志物的主要检测方法，包括免疫荧光法、酶免疫技术、化学发光法、免疫组织化学法、流式细胞术等。

本章小结

　　本章主要内容：超敏反应、常见感染性疾病、自身免疫病、免疫缺陷病、免疫增殖性疾病、器官移植、肿瘤标志物等及其免疫检验。学习重点是超敏反应分型及检测方法，常见感染性疾病的常用免疫检验项目，常见自身免疫病的自身抗体检测，获得性免疫缺陷综合征的常用免疫学检验，M 蛋白、本周蛋白等概念及常见免疫球蛋白增殖性疾病的检测方法，移植及排斥反应的概念、类型，常见肿瘤的主要标志物。学习难点是各类临床免疫疾病的发生机制、主要特征，常见感染性疾病免疫检验项目的临床意义，移植的组织配型，肿瘤标志物联合检测。学习过程中应注意广泛联系机体免疫功能、免疫应答、常用免疫检验方法等来完成本章知识、技能的学习，强化常见免疫疾病常用免疫检验项目的基本技能，养成生物安全防范意识。

（李　慧　曾顺良）

思考与练习

一、名词解释

1. 超敏反应　2. 变应原　3. 自身免疫　4. 自身免疫病　5. 隐蔽抗原　6. 免疫缺陷

病　7.原发性免疫缺陷病　8.继发性免疫缺陷病　9.免疫增殖性疾病　10.免疫球蛋白增殖病　11.M 蛋白　12.本周蛋白　13.移植　14.排斥反应　15.肿瘤抗原　16.肿瘤标志物

二、填空题

1. 超敏反应有_____、_____、_____和_____4种。

2. Ⅰ型超敏反应的皮肤试验法常用_____和_____。

3. Ⅰ型超敏反应常用的体外检测方法有_____、_____。

4. 常见的血清总 IgE 检测方法包括_____、_____、_____。

5. 抗血细胞抗体检测的常见方法有_____、_____、_____。

6. 感染性疾病的病原体有_____。

7. 对感染性疾病的免疫检验,临床上最常针对_____、_____等两类成分。

8. 常用于辅助诊断细菌感染性疾病的急性时相反应蛋白有_____、_____、_____。

9. 本周蛋白常用检查方法有_____。

10. 移植的类型有_____。

三、简答题

1. 简述青霉素引起的过敏性休克的发生机制和防治原则。

2. 简述特异性 IgE 的检测方法与临床应用。

3. 分别列举筛查、确诊梅毒螺旋体感染的免疫检验项目。

4. 解析 HBsAg(－)、HBsAb(＋)、HBeAg(－)、HBeAb(－)、HBcAb(－)的临床意义。

5. 解释眼外伤时,伤侧眼球内容物可致健侧眼球发生炎症反应的原因。

6. 列举常见抗核抗体及主要相关疾病。

7. 简述免疫缺陷病的分类、主要特点。

8. 说出获得性免疫缺陷综合征的病原体、传播途径、常用免疫检验项目。

9. 列举异常免疫球蛋白的筛查及确证实验。

10. 简述 HLA 分型检测技术。

11. 常见肿瘤标志物的主要类型有哪些?

12. 列举常见肿瘤的主要标志物。

17章 数字资源

　　免疫学检验是临床医学检验中一大类重要的检查项目,在疾病的筛查、诊断、监测、疗效评估等方面发挥着重要作用。质量保证(quality assurance,QA)是实验室为证明提供给医务人员的临床诊疗或临床实验研究数据的有效性而采取的一系列措施,涵盖了实验室检测前、中、后的所有活动。因此,日常临床免疫检测活动中如何贯彻实施质量保证成为免疫学检验的一个重要内容。

 导入案例

　　患者,女性,50 岁,3 个月前开始出现双腕关节、掌指关节肿胀、疼痛,晨起后感觉关节僵硬,持续 1h 以上,到当地县医院就诊。实验室检查:血红蛋白 120g/L,白细胞计数 7.2×10^9/L,血小板 354×10^9/L,红细胞沉降率 62mm/h,类风湿因子 90IU/ml,抗环瓜氨酸肽抗体(抗 CCP 抗体)(+),尿常规正常。初步诊断:类风湿关节炎。为进一步明确诊治,到医院复诊。复诊实验室检查:红细胞沉降率 80mm/h,类风湿因子 100IU/ml,其余结果一致。

请思考:

1. 为什么不同的医院相同的检测项目结果会出现差异?
2. 如何保证每个医院检验结果都准确可靠?

第一节　基 本 概 念

随着科学技术的发展，免疫检验项目越来越多，人们也越来越重视检验结果的准确性和可信度。明确免疫检验质量保证的有关概念，才能真正理解免疫检验质量保证的内涵，有助于准确和高效地完成质量控制工作。

诊断敏感性：是将实际患病者正确地判断为阳性的百分率。该指标值越大，则漏检的可能性越小。

诊断特异性：是将实际无病者正确地判断为阴性的百分率。该指标值越大，则误诊的可能性越小。

准确度：待测物的测定值与其真实值的一致程度。通常以不准确度来间接衡量，对一分析物重复多次测定，所得均值与其真实值或参考靶值之间的差异偏倚，即为测定的不准确度。

精密度：在一定条件下所获得的独立测定结果之间的一致性程度，通常以不精密度来间接表示，测定不精密度的主要来源是随机误差，以标准差（S）和/或变异系数（CV）具体表示。S 或 CV 值越大，表示重复测定的离散度越大，精密度越差，反之则越好。

室内质量控制（internal quality control, IQC）：由实验室工作人员采取一定的方法和步骤，连续评价本实验室工作可靠性程度，旨在监测和控制本实验室常规工作的精密度，提高本实验室常规工作中批内、批间样本检验的一致性，并确定当批的测定结果是否可靠，可否发出检验报告。

室间质量评价（external quality assessment, EQA）：为客观地比较某一实验室的测定结果与靶值的差异，由外单位机构采取一定的方法，连续、客观地评价实验室检测的结果，发现误差并进行校正的方法，使各实验室之间的结果具有可比性。这是对实验室操作和实验方法的回顾性评价，而不是用来决定实时的测定结果的可接受性。通过参与 EQA，实验室可对自己的实验操作进行纠正，从而起到自我教育的作用。

第二节　分析前质量保证

分析前阶段是指从临床医生开出医嘱至分析检验程序启动前的过程，主要包括检验项目的申请，患者的准备，标本的采集、运送、接收和保存。

一、检验项目的申请

临床上绝大部分的免疫学检验方法仅能作为筛查试验或者诊断试验。因此，临床实验室必须告知临床医师，在进行检验项目的选择时，如果申请的检验项目用于临床辅助诊断，应当为有临床症状、家族史等怀疑可能有某种疾病的患者来申请相关检验项目；如果为所有患者都申请该检验项目，例如乙型肝炎表面抗原、丙型肝炎病毒抗体等，则阳性检测结果不可用于诊断，必须要采用其他进一步的检测来确认。有些免疫检测项目申请时，需注意疾病所处的时期，通常感染性疾病、排斥反应等的免疫检测都与疾病所处的时期有关。另外，一些药物的使用，也会影响免疫检测的结果。

二、患者的准备

在对患者进行取血或采样前，医生、护士及检验技术人员应告知患者：①采血前应避免运动，避免情绪激动；②在禁食 12h 后空腹采血；③采血时间在上午 7~10 时为宜，住院患者可在起床前采血；④采血前几日应注意避免吸烟、饮酒、喝咖啡、食用高脂及高糖饮食、服用药物等，如果某些药物不能停用，应了解其对结果的影响；⑤受生理差别的影响，不同年龄组的个体及妇女在妊娠期、月经期，血液成分有一定的生理差异；⑥采集前还需准确核实患者的姓名、性别、住院号等信息，对于不能说话或意识不清醒的患者，应由相关陪同人员、医师或护士确认患者身份。

三、标本的采集、运送、接收和保存

1. 标本的采集　免疫检验中最常见的标本是血清或血浆。目前临床上使用标本测定的标志物有感染性病原体的抗原和抗体、肿瘤标志物、自身抗体等。采集标本时应与患者、临床医生、负责取血者及运送标本者交代清楚以便配合。通常采取统一的坐位进行采血，有特殊要求的可取卧位采血、站立位采血等；使用止血带压迫时不宜过紧、时间不宜过长；不要在患肢或静脉输液的肢体上采血。标本应采集在密闭的容器中以便运送。每个标本应有唯一性的标志，保证标本与检验申请单一致。

2. 标本运送和接收　标本运送的过程中应尽可能地缩短运送时间，从而确保临床免疫检验的结果具有可靠性；应保证标本的密闭、防震、防漏、防污染，对有高度生物传染危险性的标本，必须按照特定生物安全要求进行运送。接收标本时，应检查清楚运送过来的标本是否保存完整，只接收保存完整和没有严重溶血、细菌污染的标本，对不合格的标本应严格拒绝接收；登记标本接收日期。

3. 标本保存　标本接收后，应立即进行检测，如不能立即检测，必须对标本进行适当的保存。血清标本如已经无菌操作分离，则可以在 2~8℃ 下保存一周，如为有菌操作，则建议在 −20℃ 以下环境中保存，标本长时间保存，应在 −70℃ 以下。

类风湿因子对血清检测结果的影响

在类风湿患者、其他疾病患者以及正常人血清中，常含有较高或不同浓度的类风湿因子（RF），RF 具有与变性 IgG 产生非特异性结合的特点，在 ELISA 测定中，其可与固相上包被的特异性抗体 IgG 以及随后加入的酶标特异性抗体 IgG 结合，从而出现假阳性结果。尤其是在用捕获法进行 IgM 型特异性抗体的测定中表现得最为明显，因为此时固相包被的抗体为抗人 μ 链抗体，IgM 型 RF 的存在可使其大量结合于固相，从而产生假阳性的结果。

第三节　分析中质量保证

分析中阶段指从标本前处理到标本检测完成，获得检验结果的过程，包括实验室仪器设备保养与维护校准、试剂及方法的性能验证、标准操作程序的建立、人员培训、室内质量控制、室间质量评价等，是决定检验结果正确可靠的关键，也是临床免疫检验质量保证的核心。

一、仪器设备保养与维护校准

对免疫检验所涉及的仪器设备必须制订严格的维护保养措施，确保仪器处于正常工作状态。荧光免疫试验中使用的荧光显微镜，其汞灯也有寿命，需定期检测，如光强不符合要求，应当及时更换汞灯光源。检测过程中涉及的关键设备，包括加样器、温度计、温育箱、酶免分析仪、各种全自动检测设备等，均应定期进行校准。严格控制仪器工作环境的温度和湿度，在免疫检验中，温、湿度变化对抗原、抗体的相互作用的过程影响很大。因此，实验室应维持一个稳定、符合要求的温、湿度条件，以保证检测结果的准确性。

二、试剂及方法的性能验证

临床实验室在使用商品化试剂前，需要根据试剂说明书所标明的性能指标进行性能验证。实验室自建的免疫检验试剂或方法，则需要先建立并确认相应的性能指标，性能指标主要包括精密度、准确度、线性、可报告范围、参考区间等。

1. 精密度　在定性检测中，精密度是指一个阳性或阴性标本，重复多次测定得到阳性或阴性结果的百分比。在评价定性测定时，不能使用强阳性或阴性标本，只能使用接近临界浓度的标本。在定量检测中,精密度是对检测体系随机误差的一种度量,无法用数字来表示,只能通过不精密度来评估,标准差或变异系数越小则精密度越好。

2. 准确度　在定性检测中,准确度是指标本阳性或阴性测定结果与其真实结果的一致性程度,可以采用阳性符合率和阴性符合率来表示。定量检测中,主要是评价测定的定量结果与真实定量结果的偏倚,以结果和真实值之间的差异表示。

3. 线性与可报告范围　线性是指在检测体系的检测范围以内,测量值与预测值之间的关系。线性与准确度密不可分,高准确度是线性分析的必要条件。能够报告的可靠的最低和最高检测结果即可报告范围,一般由厂家或方法建立者提供。

4. 参考区间　参考区间是指参考值范围,医学参考区间通俗地讲就是正常人各项生理指标正常波动的范围,主要用于划分正常人群与异常人群。它根据一个指标来判断受检者是否有异常情况。若一个指标过大、过小均属于异常,则相应的参考值范围既有上限又有下限,即在上限、下限之间,是双侧参考值范围。若一个指标仅过大属于异常或仅过小属于异常,则此指标的参考值范围只有上限或只有下限,是单侧参考值范围。在定性检测中,正常人群为阴性报告结果,异常人群为阳性报告结果。在定量检测中,如果以某一量值的结果为临界值来进行划分,在临界值以上和以下的结果对临床有不同的意义,那么需要对量值的参考区间进行验证。

三、标准操作程序的建立

在免疫测定中,试剂的准备、加样、温育、洗板、显色和测定等每一步骤均可能对测定结果产生较大的影响。要确保检测结果的可靠性,对于每项实验都要认真阅读相关用物的使用说明书,熟悉每个操作步骤和技术要求;将每个操作步骤标准化,建立规范、合理的工作流程,并形成标准操作规程(SOP);进行相关测定时,必须严格按照相应的SOP进行操作。

四、人 员 培 训

临床免疫检验的项目广泛,检测技术众多,不同的操作者所得到的测定结果往往差异很大。因此,检验人员需经过培训,掌握一定的专业技术知识和经验。如检验项目的基本原理;实验结果的临床意义;熟悉检测技巧,了解易出差错的环节及难点;熟悉检测试剂的性能和要求;熟悉检测仪器的原理及性能;具备数据处理的能力,掌握质量控制知识等。

五、室内质量控制

(一)标准品和质控品

1. 标准品　标准品是指含量明确的、处于一定基质中其特性明确的物质,可分为3

个等级。通常国际标准品为一级标准品(单一,数量有限,可使用10~20年,为冻干品,内含载体蛋白);国家标准品则为二级标准品(多个,可使用1~5年,将纯化材料、混合血清、原始提取物加入含载体蛋白的缓冲液中,冷冻储存);三级标准品(多个,可使用一至数年,以血清、血浆、人工蛋白为基质的缓冲液,可冻干保存)则为通常使用的商品校准品。

2. 质控品　质控品是指含量已知的处于与实际标本相同的基质中的特性明确的物质。根据其用途可分为室内质量控制品(简称室内质控品)、室间质量评价样本和质量控制血清3类。室内质控品主要用于控制临床实验室标本检测中的误差,以检测和控制实验室常规操作的精密度,对其基本要求是:①室内质控品的基质应尽可能与临床常规实验中的待测标本一致;②室内质控品要求其所含待测物的浓度尽可能接近试验水平或临床决定性水平;③良好的稳定性;④无已知的传染危险性;⑤可单批大量获得。质控品一般包括高、中、低3种浓度。不同厂家,不同批号的试剂,阴性、阳性对照血清不能混用。室内质控品应做到每天与送检标本一同检测。

(二)统计室内质量控制

统计学质量控制就是根据小概率事件的原理,首先进行实验变异的基线测定,然后设定发生小概率事件的上下限范围,如果超过上下限范围,则为小概率事件,判定为失控。统计室内质量控制方法包括阳性质控品测定重复性的统计室内质量控制方法和阳性率的统计室内质量控制方法。

1. 阳性质控品测定重复性的统计室内质量控制方法　即对阳性质控品进行重复测定,对重复测定的室内质控结果进行统计分析,及时发现误差的产生,分析产生误差的原因,并采取措施。

(1)基线测定:首先使用质控品确定实验在最佳条件和常规条件下的变异。最佳条件下的变异(OCV)是指在仪器、试剂和实验操作者等可能影响实验结果的因素均处于最佳时,连续测定同一浓度、同一批号质控品20批次以上,即可得到一组质控数据,经计算可得到其均值($\bar{X}$)、标准差(S)和变异系数(CV),此CV即为OCV。常规条件下的变异(RCV)则是指在仪器、试剂和实验操作者等可能影响实验结果的因素均处于通常的实验室条件下时,连续测定同一浓度、同一批号质控品20批次以上得到其$\bar{X}$、S和CV,此CV即为RCV。

(2)质量控制图的选择及结果判断:常用的质量控制图有Levey-Jennings质量控制图、Westgard多规则质量控制图等。

Levey-Jennings质量控制图的要求:根据均值$\bar{X}$和S确定质控限,以$\bar{X}\pm2S$为报警限,$\bar{X}\pm3S$为失控限,判断质控结果。其基本的统计学含义为:在稳定条件下,20个室内质控结果中不应有多于1个结果超过$2S$(95.5%可信限)的限度;在1 000个测定结果中超过$3S$(99.7%可信限)的结果不多于3个。若以$\bar{X}\pm2S$为失控限,假失控的概率太高,通常不能接受;若以$\bar{X}\pm3S$为失控限,假失控的概率较低,但误差的检出能力却不强。

2. 阳性率的统计室内质量控制方法　以每次日常检测的阳性率比值作为数据,对每天日常患者检测中的阳性结果出现的概率进行计算。按统计学规律,一个事件发生的概率小于 5%,称为小概率事件。因此,如果这种结果出现的概率小于 5% 时,则可判为失控,需对其发生的原因进行分析。本方法适用于定性和半定量免疫检验,如沉淀试验、凝集试验、荧光免疫试验、固相膜免疫分析技术等。

(三)室内质控数据的评价和管理

如发现失控现象或不合格结果要及时分析,找出原因,采取措施予以改进,防止以后再次发生。导致失控的常见因素有操作中的随机误差,试剂标准品不对或显色底物变质,室内质控品失效,仪器光路不洁、比色波长不对,采用不当的质量控制规则等。寻找失控原因和处理的步骤包括重新测定同一质量控制品、新开一瓶质量控制品重测失控项目、进行仪器维护或更换试剂、重新校准等。

六、室间质量评价

室间质量评价的建立有助于保证免疫学检验的质量,使免疫学检验具有较高的重复性、准确性和各实验室之间结果的可比性。

1. 室间质量评价的方式

(1)质控物调查:这是国内室间质量评价的最常用形式。由 EQA 组织者定期发放一定数量的统一质控物给各参加室间质量评价的实验室,然后实验室将其测定结果在规定时间内按照统一的格式报告给组织者进行统计学分析,最后组织者将评价结果寄回各实验室。通过评价,各实验室了解本室工作质量,发现差距,并设法改进,以不断提高检测质量。

(2)现场调查:这种调查是临时派观察员到实验室,指定采用常规方法,检验规定的一组标本,进行评价,以便及时发现实验室实际存在的问题,提高检验质量。这种方式容易发现实验室存在的实际问题,可以直接给予指导和帮助,解决问题,提高检验质量,多用于专项调查或对 EQA 成绩不合格的实验室实地调查。

2. 室间质量评价结果的评分方法　免疫学检验项目的室间质量评价的评分分为两类:报告阴性或阳性评分;报告实验室数据的数字型评分。

3. 室间质量评价的意义　室间质量评价可客观地评价实验室是否具有开展相应检测项目的能力;建立规范的 SOP;提高实验室的可信度。

第四节　分析后质量保证

分析后的质量控制指对获得检验结果后所进行的质量控制,主要包括检验结果的报告与解释、检验后标本的保存与处理、咨询沟通等。

一、结果的报告与解释

1. 结果报告的内容 将检测结果对应检测项目的名称,列在报告单上;定量检测应注明项目的参考区间、检测方法的线性或可报告范围;定性检测筛查试验或诊断试验报告"反应性／阳性反应"或"阴性",确认试验的结果报告"阳性"或"阴性";检测人、审核人、复核人签字,结果报告日期和备注。

2. 结果的解释 对于筛查试验或诊断试验的"反应性"或"阳性反应"结果,需要进一步的确认试验或其他检测来判断是否为"真阳性结果"。结果的解释中需清楚说明结果对疾病的诊断意义,即指出该检测结果提示疾病的可能性,并说明在何种情况下有可能为假阳性或假阴性结果,给出排除假阳性或假阴性结果的方法。临床医师通过综合患者的临床信息和其他检测结果来对特定的免疫测定结果作出最终解释。

二、检验后标本的保存与处理

1. 检验后标本的保存 标本检验后保存的目的是必要的复查。在标本保存前要进行必要的收集和处理。对于敏感、重要的标本应加锁并专人保管。根据标本的有效存放期和最终销毁时间,建立配套的标本存放信息管理系统。

2. 检验后标本的处理 标本的处理和检测标本的容器、检验过程中使用材料的处理要符合《医疗废物管理条例》《医疗卫生机构医疗废物管理办法》以及国家、地区的相关要求。对临床实验室的标本、培养物、被污染物要保存于专用的、有明显生物危险标识的废物储存袋中,从实验室取走前要经过高压消毒,最后送到无害化处理中心进行处理。

三、咨 询 沟 通

实验室应主动为临床医师提供检验结果的咨询服务,以使检验结果在诊断、治疗中发挥更大的作用。在提供咨询服务时,实验室工作人员应就由于检测方法的局限性、标本的质量、疾病的自然发展过程等因素对检验结果造成的影响作出解释,并就由于参考范围、阳性反应判断值、医学决定水平不同而对检测结果的影响作出解释。同时建立与临床定期沟通的机制,一方面推广实验新技术和新方法,另一方面了解临床对实验室的需求、投诉及意见反馈,并对工作方式、流程及服务质量进行评估,不断改进工作方法,提高检验质量。因此,加强临床沟通是做好实验室工作、更好地为临床服务的基础,也是实施全面质量管理的目的。

临床免疫检验的质量保证是临床实验室为保证提供给医务人员的临床诊疗或临床实验研究数据的有效性而采取的一系列措施。本章学习重点是免疫检验的质量保证的基本概念,室内质量控制的方法,分析前质量保证中影响检测结果的因素。学习难点是阳性质控品测定重复性的统计室内质量控制方法的基线测定和 Levey-Jennings 质量控制图的要求,阳性率的统计室内质量控制方法。在学习过程中注意为确保高效完成质量保证工作,需正确理解诊断敏感性、诊断特异性、准确度、精密度、室内质量控制(IQC)、室间质量评价(EQA)等相关质量保证的概念。

（李晓琴）

 思考与练习

一、名词解释

1. 诊断敏感性　2. 诊断特异性　3. 准确度　4. 精密度　5. 质量保证　6. 室内质量控制　7. 室间质量评价

二、填空题

1. 测定不精密度的主要来源是随机误差,具体以_____和_____表示。

2. 准确度指待测物的_____与其_____的一致程度。

3. 血清标本如已经无菌操作分离,则可以在_____℃下保存 1 周,如为有菌操作,则建议在_____℃以下环境中保存。标本长时间保存,应在_____℃以下。

4. 统计室内质量控制方法包括_____和_____。

5. 对于筛查试验或诊断试验的_____或_____结果,需要进一步的确认试验或其他检测来判断是否为_____。

三、简答题

1. 免疫检验中,影响检测结果的分析前因素有哪些?

2. 室内质量控制常见的失控原因有哪些?

3. 如何进行结果的报告与解释?

附　录

实　验　指　导

免疫检验实验室规则

一、无关人员,不得进入实验室。进入实验室必须严格遵守实验室规章制度。

二、进入实验室要穿白大衣,禁止赤脚、穿背心、穿拖鞋。

三、除实验学习用品外,其他物品不要带进实验室。实验室内禁止饮食,严禁吸烟。

四、实验中要保持安静,不要大声喧哗,严禁打闹。

五、实验过程要按照教师要求进行操作,如有疑问要请教指导教师。

六、严格按照操作规程执行,并服从仪器管理人员的管理,未经允许禁止随意调试仪器设备。使用电器设备要注意安全,防止漏电、触电。

七、使用离心机时,必须配平后放入,停稳后取出。微量加样枪使用后必须调至最大量程放置,以供下一次实验使用。

八、爱护实验器材,实验器材如有损坏、丢失,应及时报告教师,需赔偿者按规定办理。

九、实验完毕,要清理台面。需冲洗的物品按要求冲洗,需收回的物品按要求摆放整齐送回实验准备室。废液、废物等按照规定放置在指定位置。医疗废弃物需置于黄色医疗垃圾桶中,由专门人员集中妥善处理。

十、值日生要做好值日,离开实验室时,关好门窗、水源及照明设备。

十一、实验过程中如发生事故(危险试剂不慎洒落、触电等),必须立即报告带课教师以便及时处理。对于重大事故应立即抢救受伤人员,保护现场,并向有关部门报告。

十二、实验室管理员要经常检查,发现安全隐患后立即报告,并及时排除。

(李　卓)

实验一　凝　集　试　验

【实验目的】

1. 具有严谨、细致的工作作风。

2. 学会直接凝集试验和间接凝集试验的原理、方法。

3. 熟练掌握细菌鉴定试验、肥达反应及间接凝集试验检测 RF 的操作步骤、结果观察与判断。

一、直接凝集试验

细菌鉴定试验（玻片法）

本实验为定性试验，是菌种鉴定和 ABO 血型鉴定的常规试验。

【实验原理】

玻片凝集试验是用已知的免疫血清（诊断血清）与被检的未知细菌一起在玻片上混合，并在电解质环境下作用，若二者对应，则出现特异性凝集，反之则无凝集，此方法可确定被检细菌的种属或型别。

【实验准备】

1. 试剂　志贺菌诊断血清或伤寒沙门菌诊断血清、生理盐水，现诊断血清由统一商品供应，严格按各诊断血清的说明书使用。

2. 标本　平板培养基上的菌落或斜面培养基上的菌苔。

3. 用品　载玻片、接种环、无菌滴管、酒精灯、标注笔等。

【实验操作流程】

基本操作流程如下：

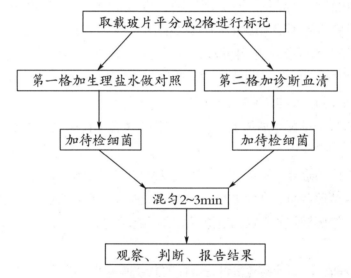

1. 标记　取洁净的载玻片一张，用标注笔分成 2 格。

2. 加诊断血清　先把接种环用酒精灯烧灼、灭菌，然后蘸取 1 环诊断血清放于右侧格。

3. 设阴性对照　再用无菌滴管吸取 1 滴生理盐水放于左侧格作为对照。

4. 加待检细菌　用灭菌接种环从平板培养基上挑取适量细菌，放在左侧生理盐水格内，充分混匀；把接种环烧灼后，再蘸取适量细菌放入右侧诊断血清中，充分混匀。

5. 混匀观察　在室温下，轻轻摇动玻片，2~3min 后观察结果。

【注意事项】

1. 诊断血清应保存于 4℃冰箱中，使用时需用无菌滴管或灭菌接种环蘸取。超过有效期限的诊断血清不宜再用，以免造成错误诊断。

2. 挑取被检细菌应为纯菌，不可混有杂菌，以免影响结果。

3. 必须做生理盐水对照。

4. 严格无菌操作。每次取菌与不同血清或盐水混合时，接种环均需烧灼，以免发生干扰，影响结果。

5. 细菌必须充分研磨均匀,无菌块,以免影响判断。研磨时切勿拍打,以免菌液溅出造成自身感染。

6. 试验后的细菌仍具有传染性,切勿任意放置或冲洗,应将载玻片、滴管等放入指定的容器中,进行灭菌处理。

【实验结果和分析】

若生理盐水中的细菌不凝集而诊断血清内的细菌凝集,结果为阳性(实验图1-1);若生理盐水和诊断血清中的细菌均不凝集,结果为阴性;若生理盐水和诊断血清中的细菌都发生了凝集,则为假阳性,说明被检细菌有自凝现象。

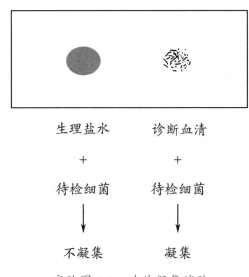

实验图1-1　玻片凝集试验

【实验报告】

写明试验结果:检出志贺菌(或伤寒沙门菌);未检出志贺菌(或伤寒沙门菌)。

【思考题】

1. 简述玻片凝集试验的原理。

2. 简述玻片凝集试验的临床应用。

肥达反应(试管法)

肥达反应是测定伤寒、副伤寒抗体的直接凝集反应,常用试管法。

【实验原理】

人体感染伤寒或副伤寒后,1~2周后血清中可出现相应抗体。肥达反应是用伤寒沙门菌的O抗原(TO)、H抗原(TH),甲型副伤寒沙门菌鞭毛抗原(PA)、乙型副伤寒沙门菌鞭毛抗原(PB)分别制成的标准诊断菌液,与患者血清进行凝集反应,根据各管的凝集程度,判断待检血清中抗体的效价,临床上用于辅助诊断伤寒、副伤寒。

【实验准备】

1. 试剂　TO、TH、PA、PB标准诊断菌液、生理盐水。

2. 标本　待检血清。

3. 用品　试管、试管架、吸管、恒温水箱等。

【实验操作流程】

流程：标记→加被检血清→设阴性对照→加诊断菌液→混匀观察。

1. 标记　准备4排试管,每排7支,标明记号。

2. 加被检血清

（1）取中号试管1支,用吸管加入生理盐水3.8ml,被检血清0.2ml混匀,使血清稀释成1∶20。

（2）吸取上述1∶20血清稀释液2ml,按每管0.5ml液量分别加入各排的第1管。

（3）在中号试管内余下的2ml血清中,再加入生理盐水2ml并混匀。此时血清经2倍稀释则成1∶40稀释度。再吸取此1∶40血清稀释液2ml,按每管0.5ml量分别加入各排的第2管。

（4）如此连续稀释到各排的第6管为止,稀释后各排第1~6管的血清稀释度依次为1∶20、1∶40、1∶80、1∶160、1∶320、1∶640。

3. 设阴性对照　各排的第7管只加生理盐水0.5ml,不加血清作为抗原对照。

4. 加诊断菌液　将4种诊断菌液分别加于第1~4排的7支试管内,每管0.5ml。此时各排第1~6管的血清因加入等量菌液而又稀释1倍。血清稀释度成为1∶40、1∶80、1∶160、1∶320、1∶640、1∶1 280(实验表1-1)。

实验表 1-1　肥达反应操作方法

管号	1	2	3	4	5	6	7
被检血清稀释度	1∶20	1∶40	1∶80	1∶160	1∶320	1∶640	—
稀释血清用量/ml	0.5	0.5	0.5	0.5	0.5	0.5	生理盐水 0.5
诊断菌液用量/ml							
第一排 TO	0.5	0.5	0.5	0.5	0.5	0.5	0.5
第二排 TH	0.5	0.5	0.5	0.5	0.5	0.5	0.5
第三排 PA	0.5	0.5	0.5	0.5	0.5	0.5	0.5
第四排 PB	0.5	0.5	0.5	0.5	0.5	0.5	0.5
血清最终稀释度	1∶40	1∶80	1∶160	1∶320	1∶640	1∶1 280	对照

5. 混匀观察　将所有试管振摇混匀后,置于37℃温箱或水浴2~4h,或放置于室温下过夜,次日观察结果。

【注意事项】

1. 1ml吸管用橡胶头,5ml以上吸管用洗耳球。观察液面时应将吸管垂直放置并观察,如果吸液量很少时,注意拭净吸管外壁,并在注液时把吸管插入试管底部,以防注液过多粘于试管内壁。

2. 将2种液体混合时,需要用吸管连续吸取注液3次。吸液时吸管应插入液面下,以防吸进空气。注液时应离开液面,以防产生气泡或者使液面溢出试管。为此,可连续上下移动容器,配合注吸的需要。

3. 当向一系列已有血清(或抗原)的试管内连续加注抗原(或血清)时,一般应先加对照管,然后再从高稀释度的液管依次向低稀释度的液管加注,而且要避免吸管尖端触及试管内原有反应物。

4. 抗原、抗体加入后充分摇匀,以增加彼此间的接触。同时反应的温度、电解质等均可影响试验结果。

【实验结果和分析】

1. 取出试管　从温箱或水浴箱中轻轻取出试管架，不要摇动试管。

2. 先观察对照管　液体应均匀混浊，无凝集现象。

3. 再观察凝集块性状　H凝集呈疏松絮状物沉于管底，轻摇试管易散开荡起；0凝集呈坚实颗粒状沉于管底，轻摇试管不易散开荡起。

4. 凝集程度分5级(实验图1-2)：

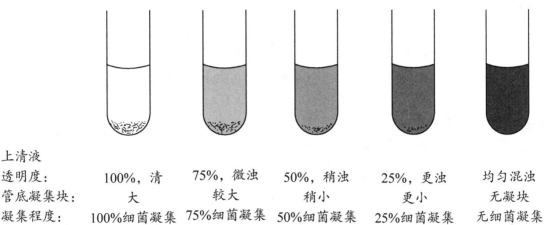

上清液					
透明度：	100%，清	75%，微浊	50%，稍浊	25%，更浊	均匀混浊
管底凝集块：	大	较大	稍小	更小	无凝块
凝集程度：	100%细菌凝集	75%细菌凝集	50%细菌凝集	25%细菌凝集	无细菌凝集
表示符号：	++++	+++	++	+	−

实验图1-2　试管凝集反应结果观察

"++++"：上清液澄清透明，细菌全部形成大凝块沉于管底；

"+++"：上清液微混浊，大部分细菌(约75%)形成较大凝块沉于管底；

"++"：上清液较混浊，部分细菌(约50%)形成较小凝块沉于管底；

"+"：上清液混浊，仅少数细菌(约25%)形成小凝块；

"−"：不凝集，液体浑浊度与对照管相同。

5. 效价判断　每排以出现"++"凝集的血清最高稀释倍数作为该血清的凝集效价。

【实验报告】

按上述判定凝集效价的方法，分别报告被检血清对伤寒沙门菌的H抗原(TH)、O抗原(TO)，甲型副伤寒沙门菌鞭毛抗原(PA)，乙型副伤寒沙门菌鞭毛抗原(PB)的凝集效价。由于隐性感染等原因，很多正常人血清中可以有一定滴度的凝集价，即参考凝集效价为TH<1∶160；TO<1∶80；PA<1∶80；PB<1∶80。在病程的不同时期(早期、中期或末期)相隔5~7d，连续进行血清学检查，如果血清滴度随之增高到4倍或以上，就更有诊断价值。

因O抗体较早出现，H抗体出现较晚，故H和O抗体增高有着不同的意义：①若H和O抗体增高超过参考效价，则该患者患伤寒、副伤寒的可能性较大；②若H和O抗体均在参考凝集效价以下，则该患者患伤寒、副伤寒的可能性较小；③若H抗体超过参考效价，O抗体低于参考效价，则可能是预防接种或再次免疫应答的结果；④若O抗体超过参考效价，而H抗体低于参考效价，则可能为伤寒、副伤寒的早期或其他沙门菌感染。

【思考题】

1. 简述肥达反应的原理和临床意义。

2. 分析影响肥达反应的主要因素。

3. 怎样判断肥达反应的结果?

二、间接凝集试验(类风湿因子检测)

【实验原理】

类风湿因子(RF)是人抗变性IgG的自身抗体,将纯化的人IgG吸附在聚苯乙烯胶乳颗粒上作为诊断试剂,患者血清中如含有RF因子,可引起胶乳颗粒的凝集。

【实验准备】

1. 试剂 类风湿因子诊断试剂(是人IgG经加热聚合变性后致敏的聚苯乙烯胶乳颗粒,RF效价≥20U/ml时出现阳性凝集)、阳性对照血清、阴性对照血清、生理盐水。

2. 标本 将待测血清置于56℃条件下30min灭活,可阻止假阳性凝集。

3. 用品 反应板、玻片、滴管、牙签等。

【实验操作流程】

1. 定性试验 在洁净反应板或玻片上加1滴待测血清和1滴胶乳诊断试剂,用牙签混匀后,轻轻摇动反应板或玻片,2~3min后观察结果。每次实验均应设阴性对照和阳性对照,操作方法相同。

2. 半定量试验 定性试验阳性时,将100μl待测血清用100μl生理盐水进行1:(2~16)连续倍比稀释,取各稀释度血清20μl,分别加诊断胶乳20μl摇匀,2min后观察结果。

【注意事项】

1. 加试剂和做阴、阳性对照,保证液滴大小一致。

2. 若阴、阳性对照结果出现异常,则结果无效。

3. 标本应用新鲜血清,不能用血浆,并在2~8℃下48h内使用,若需长时间保存,应置于-20℃环境中。

4. 胶乳试剂不得冷冻,使用前恢复至室温(18~25℃)后才能使用,并且要充分摇匀,无肉眼可见的絮状物方可使用。过期试剂不能使用。

5. 该法只能检出血清中的IgM型RF。

【实验结果和分析】

1. 定性试验

(1)阳性(≥20U/ml):2min后出现肉眼可见的凝集现象。

(2)阴性(<20U/ml):无凝集现象。

2. 半定量试验 1:2稀释血清出现凝集为40U/ml;1:4稀释血清出现凝集为80U/ml;1:8稀释血清出现凝集为160U/ml;1:16稀释血清出现凝集为320U/ml。

正常人血清RF<20U/ml,此方法检测IgM型RF,其灵敏度和特异性均不高,主要用于类风湿关节炎的诊断、分型和疗效观察。

【实验报告】

类风湿因子阳性(半定量试验报告含量:xxU/ml);类风湿因子阴性。

【思考题】

1. 简述乳胶凝集试验测RF的原理、结果分析。

2. RF因子阳性是否一定是类风湿关节炎患者?

实验拓展　免疫原和抗血清的制备

一、免疫原的制备

【实验目的】

1. 具有精益求精的工匠精神。

2. 掌握颗粒性抗原的制备方法。

3. 熟悉颗粒性抗原制备的注意事项。

【实验原理】

颗粒性抗原经生理盐水洗涤、离心纯化后，取其沉淀物配成所需浓度制成免疫原。

【实验准备】

1. 抗原及培养基　伤寒沙门菌 O901 标准菌株、普通培养基、绵羊抗凝全血。

2. 试剂　无菌生理盐水、1% 氯化钡、1% 硫酸溶液。

3. 仪器及其他　离心机、离心管、试管架、无菌吸管。

【实验操作流程】

1. 细菌抗原的制备

（1）菌体抗原的制备：取伤寒沙门菌 O901 标准菌株接种于斜面培养基上，置于 37℃温箱中 24h 增菌，用无菌生理盐水洗刮下菌苔，移入无菌含玻璃珠的三角烧瓶中，充分振摇混匀菌体，将菌液置于 100℃水中水浴 2~2.5h 杀菌并破坏鞭毛抗原。将细菌悬液移入离心管，4 000r/min 离心 10~20min，弃上清液，将菌液接种于平板做无菌试验，若无菌生长，则用麦氏标准比浊法测定菌液的浓度。

（2）麦氏比浊管的制备：按实验表 1-2 所示配制标准比浊管，封固、标明管号，于暗处保存、备用。

实验表 1-2　麦氏标准比浊管的配制

管号	1% 氯化钡 /ml	1% 硫酸溶液 /ml	相当菌数 /（亿·ml^{-1}）
1	0.1	9.9	3
2	0.2	9.8	6
3	0.3	9.7	9
4	0.4	9.6	12
5	0.5	9.5	15
6	0.6	9.4	18
7	0.7	9.3	21
8	0.8	9.2	24
9	0.9	9.1	27
10	1.0	9.0	30

（3）菌液浓度的测定与配制：将 0.5ml 待测菌液加入与标准比浊口径相同的试管中，用 9.5ml 生理盐水稀释，与麦氏标准管比浊，所得标准管的细菌浓度乘以稀释倍数，即为该菌液所含细菌的近似值。再进一步按免疫用菌液所需浓度算出应加入的稀释液量，用无菌生理盐水稀释成 10 亿 /ml，即为 O 抗原。

2. 绵羊红细胞悬液的制备　取适量抗凝全血加 2~3 倍的生理盐水,经 2 000r/min 离心 5min,弃去上清液,再加 2~3 倍的生理盐水,用毛细滴管轻轻反复吹吸 3 次混匀,以 2 000r/min 离心 5min,弃去上清液,如此一共连续洗涤 3 次。最后一次离心 10min,红细胞密集管底,上清液呈无色透明,弃去上清液,管底即为洗涤过的红细胞(100% 浓度)。取洗涤后的红细胞用生理盐水配成 20% 的红细胞悬液,即可用于免疫注射。

【注意事项】

1. 免疫原的制备是抗血清制备的前提,本实验细菌抗原用于制备伤寒沙门菌 O 抗血清;绵羊红细胞悬液用于制备溶血素。

2. 细菌性抗原制备过程中应严格无菌操作。

3. 红细胞洗涤次数不宜太多,否则红细胞脆性增加,影响实验结果。

【实验结果与分析】

结果观察:细菌抗原悬液呈乳白色均匀浑浊,无菌块;红细胞悬液呈均匀红色,无溶血,无凝块。

报告方式:O 抗原的外观及浓度(10亿/ml);红细胞悬液的外观及浓度(20%)。

【实验报告】

1. 写出细菌抗原制备的操作步骤。

2. 写出绵羊红细胞悬液制备的操作步骤。

【思考题】

常见的颗粒性抗原有哪些?

二、抗血清的制备

【实验目的】

1. 具有精益求精的工匠精神。

2. 掌握抗血清的制备方法。

3. 熟悉抗血清制备的注意事项。

【实验原理】

通过选择合适的动物,并对动物进行合适剂量的免疫原注射,免疫一定时间后,根据需要进行不同部位的取血,最后进行抗血清的纯化、鉴定和保存。

【实验准备】

1. 健康家兔。

2. 伤寒沙门菌 O 抗原。

3. 仪器及其他设备　离心机、一次性无菌注射器、无菌瓶。

【实验操作流程】

1. 免疫原制备。

2. 免疫动物的选择　2~3kg 的健康家兔。

3. 免疫方法　按实验表 1-3 的方法进行免疫注射。

4. 试血　末次免疫注射 7d 后,从家兔耳缘静脉采集少量血液,用试管凝集法测定免疫血清抗体效价。凝集效价 >1:600 可放血,如未达到要求,再做加强注射。

5. 放血和分离血清　一般采用颈动脉放血法。

6. 鉴定　用凝集试验鉴定抗血清效价,供使用时参考。

实验表 1-3　伤寒沙门菌 O 抗原的免疫方案

次序	日序 /d	免疫途径	注射剂量 /ml
1	1	多点皮试	1.0
2	6	静脉	0.5
3	11	静脉	0.5
4	16	静脉	1.0
5	19	静脉	2.0

7. 分装与保存　抗血清分装量不宜过大,以免使用时反复冻融而致抗体破坏。在抗血清中加入 0.1% 叠氮化钠,用小瓶分装。其他的保存方法见理论部分。

【注意事项】

1. 选择合适的动物进行免疫。

2. 免疫方法及取血方法的选择要适宜。

3. 抗血清保存时要进行分装,避免反复冻融。

【实验结果与分析】

结果观察:合格的抗血清外观应澄清,无溶血,无残留红细胞,无细菌污染。

报告方式:伤寒沙门菌 O 抗血清的效价为 1∶XXXX。

【实验报告】

写出抗血清制备的操作步骤。

【思考题】

1. 本实验使用的免疫途径是静脉注射,试思考其他免疫途径的使用情况。

2. 抗血清在医学中的应用有哪些?

（张　剑）

实验二　沉淀反应(速率散射比浊法检测 IgG)

【实验目的】

1. 具有规范操作的意识及严谨求实的工作作风。

2. 熟练掌握速率散射比浊分析系统的基本原理、技术流程及其质量控制。

3. 学会用免疫浊度分析仪检测 IgG。

【实验原理】

一定波长的光沿水平方向照射反应液时,溶液内的免疫复合物粒子对光有反射和折射,导致部分光路发生偏转,产生散射光,散射光的强度与免疫复合物含量成正比。速率散射比浊法可动态监测抗原 - 抗体复合物形成的速度,当抗体浓度固定时,速率峰的高低与抗原含量成正比。

【实验准备】

1. 试剂　IgG 测定试剂盒(散射比浊法)、质控品、校准品、稀释液。

2. 标本　采集静脉血约 2ml,离心分离血清。

3. 用品 免疫比浊分析仪、反应杯、稀释杯、电脑、打印机等。

【实验操作流程】

按试剂盒使用说明书或实验室制订的标准操作规程（SOP）进行操作。

流程：

仪器准备→开机→参数设置→试剂装载→定标→室内质量控制→标本检测→结果报告。

1. 仪器准备 检查系统液量水平、稀释杯和反应杯数量，必要时进行补充。

2. 开机 依次打开主机电源、电脑及打印机开关，仪器自行启动，完成初始化和自检。

3. 参数设置 按仪器和试剂盒操作说明书设定项目和单位等相关参数。

4. 试剂装载 将试剂盒放入试剂舱内，根据已定程序扫描相关信息。

5. 定标 按已设定的参数和程序进行定标。

6. 室内质量控制 将质控品放入样本架，根据已定程序进行质控品测定。查看测定结果，如果失控，则要分析原因并采取措施，直到在控方可进行标本测定。

7. 标本检测 将标本放入标本架，输入工作单，按已设定的参数和程序进行测定。

8. 结果报告 所有结果在发出报告前，需结合临床及有关检查结果逐一分析，必要时应与临床人员联系。

【注意事项】

1. 标本 标本混浊、脂血或乳糜血、长期保存或反复冻融、处理不当等，均会导致反应体系中浊度假性升高，因此，要求标本新鲜，需充分离心分离血清，必要时稀释后测定，避免加热。

2. 抗体 抗体质量对免疫比浊法影响较大，要求高特异性、高效价、高亲和力的抗体。如果抗体试剂效价过低、含有交叉反应性抗体、增浊剂聚乙二醇（PEG）浓度过高、抗血清灭活处理或被污染均会假性增加浊度。

3. 抗原抗体比例 抗原抗体比例是免疫浊度分析的关键因素，只有在两者比例合适时，才能形成较大的免疫复合物颗粒，否则复合物颗粒过小使浊度降低，导致测定结果比实际结果偏低。

4. 反应条件 ①反应液 pH 6.5~8.5 时抗原抗体亲和力大，否则不易形成免疫复合物，pH 过高或过低会引起蛋白质变性，从而导致浊度假性增高；②电解质的性质和离子强度也会影响复合物的形成和稳定性，离子强度过高引起蛋白质变性，导致浊度假性升高，相反，离子强度过低，免疫复合物的形成速度减慢。临床常用磷酸盐缓冲液。

5. 校准与质控 须定期校准曲线或每更换一批试剂后，应重新校准曲线。同时选择合适的质控品，进行室内质量控制以保证结果准确、可靠。

6. 入射光波长 入射光波长影响免疫浊度法的敏感度，因此选择合适的波长非常重要。

7. 仪器保养 按照制定的 SOP 文件对仪器进行每日、每周、每月维护保养。

【临床意义】

IgG 成年人参考范围：7~16g/L。

增高：见于各种感染，特别是慢性感染。自身免疫病如系统性红斑狼疮（SLE）、慢性活动性肝炎、多发性骨髓瘤、银屑病等。

降低：见于先天性或获得性体液免疫缺陷病、肾病综合征、病毒感染等。

【实验报告】

记录待检血清 IgG xxg/L，并结合临床或其他检测结果分析。

【思考题】

1. 叙述速率散射比浊法的检测原理。

2. 简述速率散射比浊法检测 IgG 的操作流程及注意事项。

3. IgG 检测有何临床意义？

实验拓展　环状沉淀试验、单向和双向琼脂扩散试验

一、环状沉淀试验

【实验目的】

了解环状沉淀试验的原理、操作方法及结果判断。

【实验原理】

将可溶性抗原溶液叠加在细小玻璃管中抗体溶液上面，若两者发生特异性结合，在两液交界面形成乳白色环状沉淀物为阳性反应。

【实验准备】

1. 试剂　肺炎球菌 C 多糖。

2. 标本　用普通真空管或含有分离胶的真空管采集静脉血约 2ml，离心分离血清。

3. 用品　直径小于 6mm 的小试管、微量加样器及配套吸头、试管架等。

【实验操作流程】

流程：标记→加待测血清→加试剂→观察结果。

1. 标记　在小试管上标记标本号。

2. 加待测血清　用微量加样器吸取 100μl 待测血清加入试管底部。

3. 加试剂　用微量加样器吸取 100μl 肺炎球菌 C 多糖液沿管壁缓缓叠加在待测血清上面，使两液形成明显界面，在室温下静置。

4. 观察结果　分别于 10min、30min、60min 时观察结果。

【注意事项】

1. 加待测血清和试剂时，要避免产生气泡。

2. 待测血清与试剂之间要有清晰的界面，不可使两者混合。

3. 观察结果时，应将试管衬以黑色背景，更容易看到沉淀环。

【实验结果和分析】

1. 在 30min 内出现白色沉淀环，为阳性；在 60min 内不出现白色沉淀环，为阴性。

2. 报告方式　C 反应蛋白阳性或阴性。

二、单向琼脂扩散试验

【实验目的】

掌握单向琼脂扩散试验的原理、注意事项、操作方法及结果判断。

【实验原理】

将已知定量的抗体混匀在琼脂凝胶中，然后加入待测抗原溶液，抗原在凝胶中由局部向四周自由扩散，在抗原、抗体相遇且比例适当处形成白色沉淀环，沉淀环的直径与抗原浓度成正比。

【实验准备】

1. 试剂　羊抗人 IgG 诊断血清、人免疫球蛋白 IgG 标准品（一般商品含量为 11.66g/L，用生理盐

水稀释成几个不同浓度）、琼脂糖或琼脂粉、生理盐水。

2. 标本　待检血清（用生理盐水做 1：40 稀释）。

3. 用品　载玻片（玻璃板或扩散板）、三角烧瓶、吸管、移液管、微量加样器、打孔器（3mm）、温箱、湿盒（盒内铺有湿纱布）、测量尺、半对数坐标纸、电炉等。

【实验操作流程】

流程：制备抗体琼脂板→打孔→加样→扩散。

1. 制备抗体琼脂板

（1）用生理盐水配制 1.0%（10g/L）的琼脂凝胶，煮沸熔化，置于 56℃水浴中备用。

（2）用微量加样器吸取 1 份羊抗人 IgG 诊断血清，置于三角烧瓶内，然后加入 9 份熔化琼脂，充分混匀，置于 56℃水浴中备用。

（3）用吸管取 4ml 抗体琼脂液浇于载玻片上（如用 8.5cm×15cm 的玻璃板，则需取 20ml），置于室温下冷却凝固。

2. 打孔　用打孔器在冷却凝固的琼脂板上打孔，孔径 3mm，孔间距 15mm。

3. 加样　用微量加样器分别吸取不同稀释度的人免疫球蛋白 IgG 标准品和待测血清各 10μl，加入对应的孔内。

4. 扩散　将加样的琼脂凝胶板放在湿盒内，置于 37℃的温箱内温育，24h 后观察结果。

【注意事项】

1. 每批实验均应同步绘制标准曲线。

2. 为提高该实验的敏感度，应首选敏感度高的抗血清。实验证明兔抗血清优于马、羊抗血清。

【实验结果和分析】

1. 测量沉淀环直径。

2. 在半对数坐标纸上绘制标准曲线。以待测标本孔的沉淀环直径查标准曲线，将查得的 IgG 含量乘以稀释倍数，即为实际含量。

三、双向琼脂扩散试验

【实验目的】

掌握双向琼脂扩散试验的原理、注意事项、操作方法及结果判断。

【实验原理】

将抗原和抗体溶液分别加在琼脂凝胶不同的对应孔中，两者在凝胶中自由扩散，在抗原、抗体相遇且比例适当处形成白色沉淀线。若将待测抗体做一系列倍比稀释，可根据沉淀线形成的情况判断抗体效价。

【实验准备】

1. 试剂　兔抗人全血清［用生理盐水做 1：（2~64）系列倍比稀释］、生理盐水。

2. 标本　人血清。

3. 用品　载玻片（玻璃板或扩散板）、三角烧瓶、吸管、移液管、微量加样器、打孔器（孔径 3mm）、温箱、湿盒（盒内铺有湿纱布）、电炉等。

【实验操作流程】

流程：制备琼脂板→打孔→加样→扩散。

1. 制备琼脂板　用吸管取 4ml 已熔化琼脂液浇于载玻片上（如用 8.5cm×15cm 的玻璃板，则需取 20ml），置于室温下冷却凝固。

2. 打孔　用打孔器在冷却凝固的琼脂板上打孔，孔按梅花形排列。

3. 加样　用微量加样器吸取人血清 10μl 加入中间孔；分别吸取 10μl 不同稀释度的兔抗人全血清加入周围孔。

4. 扩散　将加样的琼脂凝胶板放在湿盒内，置于 37℃的温箱内温育，24h 后观察沉淀线。

【注意事项】

温育时间过长，沉淀线可解离而导致假阴性；温育时间过短，则沉淀线不出现或不清楚。

【实验结果和分析】

以出现沉淀线的抗体最高稀释度作为抗体的效价。

（段慧英）

实验三　总补体活性测定（CH50）

【实验目的】

1. 培养灵活的实验思维和创新的科学探索精神。

2. 掌握 CH50 溶血法测定的原理、操作方法，熟悉 CH50 溶血法测定的结果判断和临床意义。

3. 熟练掌握红细胞悬液的配制，学会用吸光光度法对红细胞悬液浓度进行标准化测定。

【实验原理】

补体与抗体（溶血素）致敏的绵羊红细胞接触后即可激活补体，从而使致敏的绵羊红细胞溶解。当致敏红细胞浓度一定时，溶血程度与补体的活性成正比。将待检血清做一系列稀释后，分别加入抗体致敏的红细胞进行反应，测定溶血程度，可判定待检血清的总补体活性。溶血程度在 30%~70%的范围内，补体的用量稍有变动即能影响溶血的程度，在 50%溶血（CH50）时，溶血的程度与补体量的关系最敏感，近似线性关系，故以 50%溶血度作为反应的终点指标，所测补体量较为准确。因为致敏绵羊红细胞激活补体的途径是经典激活途径，所以此试验能反映总补体的活性。

【实验准备】

1. 试剂

（1）巴比妥缓冲液（BB，pH 7.4）：首先配制储存液（NaCl 85g、巴比妥 5.75g、巴比妥钠 3.75g、$MgCl_2$ 1.017g、无水 $CaCl_2$ 0.166g，逐一加入热蒸馏水中，溶解冷却后，加蒸馏水至 2 000ml，过滤，4℃保存），实验时使用 1 份储存液加 4 份蒸馏水做 1∶5 稀释即为 BB。

（2）2% 绵羊红细胞（SRBC）悬液：可购买商品试剂。市售新鲜脱纤维绵羊血（4℃环境保存30d）或市售阿氏液（又称为 Alsever 液或红细胞保存液，是一种等渗平衡盐溶液）保存羊血（4℃可保存 8~10 周），以 10 倍生理盐水洗 3 次，前 2 次洗后每次 2 000r/min 离心 5min，弃去上清液，最后一次 2 500r/min 离心 10min，弃上清液后，取洗涤后的 SRBC，用 BB 配成 2% 细胞悬液（有效期为 7d）。为使红细胞浓度标准化，取 2%SRBC 悬液 0.2ml 加 BB 液 5ml 混匀后，用内径为 0.5cm 比色杯置于 721分光光度计比色（波长 542nm），调透光率（T）等于 40%。

（3）溶血素（抗 SRBC 抗体）：可购买商品试剂兔抗绵羊红细胞溶血素，市售溶血素可按标识效价用 BB 稀释至 2 个单位。如效价为 1∶4 000，使用时按 1∶2 000 稀释。

（4）致敏红细胞：取2%SRBC悬液加等量2U溶血素，混匀，37℃水浴10min。

2. 标本　待检血清，可用新鲜豚鼠血清，使用时用BB稀释至1:20。

3. 用品　37℃恒温箱或水浴箱、离心机、可见分光光度计、试管、刻度吸管等。

【实验操作流程】

流程：稀释血清→制备50%溶血标准管→编号→按列表加入试剂和标本→结果计算。

1. 制备1:20待测血清　抽取静脉血于试管中，于室温下静置，分离血清（2h内），吸取待检血清0.2ml，用3.8ml BB进行1:20稀释。

2. 制备50%溶血标准管　取2%SRBC悬液0.5ml加蒸馏水4.5ml混匀即为50%溶血标准管。（也可采用理论方法：吸取2%SRBC悬液0.5ml，加蒸馏水2.0ml，混匀，使红细胞全部溶解；加入17g/L高渗盐水2.0ml使之成为等渗溶液，再加入2%SRBC悬液0.5ml，即成为50%溶血标准管）。

3. 补体CH50测定（试管法）　取试管10支，分别编号1~10，按实验表3-1加样，摇匀，置于37℃水浴箱内30min，取出，2 500 r/min离心5min，观察结果。

实验表3-1　血清总补体活性测定

管号	1:20稀释的待检血清/ml	缓冲液/ml	致敏SRBC/ml	CH50总补体活性/(U·ml⁻¹)
1	0.10	1.40	1.0	200.0
2	0.15	1.35	1.0	133.0
3	0.20	1.30	1.0	100.0
4	0.25	1.25	1.0	80.0
5	0.30	1.20	1.0	66.7
6	0.35	1.15	1.0	57.1
7	0.40	1.10	1.0	50.0
8	0.45	1.05	1.0	44.4
9	0.50	1.00	1.0	40.0
10	—	1.50	1.0	—

4. 取各管先与50%溶血标准管做初步目视比较，选择与标准管相接近的两管。用分光光度计于波长542nm进行比色测定，以缓冲液作为空白，校正零点，读出T值。找出透光率与标准管最接近的一管，根据该管的血清用量，求出总补体溶血活性。

$$CH_{50}(U/ml) = \frac{1}{\text{引起50\%溶血管血清量（ml）}} \times \text{稀释倍数（20）}$$

根据该公式计算出待测血清总补体活性单位，亦可在上表中查出总补体活性单位。第10管为空白对照管，实验正常时，应不发生溶血。

【注意事项】

1. 待测标本应无溶血、无污染、无乳糜血。实验器材应清洁，残留的酸、碱等化学物质均可使补体受破坏。

2. 待检血清必须新鲜，如放置于室温2h以上，可使补体活性下降。

3. 缓冲液、致敏SRBC均应现用现配，缓冲液若被细菌污染，会导致自发溶血。

4. 试剂需在 0~4℃进行预冷，以稳定补体活性。

5. 补体性质不稳定，溶血活性可受多种因素的影响，与反应时缓冲液的 pH、离子强度、钙镁离子量、绵羊红细胞量、反应总体积及反应温度均有一定关系，如绵羊红细胞浓度及致敏抗体的量等影响因素。当每一致敏 SRBC 吸附的抗体分子少于 100 个时，红细胞浓度增加一倍，可使 50% 溶血补体量增加 25% 左右。故在配 2%SRBC 和 2 单位溶血素时，均应尽可能标准化和准确。钙、镁离子的存在可稳定溶血系统，但含量过多时，反而抑制溶血反应。所以需对试验的条件和各个环节加以严格控制。

【实验结果和分析】

CH50 正常参考值为 50~100U/ml。

本法主要反映补体经典激活途径的溶血水平，操作简便、快速，但敏感度较低，影响因素多。在急性炎症、感染、组织损伤（如风湿热急性期、结节性动脉周围炎、皮肌炎、伤寒和多发性关节炎）、肿瘤、骨髓瘤等时，常可见补体含量升高，使 CH50 值偏高；低补体血症多见于与免疫有关的疾病，因补体消耗所致，如急性肾小球肾炎、系统性红斑狼疮活动期、类风湿关节炎等。

【实验报告】

1. 按照自己所做实验的步骤，实际实践条件，实事求是撰写实验报告。

2. 计算待测样本的总补体活性，结合临床表现讨论分析补体活性升高或降低的临床意义。

【思考题】

1. 简述 CH50 溶血活性测定的实验原理。

2. 请设计制备 50% 溶血标准管的操作流程图或表。

（王　敏）

实验四　乙型肝炎表面抗原检测（ELISA 双抗体夹心法）

【实验目的】

1. 具有实事求是、科学严谨的工作作风。

2. 熟练掌握 ELISA 双抗体夹心法的操作步骤。

3. 理解 ELISA 双抗体夹心法的实验原理。

4. 学会 ELISA 双抗体夹心法的操作方法、结果判断和报告。

【实验原理】

用乙型肝炎病毒表面抗体（抗 -HBs）包被反应板孔，加待测标本，若其中有 HBsAg 则与反应板孔上的抗 -HBs 结合，再加入酶标抗 -HBs，形成双抗体夹心复合物，加底物显色，颜色深浅与 HBsAg 含量成正比。

【实验准备】

1. 试剂　商品试剂盒包括以下成分：①微孔反应板；②酶结合物；③HBsAg 阳性与阴性对照血清；④显色剂 A、显色剂 B；⑤洗涤液；⑥终止液；⑦封片纸。试剂盒从冷藏环境中取出后需恢复至室温后方可使用。

2. 标本　待测血清。

3. 用品　37℃恒温箱或水浴箱、微孔振荡器、酶标仪、微量移液器、洗瓶、吸水纸、纯化水或蒸馏水等。

【实验操作流程】

流程：具体操作可参考试剂盒说明。

加样→孵育→加酶结合物→孵育→洗板→显色→加终止液→判断结果。

1. 配制合适浓度的洗涤液（以纯化水做 25 倍稀释）。

2. 根据实验要求，选择一定量的反应板条。

3. 加入 75µl 待检标本和阳性、阴性对照于各反应孔中（共预留阴性对照 3 孔、阳性对照 1 孔，同时设空白对照 1 孔）。

4. 用封片纸覆盖反应板后，将反应板置于 37℃环境中孵育 60min。

5. 取出反应板，撕去封片，在已加入待测标本和阴性、阳性对照的孔中加入 50µl 酶结合物。

6. 在微孔振动器上振荡 10s，或手工轻轻振荡 10s。

7. 用封片纸覆盖反应板后，将反应板置于 37℃环境中孵育 30min。

8. 取出反应板，撕去封片纸，洗涤反应板 5 次。

手工洗板：弃去孔内液体，用洗涤液注满各孔，静置 30~60s，甩干，重复 5 次后在吸水纸上拍干。

9. 洗涤结束后立即在所有孔内加入显色剂 A、显色剂 B 各 50µl，混匀。

10. 在微孔振动器上振荡 10s，或手工轻轻振荡 10s。

11. 用封片纸覆盖反应板后，将反应板置于 37℃环境中孵育 30min。

12. 在所有孔内加入 50µl 终止液，振荡反应板 5s，使之充分混匀。

13. 用酶标仪读数，波长 450nm，测定各孔光密度（OD）值。

【注意事项】

1. 此方法仅适用于个体的血清或血浆标本检测，标本应保证新鲜、无溶血、无污染。

2. 试剂盒应放于低温（2~8℃）中保存，并在有效期内使用，使用时应恢复至室温（18~25℃）。

3. 洗涤过程是本试验的重要环节，洗涤时务必保证各孔均洗涤干净，以免影响试验结果。

4. 显色过程必须封片，所有封片纸不能重复使用。

5. 判读结果不能仅用目测，需用酶标仪测定，结果判断需在反应终止后 10min 内完成。

6. 不同批号的试剂不可混用。

7. 本试剂盒应视为有传染性物质，请按传染病实验室检查规程处理。

8. 此方法仅适用于个体的血清或血浆标本检测，不适合混合血清或血浆以及其他体液标本。

【实验结果和分析】

1. 可根据颜色初步判断结果　显色为阳性，无色为阴性。阳性对照血清应显色，阴性对照血清应无色。最终应以酶标仪判读结果为准。

2. 检测有效性　阴性对照平均 OD 值≤0.100，阳性对照 OD 值≥1.00，则检测有效。

3. 临界值（cut-off value，COV）＝阴性对照平均 OD 值 +0.10。

4. 结果判读及解释

（1）S：待测标本的 OD 值；S/COV：待测标本和 COV 的比值。

（2）当 S/COV≥1.0，说明该待测标本 HBsAg 结果为阳性；当 S/COV<1.0，说明该待测标本

HBsAg 结果为阴性。

【实验报告】

记录各标本的检测结果，以 HBsAg 阳性或阴性报告，并注明检测方法。

【思考题】

1. 简述 ELISA 双抗体夹心法的实验原理。

2. 简述 ELISA 双抗体夹心法的操作流程。

（李　卓）

实验五　抗核抗体检测（间接荧光抗体法）

【实验目的】

1. 培养认真负责的工作态度。

2. 理解实验原理。

3. 学会间接荧光抗体法的操作方法、结果判断及报告。

【实验原理】

以小鼠肝细胞、Hep-2 细胞等作为抗原片，待测患者血清中若有抗核抗体（ANA）时，可与细胞中的核抗原结合成抗原 - 抗体复合物，再与随后加入的荧光素标记的抗人 Ig 结合，于荧光显微镜下检查，可在细胞核区出现典型的荧光图像。

【实验准备】

具体操作可参考试剂盒说明。

1. 试剂　购买的试剂盒包括加样板、细胞膜片、异硫氰酸荧光素（FITC）标记的抗人 IgG、阳性和阴性对照血清、PBS 吐温缓冲液（PBS-T）、封片介质等。

2. 标本　血清标本。

3. 用品　荧光显微镜。

【实验操作流程】

流程：具体操作可参考试剂盒说明。

加样→温育→冲洗→浸泡→加荧光抗体→温育→冲洗→浸泡→镜检。

1. 自冰箱取出试剂盒恢复至室温（18~25℃）。滴加 1∶100 稀释的待检血清 25μl 至加样板反应区（同时设阴性对照、阳性对照），避免产生气泡。

2. 将细胞膜片覆盖在加样板上，确保待检血清与细胞膜片接触。于室温下温育 30min。

3. 用 PBS-T 流水冲洗细胞膜片 1s，再浸入 PBS-T 中 5min。

4. 滴加 25μl 用 FITC 标记的抗人 IgG 至另一加样板的反应区。从缓冲液中取出细胞膜片，5s 内用吸水纸擦去背面和边缘的水分，立即盖在加样板上，确保细胞膜片与荧光抗体接触良好。室温下继续温育 30min。

5. 用 PBS-T 流水冲洗细胞膜片 1s，再浸入 PBS-T 中 5min。

6. 取出细胞膜片，擦去背面和边缘的水分，滴加封片介质甘油或 PBS，盖上盖玻片，于荧光显微镜下观察。

【注意事项】

1. 抗核抗体的靶抗原无种族、种属的特异性,故抗原片多采用动物细胞。但不同来源的细胞核内所含抗原的种类和量不同,故检测结果有所差异。

2. 试验时应将待检血清稀释至正常人血清 ANA 水平的上限(具体稀释倍数参见试剂盒说明书要求)。

3. 判定阳性或阴性结果时,首先用低倍镜观察。通过相应对照的结果来判断核染色体类型时,物镜选用 40× 或 60×,应固定一个放大倍数。这种判定方法受检查者主观因素影响较大,故除必要的训练外,每一批试验均应做阳性对照和阴性对照,以保证实验的可靠性。

4. 核染色图谱只有相对的参考意义,必要时应进一步做特异性抗核抗体的检查。

5. 一些药物如普鲁卡因胺、肼屈嗪、硫脲嘧啶等可致 ANA 阳性,若停药后 ANA 水平继续升高,应考虑药物继发的 SLE。

【实验结果和分析】

抗核抗体(ANA)阳性者细胞核发黄绿色荧光,细胞质不发荧光。阳性待检血清连续稀释后可测定效价。

【实验报告】

记录检测样品的结果,以抗核抗体阳性或阴性报告。

【思考题】

1. 抗核抗体检测的方法及注意事项。

2. 抗核抗体检测的意义。

(李 卓)

实验六 人绒毛膜促性腺激素检测(斑点金免疫层析技术)

人绒毛膜促性腺激素(hCG)是孕卵着床后由人体滋养层细胞分泌的一种糖蛋白激素,在胚泡植入子宫内膜后,胚泡滋养层生长时,hCG 分泌量会骤然增加。这种变化同时反映在母体的血液和尿液中,因此测定 hCG 的含量及其变化可用于诊断早期妊娠、葡萄胎和绒毛膜癌等。

【实验目的】

1. 具有严谨的工作作风。

2. 学会斑点金免疫层析技术的原理及 hCG 检测的临床意义。

3. 熟练掌握斑点金免疫层析技术的操作方法、结果判断及报告。

【实验原理】

以硝酸纤维素膜为载体,利用微孔膜的毛细管作用,使膜条测试端的待测尿液慢慢向另一端渗移,在移动过程中,待检标本内的 hCG 与膜上包被的金标记抗 hCG 结合形成抗原 - 抗体复合物,从而出现阳性反应现象。

【实验准备】

具体操作可参考试剂盒说明。

1. 标本 尿液。

2. 试剂 早早孕妊娠诊断测试条(实验图 6-1)上面分别已包被:

（1）金标记抗 -hCG 单克隆抗体：为鼠 IgG，黏附于测试端，当有液体通过时可复溶，并可与尿液标本中的 hCG 特异性结合形成抗原 - 抗体复合物。

（2）固相抗 -hCG：被固定于检测线处，能与前面形成的 hCG 金标记抗 -hCG 复合物发生特异性结合，使检测线显色。

（3）固相抗小鼠 IgG：被固定于对照线处，能与金标记抗小鼠 IgG 结合，使对照线显色。

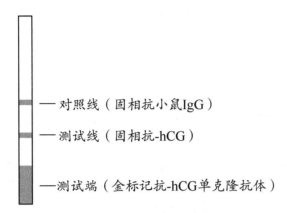

实验图 6-1　免疫胶体金妊娠试验测试条示意图

【实验操作流程】

取出测试条，将测试端浸入装有待检尿液的容器中（尿液不允许超过 MAX 线），约 5s 后取出平放，在规定时间内观察结果。

【注意事项】

1. 测试条应避光、低温保存，使用前取出恢复至室温。

2. 测试后应在规定时间内观察结果。

【实验结果和分析】

阳性：测试条对照线、检测线均呈红色。

阴性：测试条仅对照线呈红色。

无效：测试条检测线、对照线均无红色反应线出现，或仅检测线出现红色，表明试验失败或测试条失效。

【实验报告】

记录测试条的结果，以 hCG 阳性或阴性报告。

【思考题】

1. hCG 检测的临床意义。

2. hCG 检测的影响因素。

（刘　雪）

实验七　E 玫瑰花环试验和淋巴细胞转化试验

一、E 玫瑰花环试验

【实验目的】

1. 树立严肃认真、实事求是的工作作风，端正实验态度。

2. 掌握 E 玫瑰花环试验的原理、操作方法和识别 E 花环。

3. 了解 E 玫瑰花环试验的用途。

【实验原理】

成熟 T 细胞表面表达 CD2（又称 E 受体），可与绵羊红细胞（SRBC）发生结合，形成玫瑰花环样细胞团（E 花环）。该法的原理是将 PBMC 悬液与一定比例的 SRBC 混合离心，形成 E 玫瑰花环的 T 细胞因密度增大而沉积于试管底部，未形成花环的 B 细胞和单核细胞则分布于分层液界面，从而实现 T 细胞、B 细胞的分离。将沉降于管底的 E 玫瑰花环用低渗液处理即可裂解 SRBC，得到纯化的 T 细胞。

【实验准备】

1. Hanks 液、抗凝剂。

2. Alsever 液配制　分别称取葡萄糖 2.05g、氯化钠 0.42g、枸橼酸钠 0.80g 放入 100ml 双蒸水中，隔水煮沸 30min，无菌分装，于 4℃环境中保存备用。

3. 淋巴细胞分层液　有商品供应。

4. 小牛血清　有商品供应（一般是取自 5 条或更多的小牛血清，混合后于 56℃下 30min 灭活）。

5. 0.8% 戊二醛溶液　市售戊二醛溶液浓度为 25%，用时配制。

【实验操作流程】

（一）总 E 花环试验

1. 采集待检血样　采 3ml 全血置于肝素抗凝管内，可室温（15~25℃）存放，但不宜超过 6h，应尽快进行试验。

2. 分离淋巴细胞

（1）取 2~3ml 经肝素抗凝的静脉血（加肝素 200U/ml 抗凝），用 Hanks 液稀释 1 倍，混匀。

（2）取 2~3ml 淋巴细胞分离液加入规格为 15mm×150mm 试管中。

（3）用毛细滴管吸取稀释血液，在距分离液面上 1cm 处，沿管壁徐徐加入，使稀释血液重叠于分层液上（尽量避免冲入分层液中）。稀释血液与分层液体积比为 2：1。

（4）2 000r/min，水平离心 20min，小心取出试管，用毛细吸管轻轻插到血浆与分离液的界面层，沿试管壁周缘吸出富含淋巴细胞的灰白色层即单个核细胞层，移入另一试管中。

3. 配制细胞悬液

（1）淋巴细胞悬液：将分离到的单个核细胞加于经 37℃预温的 5ml Hanks 液内，混匀后以 2 000r/min 离心 10min，弃上清液，同法再洗涤，最后，将沉积的细胞用含有 20% 小牛血清的 Hanks 液稀释成（1~2）×10⁶/ml 的淋巴细胞悬液。

（2）SRBC 悬液：将 Alsever 液保存的 SRBC（保存液 1 份加脱纤维血 2 份，混匀，可保存 2 周），用 5~10 倍量的生理盐水或 Hanks 液洗涤 3 次，最后一次应以 2 500r/min 离心 10min，尽可能吸尽并弃去上清液，取压积 SRBC 用 Hanks 液配成 1% 悬液（SRBC 浓度约为 2×10⁸/ml）。

4. 促进花环形成　取上述淋巴细胞悬液和 SRBC 悬液各 0.1ml［两种细胞的比例为 1：（100~200）］，混匀，置于 37℃水中水浴 5min，取出后以 500r/min 离心 5min，再置于 4℃环境中 2h 以上（最好为 4h，过夜也可）。

5. 制片、染色

（1）湿片法：在上述细胞管中，加 1.0g/L 甲苯胺蓝 1 滴或加 5.0g/L 中性红与 1.0g/L 煌绿各 1 滴染色，然后再滴片，加盖片后镜检。

（2）戊二醛固定法：先于上述细胞管中加入 0.8% 戊二醛 0.2ml，不必混匀，置于 4℃环境中 20min 后弃去上清液。再轻轻旋转试管（不要用滴管吹打或上下振动试管以防摇散花环）使沉下的细胞重新混匀。再推片、自然干燥、染色，染色时用吉姆萨与瑞氏混合染液（吉姆萨染液 6 滴、瑞氏染液 1 滴、0.067mol/L pH 7.4 磷酸盐缓冲液 10ml）染色 10min，水洗、干燥后镜检。

（二）活性 E 花环试验

与总 E 花环试验基本相同，只是有以下两点区别：①淋巴细胞与 SRBC 之比为 1∶10，即将 SRBC 按 0.1% 配制；②两种细胞混合后不需要预温而立即以 500r/min 离心 5min，离心后不置于 4℃环境中，即可加入 0.8% 戊二醛固定。其余步骤与总 E 花环试验相同。

【注意事项】

1. 向分离液管加血液时应沿试管壁缓缓加入，使血液与分离液形成明显的界面，小心放取试管，避免打乱界面，影响分离效果。

2. 计数及摇匀细胞时动作应轻柔，避免打散已形成的花环。

【实验结果与分析】

油镜检查：淋巴细胞呈蓝色，SRBC 呈红色围绕淋巴细胞形成花环，凡表面黏附有 3 个或 3 个以上 SRBC 者为花环形成细胞（即 E 阳性细胞）。

计数 200 个淋巴细胞，算出花环形成百分率，并推测其 T 淋巴细胞百分率。参考值为 50%~80%。

【实验报告】

1. 画出至少 3 个镜检到的 E 花环图像。

2. 计算出花环形成百分率，并分析结果。

【思考题】

E 花环试验可以应用于哪些方面？

二、淋巴细胞转化试验

【实验目的】

1. 掌握淋巴细胞转化试验形态学计数法的操作方法。

2. 能够正确识别淋巴母细胞的形态。

【实验原理】

T 细胞在丝裂原刺激作用下可发生增殖。本试验使用植物血凝素（PHA）作为丝裂原，刺激 T 细胞转化后，根据淋巴母细胞转化的形态特征，借助光学显微镜鉴别，计数 200 个细胞，按如下公式计算淋巴细胞转化率，即可判断淋巴细胞转化能力。

$$淋巴细胞转化率 = \frac{转化的淋巴细胞数}{转化的淋巴细胞数 + 未转化的淋巴细胞数} \times 100\%$$

【实验准备】

1. 试剂　细胞培养液、植物血凝素（PHA）、淋巴细胞分离液、Hanks 液、瑞氏染液。

2. 耗材　肝素抗凝管、滴管、吸管、刻度离心管、试管、细胞培养瓶、玻片、镜油。

【实验操作流程】

1. 取培养瓶（链霉素瓶洗净后高压灭菌），在超净台或接种箱内按无菌操作加入 3~5ml 配好的 RPMI1640 细胞培养液。或者培养液配好后先分装于瓶中，小瓶用消毒橡皮塞塞紧，胶布封口，冰冻保存,需要用时室温或37℃环境下融化后使用。

2. 用消毒注射器取经肝素抗凝的血液0.3ml(7#针头20滴)加入上述含培养液的培养瓶中。

3. 按每5ml培养液加入5g/L PHA溶液0.2~0.3ml,使培养基中PHA的浓度达到200~300μg/ml。置于37℃温箱中培养72h,培养期间每天振摇一次。

4. 培养结束,吸弃瓶内上清液,取Tris-NH₄Cl溶液3ml加入瓶内,充分混匀。移入离心管内,置于37℃水中水浴10min。

5. 加适量生理盐水混匀,以1 500r/min,离心10min,弃上清液,共洗2次,摇匀沉淀细胞,推片,干燥,进行瑞氏染色。

6. 结果观察 根据细胞大小、细胞核和细胞质特征等进行判别。转化过程中,常见的细胞类型有成熟淋巴细胞、过渡型淋巴细胞、淋巴母细胞、核分裂象细胞等。淋巴细胞的具体形态特征如实验表7-1所示。

实验表7-1 各型淋巴细胞的形态特征

细胞类型	成熟淋巴细胞	过渡型淋巴细胞	淋巴母细胞	核分裂象细胞
特点	直径6~8μm;核质紧密,无核仁;着色较深;细胞质较少	体积较成熟淋巴细胞略大,直径为12~16μm;核质较疏松,有或无核仁;着色较淡;细胞质增多、嗜碱性、空泡及伪足样突起可有可无	体积明显增大,直径为12~20μm;是成熟淋巴细胞的3~4倍;核疏松呈网状结构并有1~3个核仁;核周有淡染区;细胞质丰富,呈嗜碱性,有伪足样突起,有时可见空泡	即染色体型淋巴细胞。核呈有丝分裂,可见成堆或散在的染色体

【注意事项】

1. 本试验要求严格进行无菌操作,污染会影响试验效果。

2. PHA的加入量要适当,过多或过少都会影响转化率。一般需根据不同的厂家、批号及实践经验定量。

【实验结果与分析】

结果计算:在油镜下观察计数200个淋巴细胞,根据淋巴细胞转化的形态学指标计算出淋巴细胞转化的百分率。其中,过渡型淋巴细胞、淋巴母细胞和核分裂象细胞作为转化细胞。

$$淋巴细胞转化率 = \frac{转化的淋巴细胞数}{转化的淋巴细胞数 + 未转化的淋巴细胞数} \times 100\%$$

参考值为60%~80%,低于50%为降低。

【实验报告】

1. 画出至少1个淋巴母细胞和1个未转化细胞。

2. 计算淋巴细胞转化率,并分析结果。

【思考题】

淋巴细胞转化能力检测还可用什么方法?

(石文静)

实验拓展 T淋巴细胞亚群的检测（流式细胞术岗位见习）

病毒与细菌等感染、免疫增殖病或免疫缺陷病、肿瘤或器官移植等都会影响机体淋巴细胞的数量和细胞亚群间的比例，利用流式细胞仪可以计数淋巴细胞绝对数目和不同亚群间的比例以了解机体的免疫状态，帮助诊断疾病、指导治疗。如 CD4$^+$T 细胞数目和 CD4$^+$T/CD8$^+$T 比值可用于评价 HIV 感染者的免疫状况，辅助临床进行疾病分期；CD4$^+$T 淋巴细胞数目还可评估 HIV 病情，判断是否进行预防性治疗。

CD4$^+$ 和 CD8$^+$T 淋巴细胞计数的方法分为两大类，一类是应用流式细胞仪检测，另一类是非流式细胞仪测定法。流式细胞仪检测是目前应用较为普遍的方法，按技术特点可分为双平台法和单平台法，双平台法需要将流式细胞术分析亚群和其他细胞计数技术结合，才能达到检测各亚群比例和各亚群绝对数目的要求。而单平台法仅需要流式细胞仪就可完成亚群比例和绝对数目的测定。随着流式细胞术的普及，越来越多的医疗机构将单平台法应用于 HIV 等疾病的诊断和治疗中。本实验以四色单平台法介绍 T 细胞亚群和细胞数目的检测技术。

【实验目的】

1. 具有严谨的工作思路，有创新意识。

2. 掌握流式细胞仪分析淋巴细胞亚群的流程和技术要点。

3. 熟悉流式细胞仪分析原理。

【实验原理】

流式细胞仪可同时检测单个细胞或微粒的多种信号。四色单平台法应用 4 种不同的荧光标记抗体（四色）配以内参绝对计数微球，经流式细胞仪检测获取数据后，应用专门的分析软件，一步即可获得 T 细胞亚群的相对数（百分比）和绝对数目。将已知总数的荧光微球（Bead）作为标准内参，加入血中，再加入荧光抗体，应用流式细胞仪中获取的信号和分析软件，就可以得出血中各淋巴细胞亚群细胞的绝对数。

$$淋巴细胞亚群绝对细胞数目 = \frac{获取细胞数 \times Bead 总数}{获取的 Bead 数}$$

【实验准备】

1. 绝对计数用流式管。

2. 荧光信号校正用微球。

3. 四色试剂 CD45、CD3、CD4 和 CD8 的荧光标记抗体。本实验的抗体组合为 CD45-FITC，CD3-PC5，CD4-RD1 和 CD8-ECD 四色试剂（以下称"45-4-8-3"）。

4. 溶血素 试剂可为室温即用型的；或是 10 倍浓缩的储存液，使用前按照要求稀释为工作液。

5. 鞘液（市售）或自配 PBS。

6. 计数用参比荧光微球 部分商品化试剂盒已经将计数用参比荧光微球预先加到绝对计数管中，用前需要认真阅读说明书。

7. 质控细胞和待测样品 样品为临床采集的经 EDTA 抗凝的血液。

8. 流式细胞仪。

【实验操作流程】

1. 标本制备 采集外周静脉血 2~3ml（EDTA 抗凝）。

注意：在室温（18~25℃）下保存和运输样品，避免极端温度（结冰或大于 37℃）。高温季节，需用隔热容器盛装样品，并将其置于有冰袋和吸热物质的容器中。溶血、凝血或结冰的样品应视为不合格样品。

2. 取绝对计数用流式管，与质控血和待测样品对应编号。

3. 按试剂说明书要求，分别向编号试管中加入计数用参比荧光微球（预先加入计数用参比荧光微球的试剂盒无此步骤）。

4. 应用反向加样法在流式管中准确加入 20μl 荧光试剂和 50μl 充分混匀的抗凝全血，注意血不要碰到试管底部的微球。涡旋混匀 15s，室温下（20~25℃）避光反应 15min。荧光试剂和抗凝血的量以及细胞与抗体反应时间可按具体试剂做调整。

5. 加入 450μl 溶血素工作液体，充分混匀，室温下（20~25℃）避光处理 15min。溶血素用量、加入体系时间和处理时间因试剂而异。

6. 按照实验方案，设置质量控制管和荧光补偿管，见实验表 7-2。

实验表 7-2　质量控制管和荧光补偿管

试剂	仪器校正	FITC 补偿	PE 补偿	ECD 补偿	PC5 补偿	45-4-8-3 确认
荧光信号校正用微球	500μl					
CD45-FITC		20μl				
CD45-PE			20μl			
CD45-ECD				20μl		
CD45-PC5					20μl	
"45-4-8-3" 试剂						10μl
质控细胞		20μl	20μl	20μl	20μl	
全血细胞						10μl
计数用参比荧光微球						10μl
PBS		1ml	1ml	1ml	1ml	

7. 上机检测　根据不同的流式细胞仪型号的操作程序，按顺序完成仪器校正和荧光光路补偿的调整；将染色后的样品按顺序上样，用预先建立的方案获取信息并储存数据。

8. 打开分析软件，导入样品数据，分析结果并打印报告。

目前，国内外多种型号的四色、五色或多色流式细胞仪器均可在软件的支持下，简便、快速地完成检测工作；用软件还可设计方案，分析结果。

【结果判断】

以 CD45-FITC、CD4-PE、CD8-ECD 和 CD3-PC5 的荧光抗体组合（"45-4-8-3"）为例，介绍四色单平台法全血液淋巴细胞亚群和淋巴细胞绝对计数分析的结果，"45-4-8-3"检测后可按实验图 7-1 显示结果。在 CD45-FITC 和侧向角散射光（SS）散点图中，以 CD45 设门，找到淋巴细胞，同时可见到计数用参比荧光微球；在侧向角散射光（SS）和前向角散射光（FS）散点中显示 CD45$^+$ 细胞群；CD3-PC5 和 CD4-PE 散点图中 "C2 区" 为 CD3$^+$、CD4$^+$T 细胞；CD3-PC5 和 CD8-ECD 散点图中 "E2 区" 为 CD3$^+$CD8$^+$T 细胞；在 CD3-PC 的单参数直方图中可以读到总 T 淋巴细胞的比例；CD8-ECD 和 CD4-PE 散点图中 "H 区" 和 "H4 区" 分别为 CD3$^+$CD4$^+$T 细胞和 CD3$^+$CD8$^+$T 细胞；绝对计数微球的设门、参考数目和用来控制软件获取数据过程中自动排气泡的设置见实验图 7-1。

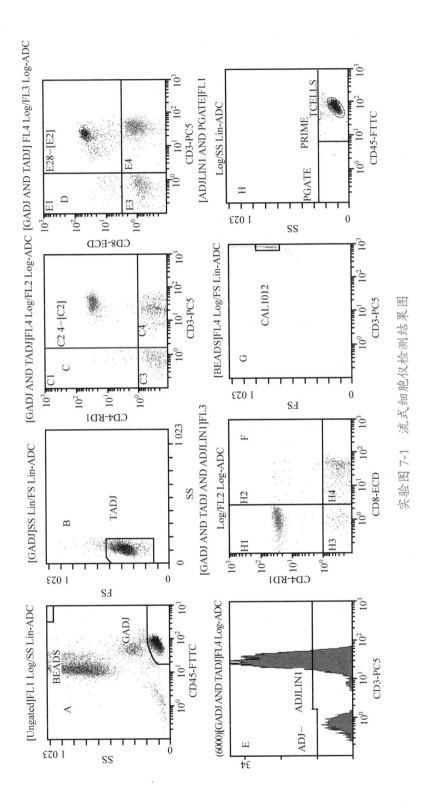

实验图 7-1　流式细胞仪检测结果图

软件计算后各亚群占淋巴细胞的百分率见实验表 7-3；各淋巴细胞亚群在外周血绝对数量见实验表 7-4。

实验表 7-3　淋巴细胞亚群占总淋巴细胞的百分率

淋巴细胞	n	Min/%	Max/%	$(\bar{X} \pm S)\%$
CD3	171	56	93	74.1 ± 7.6
CD3、CD4	171	29	76	48.9 ± 8.5
CD3、CD8	171	5	49	22.5 ± 7.6

注：n 为数量、Min 为最小值、Max 为最大值、$\bar{X}$ 为平均数、S 为标准差。

实验表 7-4　各亚群淋巴细胞的数量　　　　　　单位：×10⁶/L

淋巴细胞	n	Min	Max	$\bar{X} \pm S$
CD3	171	56	93	1 333 ± 477
CD3、CD4	171	29	76	878 ± 334
CD3、CD8	171	5	49	408 ± 205

【实验讨论】

T 淋巴细胞的流式细胞检测技术包括双平台法和单平台法。双平台法需要两种仪器，由于仪器有系统误差，用这种方法进行 CD4⁺T 淋巴细胞和 CD8⁺T 淋巴细胞计数时，不同实验室差异很大。单平台法相对双平台法而言细胞绝对计数结果的重复性和准确性良好。

【思考题】

试比较 T 淋巴细胞流式细胞检测技术的双平台法和单平台法的差异。

（石文静）

实验八　循环免疫复合物的检测（PEG 沉淀法）

【实验目的】

1. 树立严肃认真、实事求是、高度负责的科学态度，具有良好的职业素质。

2. 熟练掌握聚乙二醇（PEG）沉淀法检测循环免疫复合物的原理和方法，熟悉循环免疫复合物检测的临床意义。

3. 会熟练使用分光光度计。

【实验原理】

本实验是循环免疫复合物抗原非特异性检测的一种方法。聚乙二醇（PEG）有较强脱水作用，用于沉淀蛋白质，沉淀具有选择性。在 pH、离子强度等条件固定时，蛋白质分子量越大，用于沉淀的 PEG 浓度越小。血清中加入终浓度为 3%~4% 的聚乙二醇，能相对选择性地沉淀免疫复合物。PEG 还可抑制循环免疫复合物解离，促进循环免疫复合物进一步聚合成更大的凝聚物，使溶液浊度增加。用分光光度计测定浊度，可反映循环免疫复合物含量。

【实验准备】

1. 配制 pH 8.4，0.1mol/L 硼酸缓冲液（BB），见实验表 8-1，溶解后用 G3 或 G4 号玻璃滤器过滤。

实验表 8-1　硼酸缓冲液（BB）配制

加入物质	加入量
硼砂（$Na_2B_4O_7 \cdot 10H_2O$）	4.29g
硼酸（H_3BO_3）	3.40g
蒸馏水	加至 1 000ml

2. PEG-NaF 稀释液配制见实验表 8-2，溶解后用 G3 或 G4 号玻璃滤器过滤。

实验表 8-2　PEG-NaF 稀释液配制

加入物质	加入量
PEG6 000	40.9g
NaF	10.0g
BB	加至 1 000ml

3. 热聚合人 IgG　将 IgG（10mg/L）置于 63℃环境中加热 20min 后立即冰浴制成，用时与不含循环免疫复合物的正常人血清配成不同浓度。

4. 待检血清、微量加样器、分光光度计、试管、吸管及橡皮吸头等。

【实验操作流程】

流程：血清稀释→加样→水浴→测定→结果判断。

具体操作请参照试剂盒说明书，以下步骤仅供参考。

1. 血清稀释　待测血清 0.15ml，加 BB 0.3ml（1∶3 稀释）。

2. 加样　按实验表 8-3 加样（待测血清最终稀释比为 1∶3，PEG 终浓度为 36.4g/L）。

实验表 8-3　加样　　　　　　　　　　　　　　单位：ml

加入物质	测定管	空白管
BB	—	2.0
PEG-NaF 稀释液	2.0	—
待测血清	0.2	0.2

3. 水浴　37℃水浴 60min。

4. 测定　分光光度计 495nm 测量吸光度（A），并用空白管调零；定量测定时，将热聚合人 IgG 倍比稀释成 120.0μg/ml、60.0μg/ml、30.0μg/ml、15.0μg/ml、7.5μg/ml 一系列浓度，分别按测定管操作。

5. 结果判断

（1）定性检测：待检血清浊度值＝（测定管吸光度 − 空白管吸光度）×100，以大于正常人浊度值均值加 2 个标准差为 CIC 阳性。

（2）定量检测：以热聚合人 IgG 浓度为横坐标，相应的吸光度值为纵坐标，绘制标准曲线，待测血清的 CIC 含量可由标准曲线得出。

【注意事项】

1. 低密度脂蛋白可引起浊度增加，应空腹采血，高球蛋白血症和标本反复冻融均易造成假阳性。

2. 2% 浓度的 PEG 只能沉淀较大分子，4% 浓度的 PEG 能沉淀较小分子的循环免疫复合物，大于 5% 浓度的 PEG，选择性沉淀循环免疫复合物的特性消失。

3. 当温度在 4℃时，循环免疫复合物沉淀最佳，温度每升高 1℃，A 值就下降 0.02。

4. 应注意实验温度变化对结果的影响，离心速度与时间也应严格控制。

【实验结果和分析】

1. 参考值　正常人血清 CIC 的 A 值为 4.3±2.0，以≥8.3 为免疫复合物阳性。

2. 临床意义　CIC 检测不是疾病诊断的主要指标，但在发病机制研究、了解病情进展和判断治疗效果方面具有参考意义。对有蛋白尿、关节痛、血管炎、浆膜炎、紫癜症状且诊断不明确的患者，可考虑检测循环免疫复合物。CIC 阳性常见于：①部分自身免疫病，如 SLE、类风湿关节炎等；②膜增生性肾小球肾炎，链球菌感染后肾炎；③传染病，如慢性乙型肝炎、疟疾、麻风等；④恶性肿瘤。

【实验报告】

1. 写出 PEG 法检测循环免疫复合物的实验原理及操作步骤。

2. 记录待测血清的 CIC 值。

【思考题】

1. 循环免疫复合物检测的临床意义？

2. 试分析循环免疫复合物测定实验过程中有何因素会影响实验结果。

（胡培培）

实验九　血清总 IgE 检测（ELISA）

【实验目的】

1. 树立严肃认真、实事求是、高度负责的科学态度，培养良好的职业素质。

2. 学会 ELISA 双抗体夹心法测定血清总 IgE 的方法。

3. 熟悉 IgE 在 I 型超敏反应中的作用和临床意义。

【实验原理】

将标准品、待测样品依次加入预包被羊抗人 IgE 单克隆抗体的酶标反应板中，充分温育、洗涤，再加入 HRP 标记的羊抗人 IgE 单克隆抗体，温育、洗涤后，各反应孔依次加入酶的显色底物 A、B 液，显色完成后终止反应，在波长 450nm 处测定各反应孔的 OD 值，OD 值的大小与待测样品中 IgE 的含量呈正相关，根据标准品和待测样品的 OD 值，计算待测样品中 IgE 的含量。

【实验准备】

1. 物品准备　血清总 IgE 检测试剂盒（ELISA 法）、待测血清、IgE 校准品、蒸馏水、吸水纸等。

2. 器械　37℃恒温箱、酶标仪、精密移液器、一次性吸头、一次性塑料试管等。

3. 环境　将试剂盒自冷藏处取出恢复至室温待用。若待测血清为了批量检测，需以 −20℃ 冻存为宜。

【实验操作流程】

流程：物品准备→洗板→加样→洗板→加酶结合物→显色→终止→比色。

1. 物品准备　将血清总 IgE 检测试剂盒恢复至室温后，取出所需数量的酶标条。

2. 洗板　用洗涤液洗板 3 次并拍干，确保最后一次无液体残留。

3. 加样　依次加入阴性对照血清、阳性对照血清、梯度稀释的 IgE 校准品、待测血清，100μl/ 孔，封板，37℃ 孵育 1h，空白孔不加。

4. 洗板　弃去各孔反应液，用已稀释洗涤液（每孔至少 300μl）洗涤 5 次，在吸水纸上拍干。

5. 加酶结合物　加入 HRP 标记的羊抗人 IgE 单克隆抗体，100μl/ 孔，封板，37℃ 温育 1h，空白孔不加，洗板同上。

6. 显色　各孔加入酶底物和显色液各 50μl，37℃ 下避光反应 10~15min。

7. 终止　加入终止液 100μl/ 孔，使反应终止。

8. 比色　在规定时间内，以空白孔（含酶底物、显色液与终止液）调零，于酶标仪 450nm 波长处测定各孔 OD 值。

【注意事项】

1. IgE 含量与 OD 值在一定范围内呈线性关系，如果样品的测定结果超出此范围，应对样品进行适当的稀释，使样品中 IgE 的浓度在线性范围内再进行测定。

2. 洗涤要彻底，必要时可增加洗涤液的浓度。

3. 结果判断需在 10min 内完成。

4. 标本采集后尽快进行检测，若不能立即检测，可将标本放于 −20℃ 环境中保存，但应避免反复冻融。

【实验结果和分析】

1. 以 IgE 校准品的参考含量（IU/ml）为横坐标，以相应 OD 值为纵坐标，绘制标准曲线。根据待测样品的 OD 值，在标准曲线中查出稀释后样品中 IgE 的浓度，再乘以稀释倍数，即为原样品中 IgE 的浓度。通常由酶标仪自动打印。

2. 临床意义　血清 IgE 增高常见于过敏性哮喘、寄生虫感染、季节性过敏性鼻炎、变态反应性支气管肺曲霉病、药物过敏、IgE 型骨髓瘤、肝脏疾病、系统性红斑狼疮、类风湿关节炎等疾病。IgE 降低则常见于某些毛细血管扩张性共济失调综合征、原发性无丙种球蛋白血症、非 IgE 型骨髓瘤、慢性淋巴细胞白血病、免疫功能不全、肿瘤及化疗药物应用后等。

【实验报告】

1. 写出血清总 IgE 检测的实验步骤。

2. 记录待测样品中 IgE 的含量并对检测结果进行临床分析。

【思考题】

1. ELISA 双抗体夹心法定量测定血清总 IgE 的原理是什么？

2. 血清总 IgE 检测的临床意义是什么？

（胡培培）

实验十　白细胞介素 -2 检测（ELISA）

【实验目的】

1. 树立严肃认真、实事求是、高度负责的科学态度，培养良好的职业素质。

2. 学会 ELISA 测定 IL-2 的操作方法。

3. 能够对 ELISA 测定 IL-2 进行实验评价。

【实验原理】

采用双抗体夹心 ELISA 可定量检测人血清、血浆、细胞培养上清液、细胞裂解液中 IL-2 的含量。用纯化的人 IL-2 单克隆抗体包被微孔板，制成固相抗体，往微孔中分别加入标准品和待测样品，再与 HRP 标记的 IL-2 抗体结合，形成抗体 - 抗原 - 酶标抗体复合物，经过彻底洗涤后加底物 TMB 显色，一定时间后加酸终止显色反应。显色的深浅和待测样品中 IL-2 的含量呈正相关。用酶标仪在 450nm 波长下测定吸光度（OD 值），通过标准曲线计算样品中 IL-2 的含量。

【实验准备】

1. 物品准备　　IL-2ELISA 法检测试剂盒（含 IL-2 标准品、聚苯乙烯微孔板、酶结合物、底物、显色液、终止液、洗涤液）、IL-2 标准品进行梯度稀释、待测血清、蒸馏水、吸水纸等。

2. 器械　　37℃恒温箱、酶标仪、精密移液器、一次性吸头、一次性塑料试管等。

3. 环境　　试剂盒从冷藏环境中取出，室温环境平衡 30min；未用完的微孔条用自封袋密封保存；血清于 2~8℃保存应在 2d 内完成测定，否则应于 -20℃冻存。

【实验操作流程】

流程：物品准备→洗板→加样→洗板→加酶结合物→显色→终止→比色。

1. 物品准备　　将 IL-2 检测试剂盒恢复至室温后，取出所需数量的酶标条。

2. 洗板　　用洗涤液洗板 3 次并拍干，确保最后一次无液体残留。

3. 加样　　将不同浓度 IL-2 标准品、待检血清加至相应反应孔中，100μl/ 孔，封板，37℃孵育 1h。

4. 洗板　　弃去各孔反应液，用已稀释洗涤液（每孔至少 300μl）洗涤 5 次，在吸水纸上拍干。

5. 加酶结合物　　各孔加入 HRP 标记的 IL-2 抗体 100μl，封板，37℃温育 1h，洗板同上。

6. 显色　　各孔加入酶底物和显色液各 50μl，37℃环境下避光反应 10~15min。

7. 终止　　加入终止液 100μl/ 孔，使反应终止。

8. 比色　　在规定时间内，酶标仪 450nm 波长处测定各孔吸光度。

【注意事项】

1. 试剂盒从冰箱中取出后，室温下恢复 15~30min 充分混匀后方可使用，酶标包被板开封后如未用完，板条应装入密封袋中保存。

2. 浓缩洗涤液可能会有结晶析出，稀释时可在水浴中加温助溶，洗涤时不影响结果。

3. 加样要加至孔底，防止产生气泡，要保证加样量的准确。为保证结果准确，每次检测均需做标准对照。一次加样时间最好控制在 5min 内，如标本数量多，推荐使用排枪加样。

4. 将标准品按照从低浓度到高浓度的顺序依次加入，且各孔试剂的加样顺序要保持一致。

5. 为避免交叉污染，试验应选用一次性塑料试管、一次性枪头和封板膜等。

6. 不同厂家不同批次的试剂不得混用,以保证结果的准确性不受影响。

7. 要严格按照要求彻底洗涤,防止假阳性,但不可冲洗过猛、过急从而导致假阴性。

8. 严格控制反应时间和显色时间。

【实验结果和分析】

1. 酶标仪波长选择 450nm,选择双波长检测时,参考波长为 630nm,测定各反应孔的 OD 值。以吸光度 OD 值为横坐标,标准品浓度为纵坐标,绘制标准曲线。根据样品 OD 值通过标准曲线换算出待测样品中 IL-2 的含量。若标本 OD 值高于标准曲线上限,应做适当稀释后重新测定。

2. 临床意义　IL-2 的表达随年龄增长会逐渐降低。IL-2 增高多见于自身免疫病、再生障碍性贫血、多发性骨髓瘤、排斥反应等。IL-2 降低见于免疫缺陷病、恶性肿瘤、1 型糖尿病、某些病毒感染等。

【实验报告】

1. 绘制标准曲线,并计算待测样品中 IL-2 的含量。

2. 记录检测结果并对待测样品进行临床分析。

【思考题】

1. 本实验能否反映 IL-2 的活性?

2. 实验过程中有哪些注意事项?

（胡培培）

实验十一　梅毒抗体检测（甲苯胺红不加热血清试验）

【实验目的】

1. 培养乐学、勤思的学习作风,养成生物安全防范意识及严谨、求真的专业素养。

2. 掌握甲苯胺红不加热血清试验（TRUST）的原理。

3. 学会甲苯胺红不加热血清试验的操作步骤及结果判断。

【实验原理】

将性病研究实验室（VDRL）试验抗原（牛心磷脂、卵磷脂及胆固醇）吸附甲苯胺红,制成 TRUST 抗原混悬液。该抗原与梅毒患者血清中的反应素（非特异性抗体——抗心磷脂抗体）结合,形成肉眼可见的红色凝集物。

【实验准备】

1. 试剂　TRUST 抗原混悬液、阴性对照血清、阳性对照血清。

2. 标本　待测血清。

3. 用品　微量加样器及吸头、反应纸卡等。

【实验操作流程】

流程:试剂及标本准备→加样（待测血清、阴性对照血清、阳性对照血清）→加 TRUST 抗原混悬液试剂→混匀观察→结果判断。

1. 定性试验

（1）试剂及标本准备:将试剂及待测血清置于室温下恢复 10min。

（2）加样:将反应纸卡编号及标记,在标记的各标本圈内,用微量加样器分别加入待测血清、阴性对照血清及阳性对照血清各 50μl。

（3）加 TRUST 抗原试剂：用微量加样器于上述血清中各加 50μl 混匀的 TRUST 抗原试剂。

（4）混匀观察：摇动混匀，8min 后立即观察结果。

2. 半定量试验　将待测血清用生理盐水做倍比稀释，然后按上述定性方法完成试验，以呈现明显凝集反应的最高稀释度作为该血清的凝集效价。

【实验结果与分析】

阴性：无凝集物或液体中呈现红色均匀分散颗粒。

阳性：出现红色凝集块，根据凝集块大小记录 +~++++。

【注意事项】

1. 试验需在室温（20~25℃）环境中操作。

2. 待测血清应新鲜，高血脂、溶血或污染的血清不能用于检测，否则可能出现假阳性或假阴性结果。

3. 在规定的时间内观察结果。

4. 抗体浓度高时可能发生前带反应；阳性结果可做倍比稀释后进行滴度分析。

5. 本法是利用心磷脂为抗原检测梅毒患者抗心磷脂抗体的非特异性血清学筛查试验，阴性结果不能排除梅毒螺旋体感染，需通过梅毒螺旋体特异性抗体试验进一步确证。

【实验报告】

1. 写出甲苯胺红不加热血清试验的操作步骤。

2. 记录实验现象并分析结果。

【思考题】

1. 简述 TRUST 的原理、结果判断。

2. 待检血清 TRUST 阳性是否一定为梅毒患者？为什么？

3. 待检血清 TRUST 阴性是否可以排除梅毒螺旋体感染？为什么？

（曾顺良）

实验十二　血清甲胎蛋白检测（化学发光免疫分析技术岗位见习）

【见习目的】

1. 培养乐学、善学、勤思及理论联系实际的学习作风，养成生物安全防范意识及严谨、求真的专业素养。

2. 掌握常见化学发光法检测甲胎蛋白的原理。

3. 熟悉常见化学发光分析仪的检测流程。

4. 了解化学发光免疫分析的基本原理、类型。

【检测原理】

化学发光免疫分析（CLIA）是把抗原-抗体反应与发光技术结合的新型标记免疫分析技术，既有发光反应的高敏感性，又有免疫反应的高特异性。该技术利用化学发光物质如鲁米诺、吖啶酯、三联吡啶钌等标记抗原或抗体，检测相应抗体或抗原。抗原-抗体复合物上的化学发光物经激发形成激发态的中间体,中间体回到稳定基态时即可快速稳定发光,发光强度与待测抗原或抗体浓度呈正相关。根据已知浓度标准品制作的计量-反应曲线,即可计算出待测物的浓度。根据发光标记物及反应原理,可将化学发光免疫分析分为直接化学发光免疫分析(吖啶酯为发光物)、化学发光酶免疫分析(鲁米诺为发光物)、电化学发光免疫分析(三联吡啶钌为发光物)。以下以直接化学发光双抗体夹心法检测甲胎蛋白(AFP)为例。

将待测标本、AFP分析稀释液以及抗AFP抗体(单克隆抗体)包被的顺磁性微粒子混合,标本中AFP结合到抗AFP抗体包被的微粒子上,洗涤后加入吖啶酯标记的抗AFP抗体(多克隆抗体)结合物。随后将预激发液和激发液添加到反应混合物中。测量的化学发光反应结果以相对发光单位(RLU)表示,标本中AFP含量与系统检测出的RLU成正比。

【仪器组成】

标本盘、试剂盘、温育系统、固相载体清洗与分离系统、发光信号检测系统、数据分析系统以及操作控制系统。

【试剂组成】

抗AFP抗体包被的微粒子、吖啶酯标记的抗AFP抗体结合物、标本稀释液、发光激发液、清洗缓冲液等。

【操作流程】

按试剂盒使用说明书或实验室制订的标准操作规程(SOP)进行操作。

主要流程:标本签收→标本离心→上机检测(按仪器和试剂盒操作说明书设定参数,仪器自动化运行)→审核报告→签发报告→标本保存。

【参考区间】

1. 各实验室应根据使用的化学发光分析仪,检测一定数量的健康人群,建立自己的参考区间。

2. 使用文献或说明书提供的参考区间前应加以验证。

【临床意义】

1. 主要用于原发性肝癌的辅助诊断。血清含量大于诊断阈值,AFP诊断原发性肝癌的阳性率可达60%~80%;AFP浓度与原发性肝癌大小有关。

2. 用于肝癌高危人群的筛查,尤其是对乙型肝炎性肝硬化患者。

3. 胎儿疾病的辅助诊断。胚胎期AFP由卵黄囊和肝脏大量合成。随着胎儿发育,AFP浓度不断下降。当胎儿宫内死亡、遗传缺陷、先天性神经管畸形、脊柱裂时,母体血清AFP异常增高。

4. 血清AFP与β-hCG组合检测,可用于生殖细胞瘤如睾丸精原细胞瘤和非精原细胞瘤等的鉴别诊断。

【注意事项】

1. 检测前应充分离心待测标本,避免干扰检测系统的加样针吸取标本。

2. 定期由生产厂家专业工程师对影响检测结果的仪器关键部分如光源系统、孵育系统、加样系统等进行检测校准及更换零部件。

3. 按照制定的SOP文件对仪器进行定期维护,确保仪器处于良好的工作状态。

4. 常规检测前应对仪器进行性能验证,包括精密度、准确度、线性范围和携带污染率等。

5. 不同厂家、不同批号试剂不可混用,不能使用过期试剂盒,试剂开启后应在稳定期内使用,使用新批号的试剂需要重新定标。

6. 试剂中所有人源材料都应视为有潜在感染性的物质。

7. 检测方法、试剂特异性等方面的差异均可影响检测结果，因此实验室报告结果应注明检测方法。不同检测方法间的结果勿直接比较。

【见习报告】

1. 叙述见习医院检验科的化学发光法检测 AFP 的原理。

2. 简述见习医院检验科的化学发光法检测 AFP 的基本流程。

【思考题】

1. 简述化学发光免疫分析技术的类型及其发光物。

2. 简述甲胎蛋白检测的主要临床意义。

（曾顺良）

教学大纲(参考)

一、课程性质

免疫学检验技术是中职医学检验技术专业核心课程,是从事医学实验室工作的专业技术人员的必修课,主要内容包括免疫学基础、免疫学检验技术、临床免疫疾病检验3部分。免疫学检验技术具有特异性强、灵敏度高、结果稳定、方便快捷和成本低廉的特点,在临床疾病的病因、发病机制、诊断、治疗和特异性预防中发挥着重要的作用。本课程的学习任务是培养学生良好的思想品德,使学生树立为人民健康服务的责任意识;使学生具备免疫学基础知识,熟练掌握常用的免疫学检验技术;通过临床病例分析,掌握疾病的免疫学特征,开展疾病相关的免疫学项目诊断;并能进行检验质量控制和检验仪器维护。免疫学是当今生命科学中最前沿的学科之一,因此,还要求学生了解免疫学的新知识、新规范及新技术,使学生将来能适应临床免疫检验岗位的要求。

二、课程目标

本课程按照"项目导向、任务驱动、工学结合"的现代职业教育理念,遵循"附属医院 + 乡镇医院"的人才培养模式,以免疫学检验项目情境为导向、以学生为主体、以教师为主导,将教学的重心从"教"转移到"学"和"做"上,以促进学生综合职业能力发展。

(一)素质目标

1. 树立正确的人生观和价值观,具有崇高的理想信念和良好的职业道德修养。

2. 具有实事求是的科学态度和严谨认真的工作作风。

3. 具有良好的人际沟通能力,能与患者及其家属进行有效沟通,与相关医务人员进行专业交流。

4. 具有较强的敬业精神和创新精神。

5. 具有良好的综合素质和社会适应能力,能适应基层医学检验工作的需要。

(二)知识目标

1. 掌握免疫学基础理论和基本知识。

2. 掌握经典免疫学技术、现代免疫学技术及免疫标记技术的原理。

3. 熟悉免疫检验质量控制方法。

(三)技能目标

1. 掌握免疫学检验基本原理、类型、技术操作、临床应用及方法学评价。

2. 掌握免疫检验结果的判断和报告。

3. 掌握常用免疫检验技术的质量控制。

4. 学会免疫学检验中设备仪器的基本结构、使用和维护。

三、学时安排

教学内容	学时		
	理论	实践	合计
一、免疫学检验概述	1		1
二、免疫系统	2		2

教学内容	学时		
	理论	实践	合计
三、抗原	2		2
四、抗体	2		2
五、补体系统	2		2
六、免疫应答	4		4
七、免疫学防治	2		2
八、免疫原和抗血清的制备	2		2
九、抗原-抗体反应	1		1
十、凝集反应	2	4	6
十一、沉淀反应	3	4	7
十二、免疫标记技术	8	6	14
十三、流式细胞术	1	2	3
十四、免疫细胞及其功能检验技术	2	2	4
十五、免疫分子检验技术	2	2	4
十六、临床免疫疾病检验	6	8	14
十七、免疫检验的质量保证	2		2
合计	44	28	72

四、课程内容和教学要求

单元	教学内容	教学要求	教学活动参考	参考学时	
				理论	实践
一、免疫学检验概述	(一)免疫的概念和功能	掌握	理论讲授	1	
	(二)免疫学技术的发展历程	了解	启发教学		
	(三)免疫学检验技术的应用	熟悉	多媒体演示		
二、免疫系统	(一)免疫器官	熟悉	理论讲授	2	
	(二)免疫细胞	掌握	演示教学		
	(三)免疫分子	熟悉	启发教学		
三、抗原	(一)抗原的概念及特性	掌握	理论讲授	2	
	(二)影响抗原免疫原性的因素	熟悉	讨论教学		
	(三)抗原的分类	熟悉	案例教学		
	(四)医学上重要的抗原	掌握	PBL教学		
四、抗体	(一)抗体的结构	掌握	理论讲授	2	

单元	教学内容	教学要求	教学活动参考	参考学时	
				理论	实践
四、抗体	（二）抗体的生物学作用	熟悉	多媒体演示		
	（三）抗体的特性与功能	熟悉	案例教学		
	（四）人工制备的抗体	了解	多媒体演示		
五、补体系统	（一）补体系统概述	掌握	理论讲授	2	
	（二）补体系统的激活	熟悉	多媒体演示		
	（三）补体的生物学功能	掌握	PBL教学		
	（四）补体测定的临床意义	了解	案例教学		
六、免疫应答	（一）固有免疫应答	熟悉	理论讲授	4	
	（二）适应性免疫应答	掌握	案例教学		
	（三）免疫调节与免疫耐受	了解	启发教学		
七、免疫学防治	（一）免疫预防	掌握	案例教学	2	
	（二）免疫治疗	熟悉	情境教学		
八、免疫原和抗血清的制备	（一）免疫原的制备	熟悉	项目教学	2	
	（二）抗血清的制备	熟悉	多媒体演示		
	（三）单克隆抗体的制备	了解	理实一体教学		
九、抗原–抗体反应	（一）抗原-抗体反应的原理	熟悉	理论讲授	1	
	（二）抗原-抗体反应的特点	掌握	多媒体演示		
	（三）抗原-抗体反应的影响因素	掌握	项目教学		
	（四）抗原-抗体反应的类型	熟悉	案例教学		
十、凝集反应	（一）直接凝集反应	掌握	理实一体教学	2	
	（二）间接凝集反应	掌握	案例教学		
	（三）抗球蛋白试验	熟悉	项目教学		
	实验一、凝集试验（直接凝集试验和间接凝集试验）	熟练掌握	项目教学		4
十一、沉淀反应	（一）液体内沉淀试验	掌握	理实一体教学	3	
	（二）凝胶内沉淀试验	掌握	项目教学		
	实验二、沉淀反应（速率散射比浊法检测IgG）	熟练掌握	情境教学		2
	实验三、总补体活性测定（CH50）	学会	案例教学		2
十二、免疫标记技术	（一）酶免疫技术	掌握	理实一体教学	8	
	（二）荧光免疫技术	掌握	项目教学		

单元	教学内容	教学要求	教学活动参考	参考学时	
				理论	实践
十二、免疫标记技术	（三）放射免疫技术	熟悉	案例教学		
	（四）免疫胶体金技术	掌握	PBL教学		
	（五）化学发光免疫分析	熟悉	多媒体演示		
	（六）免疫组织化学技术	了解	理实一体教学		
	实验四、乙型肝炎表面抗原检测（ELISA双抗体夹心法）	熟练掌握	项目教学		3
	实验五、抗核抗体检测（间接荧光抗体法）	学会	情境教学		2
	实验六、人绒毛膜促性腺激素检测（斑点金免疫层析技术）	熟练掌握	项目教学		1
十三、流式细胞术	（一）流式细胞术的检测原理	掌握	理实一体教学	1	
	（二）流式细胞分析的关键技术	掌握	项目教学		
	（三）流式细胞分析的临床应用	了解	案例教学		2
十四、免疫细胞及其功能检验技术	（一）免疫细胞的分离及纯化	掌握	理实一体教学	2	
	（二）淋巴细胞数量及功能检测	熟悉	项目教学		
	（三）吞噬细胞功能检测	了解	案例教学		
	实验七、E玫瑰花环试验和淋巴细胞转化试验	学会	项目教学		2
十五、免疫分子检验技术	（一）细胞因子检测	掌握	理实一体教学	2	
	（二）补体的检测	了解	项目教学		
	（三）免疫球蛋白的检测	掌握	案例教学		
	（四）循环免疫复合物检测	掌握	PBL教学		
	实验八、循环免疫复合物的检测（PEG沉淀法）	熟练掌握	项目教学		2
十六、临床免疫疾病检验	（一）超敏反应及其免疫检测	熟悉	理实一体教学	6	
	（二）感染性疾病的免疫检验	了解	项目教学		
	（三）自身免疫病及检验	熟悉	案例教学		
	（四）免疫缺陷病及检验	掌握	PBL教学		
	（五）免疫增殖性疾病及检验	了解	多媒体演示		
	（六）器官移植及免疫学检验	掌握	启发教学		
	（七）肿瘤标志物检验	了解	讨论教学		

单元	教学内容	教学要求	教学活动参考	参考学时	
				理论	实践
十六、临床免疫疾病检验	实验九、血清总 IgE 检测（ELISA）	学会	项目教学		2
	实验十、白细胞介素 -2 检测（ELISA）	熟练掌握	案例教学		2
	实验十一、梅毒抗体检测（甲苯胺红不加热血清试验）	熟练掌握	情境教学		2
	实验十二、血清甲胎蛋白检测（化学发光免疫分析技术岗位见习）	学会	理实一体教学		2
十七、免疫检验的质量保证	（一）基本概念	熟悉	理论讲授	2	
	（二）分析前质量保证	掌握	案例教学		
	（三）分析中质量保证	掌握	启发教学		
	（四）分析后质量保证	掌握	项目教学		
合计				44	28

五、说明

（一）教学安排

本教学大纲主要供中等卫生职业教育医学检验技术专业教学使用，第 4 学期开设，总计 72 学时，其中理论教学 44 学时，实践教学 28 学时，各学校可灵活掌握。学分为 4 学分。

（二）教学要求

1. 本课程理论知识的教学目标分为掌握、熟悉、了解三个层次。掌握是对基本知识、基本理论有较深刻的认识，并能综合、灵活地运用所学的知识解决临床免疫检验中的实际问题。熟悉是能够领会概念、原理的基本含义，解释现象。了解是指对基本知识、基本理论具有一定的认识，能够记忆所学的知识要点。

2. 本课程的实践技能目标分为熟练掌握和学会两个层次。熟练掌握是指对所学技能能够熟练操作、正确判断结果和作出规范报告。学会是指对所学技能能够正确操作和判断结果。

3. 本课程的思政教学目标包括人生观、价值观、责任意识、科学态度、创新精神和职业素质等方面。

（三）教学建议

1. 围绕立德树人根本任务，加强课程思政教学，育训结合，将社会主义核心价值观有机融入教学过程中。

2. 提倡项目教学、案例教学、情境教学等教学形式，充分调动学生学习的积极性和主观能动性，强化学生的技能操作水平。

3. 采用信息化教学手段，加强直观教学；开展临床案例分析，培养学生分析问题、解决问题的能力，加深学生对免疫学知识的理解和掌握。

4. 课程考核应通过课堂提问、布置作业、目标测试、案例分析讨论、期末考试等多种形式，对学生进行全过程、全方位的多元化评价。

参 考 文 献

［1］李金明，刘辉.临床免疫学检验技术［M］.北京：人民卫生出版社，2015.

［2］林逢春，孙中文.免疫学检验［M］.5版.北京：人民卫生出版社，2020.

［3］魏仲香，吴正吉，阳大庆，等.免疫学检验［M］.武汉：华中科技大学出版社，2017.

［4］钟禹霖.免疫学检验技术［M］.3版.北京：人民卫生出版社，2016.

［5］鲜尽红.免疫学检验技术［M］.2版.北京：人民卫生出版社，2014.

［6］曹雪涛.医学免疫学［M］.7版.北京：人民卫生出版社，2018.

［7］刘辉.临床免疫学检验技术实验指导［M］.北京：人民卫生出版社，2015.

［8］尚红，王毓三，申子瑜，等.全国临床检验操作规程［M］.4版.北京：人民卫生出版社，2015.

［9］刘辉.临床医学检验技术精选习题解析［M］.北京：人民卫生出版社，2015.

［10］林逢春，石艳春.免疫学检验实验指导［M］.北京：人民卫生出版社，2015.

［11］张金来，王传生.病原生物与免疫学基础［M］.3版.北京：人民卫生出版社，2017.